LE
CABINET SECRET
DE
L'HISTOIRE

DU MÊME AUTEUR

Les Indiscrétions de l'Histoire, 6 séries.
Les Morts mystérieuses de l'Histoire, 2 séries.
Légendes et Curiosités de l'Histoire, 2 séries.
Mœurs intimes du passé, 3 séries.
Marat inconnu, nouvelle édition, notablement augmentée.
Balzac ignoré.
Napoléon jugé par un Anglais.
Les Curiosités de la Médecine (*Épuisé*).
Remèdes d'autrefois.
Remèdes de bonne femme (en collaboration avec le
  Dr BARRAUD).
La Névrose révolutionnaire (en collaboration avec le
  Dr L. NASS).
Poisons et Sortilèges, 2 séries (en collaboration avec le
  Dr L. NASS).
Gayetez d'Esculape (en collaboration avec le Dr WITKOWSKI).

EN PRÉPARATION

Mœurs intimes du passé, 4e série.

Docteur CABANÈS

LE
Cabinet Secret
de l'Histoire

Nouvelle Édition, revue et augmentée

TROISIÈME SÉRIE

Avec gravures hors texte

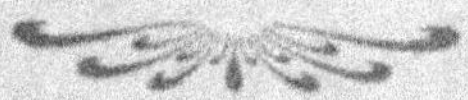

PARIS

ALBIN MICHEL, ÉDITEUR

22, RUE HUYGHENS, 22

LE CABINET SECRET DE L'HISTOIRE

(TROISIÈME SÉRIE)

LE CUL-DE-JATTE SCARRON

I

Il n'est pas d'homme qui ait mis moins de pudeur à étaler ses misères, moins de vergogne à découvrir sa personnalité ; il n'en est pas qui soit resté plus inconnu que le poète burlesque Scarron. Cela tient surtout à l'étrangeté du personnage, qui a prêté, plus qu'aucun autre, à la légende.

Tout a contribué à faire de Scarron un être extraordinaire et presque mystérieux : sa bizarre maladie, qui lui a valu tant de gloire et tant de mépris ; ce contraste surprenant entre les horribles souffrances du corps et la gaieté intarissable de l'esprit[1] ; cette poésie contrefaite sortant

---

[1] « Je dis... que j'ai bien vu, écrivait Balzac à Costar, en plusieurs lieux de l'antiquité, des douleurs constantes, des douleurs modestes, voire des douleurs sages et des douleurs élo-

d'un auteur estropié...., voilà de quoi dérouter le
jugement des contemporains[1].

Quel était ce mal étrange, et quelle en fut l'origine, c'est ce qu'il semblerait, de prime abord,
aisé de déterminer, en utilisant les informations
de biographes mieux renseignés[2] que les anecdo-
tiers et autres fabricants d'historiettes : le problème est, cependant, d'une solution relativement
ardue.

En 1638, Scarron ressentait les premiers assauts
de son mal. Cette date, il l'a fixée lui-même dans
les vers du premier chant du *Typhon*. Il dit que
la maladie le persécuta, dès lors

> Que du très adorable corps
> De notre reine que tant j'aime,
> Sortit Louis le quatorzième.

Or, Louis XIV naquit le 15 septembre 1638 ; à

quentes, mais que je n'en ai point vu de si joyeuse que celle-ci...
il ne s'étoit point encore trouvé d'esprit qui ait danser la sara-
bande et les matassins dans un corps paralytique. » Scarron
lui-même raillait son mal, dans un placet adressé au roi :

> Je suis depuis quatre ans atteint d'un mal hideux
>   Qui tâche de m'abattre;
> J'en pleure comme un veau, bien souvent comme deux,
>   Quelquefois comme quatre.

[1] MORILLOT, *Scarron, étude biographique et littéraire*. Paris,
1888.

[2] E. Fournier, V. Fournel, Jusserand, Morillot et le dernier
en date, M. Chardon.

la fin de cette même année, le 8 novembre, était célébré le mariage du comte de Tessé ; dans un épithalame consacré aux nouveaux époux, Scarron revient sur ses maux :

> En danger d'être cul-de-jatte[1],
> Pour moi, je suis dans un grabat
> Sans manchettes ni sans rabat,
> Sans remuer ni pieds ni patte.
> Je n'ai plus de force au jarret,
> Quoique je sois plus gras qu'un engraissé goret[2].

Les malveillants, il s'en trouve toujours dans la gent lettrée, eurent vite fait d'étiqueter la maladie.

[1] Il mettait quelque coquetterie à ne pas s'avouer *cul-de-jatte*. « Mille gens, écrit-il, se sont figuré que Scarron étoit véritablement un cul-de-jatte, tel que nous en voyons dans les places publiques et à la porte des églises. Ils ont pris trop littéralement ce mot, qu'il emploie en parlant de soi-même burlesquement dans ses poésies, et dont ses ennemis se sont quelquefois servis comme d'une injure très humiliante. On a poussé la chose si loin, qu'il y a eu des portraits de Scarron où il étoit représenté de face, ayant les jambes rangées autour d'une jatte de bois dans laquelle le bas de son corps étoit enchâssé, ou même sans cuisses absolument. Le tout étoit posé sur une table. Au-dessus de sa tête étoit une ficelle à laquelle pendoit à plomb un bonnet, qu'il ôtoit en baissant la tête, et qu'il se remettoit en se plaçant perpendiculairement dessous, et le laissant tomber par le moyen de la ficelle qui étoit passée dans une poulie. Il n'a pas lui-même ignoré ces plaisanteries et il s'en est diverti le premier dans le portrait qu'il a fait de lui-même ». *Œuvres de Scarron* (Amsterdam, 1752), t. I, 113-114.

[2] *Œuvres de Scarron*, t. VII, 208.

Cyrano de Bergerac, entre autres, qui n'était ni charitable ni toujours équitable dans ses appréciations, désigne la maladie de Scarron sous son nom, imprimé tout vif, ce que les commentaires dont il l'accompagne auraient pu le dispenser de faire. Il se livre aux plaisanteries du goût le plus douteux sur le dieu Mercure, sur l'archet où l'on faisait suer les malades, sur la drogue de Naples, etc., toutes expressions plus claires que des rébus [1].

[1] *Lettre XI contre Scarron* (Œuvres complètes de Cyrano de Bergerac, nouvelle édition, par P.-L. Jacob; Paris, Delahays, 1858). Le passage vaut la peine d'être cité.

« ... A propos de son infirmité, on croit comme un miracle de ce saint homme, qu'il n'a de l'esprit que depuis qu'il en est malade; que, dans ce que la maladie a troublé l'économie de son tempérament, il étoit taillé pour être un grand sot, et que rien n'est capable d'effacer l'encre dont il a barbouillé son nom sur le front de la mémoire, puisque le mercure et l'archet (appareil sudorifique dans lequel on enfermait le malade condamné *au grand remède*) n'en ont pu venir à bout. Les railleurs ajoutent à cela qu'il ne vit qu'à force de mourir, parce que cette drogue de Naples, qui lui a coûté bon, et qui l'a fait monter au nombre des auteurs, il la revend tous les jours aux libraires. Mais, quoi qu'ils disent, il ne mourra jamais de faim, car pourvu que rien ne manque à sa chaire (sa chaire roulante), je suis assuré qu'il roulera jusqu'à la mort... » Et Cyrano termine son apostrophe par ce trait emfiellé : « ...A le voir sans bras et sans jambes, on le prendroit, si sa langue étoit immobile, pour un Terme planté au parvis du Temple de la Mort. Il fait bien de parler : on ne pourrait pas croire, sans cela, qu'il fût en vie, et je me trompe fort, si tout le monde ne disoit de

Gilles Boileau[1], ennemi personnel de Scarron, fait naturellement chorus, et aussi le malicieux Tallemant, qui estime plus discret, sinon plus honnête, de l'appeler une « maladie de garçon[2] ».

Sur quelles bases reposent ces hypothèses injurieuses? Sur ce seul fait que, dans sa jeunesse, Scarron était un gai compagnon, que ses équipées galantes, plus que sa gloire littéraire, avaient rendu de bonne heure célèbre, dans la petite ville du Mans où il séjournait. On se souvenait, notamment, dans la patrie des chapons, d'un certain carnaval, où l'abbé Scarron, car il portait à l'époque le petit collet, avait mis toute la ville en émoi, dans des circonstances qu'il ne sera pas inutile de rappeler.

Au Mans, comme dans la plupart des villes de province, le carnaval finit par des mascarades publiques. L'abbé Scarron voulut en être. Mais sous quel déguisement s'envelopper? Il avait à sauver à la fois la singularité de son caractère et

lui, après l'avoir ouï tant crier sous l'archet, que c'est un bon violon... »

[1] SCARRON, *Lettres à Fouquet*, I, 272.

[2] « ... Il dansoit des ballets, dit-il de Scarron, et étoit de la plus belle humeur du monde, quand un charlatan, voulant le guérir d'*une maladie de garçon*, lui donna une drogue qui le rendit perclus de tous ses membres, à la langue près... » *Historiettes*, t. IX, 123.

la décence de son état, l'Église et le burlesque.

Qu'imagine-t-il ? Il s'enduit de miel toutes les parties du corps, ouvre un lit de plumes, s'y jette et s'y retourne jusqu'à ce que le sauvage soit bien empenné. Il court à la foire : les femmes l'entourent ; les unes s'enfuient, les autres le déplument.

On devine dans quel état est mis notre bon chanoine. Le peuple s'attroupe, crie au scandale.

Scarron réussit mal à se dégager ; poursuivi, dégouttant de miel et d'eau, partout relancé, aux abois, il trouve un pont, le saute héroïquement et va se cacher dans les roseaux.

Ses feux s'amortissent. Un froid glaçant pénètre ses veines et met dans son sang le principe des maux qui l'accablèrent depuis. Une lymphe âcre se jeta sur ses nerfs et se joua de tout le savoir des médecins. La sciatique, la goutte, le rhumatisme arrivèrent tantôt successivement, tantôt ensemble[1].

[1] LA BEAUMELLE, *Mémoires pour servir à l'histoire de Mme de Maintenon*, t. I, 129 et suiv. Le duc de Noailles (*Histoire de Mme de Maintenon*, t. I) a révoqué en doute le récit de La Beaumelle, sous prétexte que Scarron n'avait obtenu le canonicat du Mans qu'en 1646, et qu'à cette date il était déjà malade depuis huit ans (1638). Or, sa nomination date du 18 décembre 1636, comme l'a établi M. Henri Chardon (*Scarron inconnu et les types des personnages du Roman Comique*, t. I, 39). Néanmoins, d'après le même critique, le récit de la mascarade serait de pure inven-

Scarron, à la suite de ce refroidissement, aurait éprouvé des douleurs, très probablement de nature rhumatismale, dont le froid, ce facteur étiologique trop souvent méconnu, fut, à n'en pas douter, l'agent provocateur.

Scarron croyait, en tout cas, ou voulait laisser croire à cette pathogénèse.

Parlant un jour de sa maladie à un chanoine de ses amis, il lui contait qu'il était « tombé dans une fièvre continue, qui fut suivie d'un violent rhumatisme. Il commençoit à se guérir de ces deux grandes maladies, et fatigué de chagrin et d'ennui d'avoir été si longtemps retenu dans sa chambre, il crut sans peine ceux qui étoient auprès de lui, qui lui disoient qu'un peu d'exercice dissiperoit le reste de l'humeur qui l'incommodoit encore et serviroit à lui faire recouvrer ses forces ».

Il s'en alla donc, s'appuyant sur un bâton, entendre la messe à Saint-Jean-en-Grève : il était logé pas très loin de cette église. Passant par le marché, qui en était proche, il rencontra un jeune médecin, qu'il connaissait et qui était « domestique » de la marquise de Sablé. Après l'avoir salué et lui avoir demandé de ses nouvelles, cet

tion : aucun contemporain n'en a soufflé mot. L'origine de la maladie doit donc être cherchée ailleurs.

« empoisonneur de volonté ou probablement par ignorance » lui promit de lui envoyer, dès le lendemain, un remède qui mettrait fin à ses souffrances. Mais, au lieu de le guérir, la drogue « lui brûla les nerfs, et il sentit une si horrible contraction, que jamais homme n'a été plus estropié ni plus contrefait que lui [1] ...»

Ce médecin, on n'ignore plus son nom : c'est Pillet de la Mesnardière, favori du grand Cardinal, qui le fit entrer à l'Académie, en dépit ou peut-être à cause de son très médiocre bagage.

Nous ne savons rien de la composition du remède dont fit usage ce praticien, plus malhabile à soigner les malades qu'à composer des madrigaux.

On nous parle de « pilules », qui auraient aggravé le mal, très léger au début, de l'infortuné qui avait eu l'imprudence de se confier à un ignare. C'est là un bien grave reproche et bien immérité, ajouterons-nous, car nous ne connaissons pas, dussions-nous être taxé, à notre tour, d'ignorance, de médicament capable de produire de tels effets.

La victime ne garda pas, dit-on, rancune au

[1] *Vie de Costar*, p. 243 du tome VI des *Historiettes*, de TALLEMANT DES RÉAUX (édit. de 1834).

bourreau[1], et ce fut justice ; elle eût dû plutôt maudire son mauvais sort que son médecin.

Peut-être Scarron ne mettait-il sa maladie sur le compte de ce dernier, que pour faire taire les méchants bruits qui couraient, ou pour se chercher une excuse à lui-même.

Dans ses échappées de sincérité, il convient, d'ailleurs, qu'il ne connaît ni la cause, ni la nature de son mal[2].

[1] M. Henri Chardon ne croit pas, quant à lui, que le médecin qui avait remis à Scarron la pilule néfaste puisse être La Mesnardière. Le poète entretint, toute sa vie, les meilleures relations avec celui qui lui aurait joué ce vilain tour. « Comment concevoir que Scarron, si rancunier de sa nature, n'eût pas prodigué des douceurs de sa façon à La Mesnardière, s'il avait été la triste victime de l'ineptie de ce confrère de M. Purgon ? » Ne doit-on pas plutôt mettre en cause Guénaut, le Guénaut stigmatisé par Boileau, et que Scarron indique comme son docteur, lorsqu'il était à l'apogée de ses souffrances ? (CHARDON, t. I, 55).

[2] Parlant de Dieu, qui a comblé de ses biens le grand Cardinal, il s'écrie mélancoliquement :

> Lors en moi seul rigoureux il assemble
> Tous les malheurs qu'on peut avoir ensemble,
> En permettant qu'il me soit advenu
> Mal dangereux, puisqu'il est inconnu.

Et dans ses *Stances chrétiennes*, il est obsédé de la même préoccupation :

> Et s'il est vrai qu'un mal, lorsqu'il est inconnu,
> Trouve rarement ou jamais son remède,
> J'ai raison d'assurer qu'au mal qui m'est venu
> Il faut que tout autre mal cède.

En vain il se lamente[1], en vain il cherche un soulagement :

> J'ai mainte province couru
> Pour trouver quelque allégement,
> Mais hélas ! toujours vainement,
> Vainement je bats la campagne,
> Toujours ma douleur m'accompagne
> Toujours de ma douleur chargé,
> Je crie comme un enragé.

Il souffrait tellement, à certaines heures, qu'il ne parlait de rien moins que de se suicider.

Quand je songe, écrivait-il à Marigny, que j'étois né assez bien fait pour avoir mérité les respects des Bois-Roberts de mon temps... Quand je songe que j'ai été assez sain jusqu'à l'âge de vingt-sept ans pour avoir bu

[1] Cloué sur sa chaise, il restait, comme il l'a dit dans son *Épître à Sarrasin*, un abrégé des souffrances de l'humanité :

> *Un pauvret*
> *Très maigret*
> *Au col tors,*
> *Dont le corps,*
> *Tout tortu,*
> *Tout bossu,*
> *Suranné,*
> *Décharné,*
> *Fut réduit,*
> *Jour et nuit,*
> *À souffrir,*
> *Sans guérir,*
> *Des tourments*
> *Véhéments.*

souvent à l'allemande ; que j'ai encore le dedans du corps si bon que je bois de toutes sortes de liqueurs et mange de toutes sortes de viandes, avec aussi peu de retenue que feroient les plus grands gloutons. Quand je songe que je n'ai point l'esprit faible, pédant ni impertinent, que je vis sans ambition et sans avarice, et que si le ciel m'eût laissé des jambes qui ont bien dansé, des mains qui ont su peindre et jouer du luth, et enfin un corps très adroit, que je pouvois mener une vie heureuse, quoique peut-être un peu obscure, je vous jure, mon cher ami, que, s'il m'étoit permis de me supprimer moi-même, il y a longtemps que je me serois empoisonné [1].

Entend-il dire que les eaux de Bourbon sont souveraines contre le rhumatisme, il y court, autant qu'un paralytique peut courir, y séjourne six semaines et revient au bout de ce temps aussi malade sinon plus qu'auparavant.

L'été suivant, il y retourne et se loge devant les sources, pour avoir moins de chemin à faire. Il a la consolation, si c'en est une, de voir défiler sous ses yeux princes et grands seigneurs, venus comme lui dans l'espoir, souvent chimérique, d'y trouver la guérison. Il s'y rencontre avec Gaston d'Orléans, accompagné de son médecin Brunier et qui vient y soigner sa goutte ; avec la veuve du

SCARRON, *Œuvres*, t. 1 (édit. de 1752), 282 ; cf. CHARDON, *op. cit.*, t. I, 296.

maréchal de Schomberg, la duchesse de Rohan : la fleur, pour tout dire, de la société du temps.

Le séjour de Scarron à Bourbon se prolongea, cette année-là, plus que la précédente ; mais il n'en tira pas plus grand profit. Il rentrait à Paris plus infirme qu'il n'en était parti.

Scarron demandait à tous les échos un remède à ses maux.

Le pauvre homme, écrivait Mme de Maintenon à M. de Villette, avait toujours quelque chimère dans la tête et mangeait tout ce qu'il avait de liquide en l'espérance de la pierre philosophale ou de quelque autre chose aussi bien fondée[1].

« Je me trouve, disait-il, depuis quinze jours, plus mal « que je n'ai jamais été, et n'ai plus d'espérance qu'en l'or « potable... Envoyez-moi tout ce que vous trouverez de « Raymond Lulle ; je vous en rendrai l'argent à Paris... »

Désespérant de jamais guérir, il recourt désormais aux charlatans.

Il quitte la petite chambre qu'il occupait vis-à-vis l'hôpital Saint-Gervais, pour venir habiter à quelques mètres de l'hôpital de la Charité, où un empirique, dont on lui a conté merveilles, exerce ses talents. Il s'y fait transporter, cahin-caha, dans sa chaise[2], trouvant encore le moyen de narguer son mal, sa manière à lui de l'oublier.

[1] *Bulletin du Bibliophile*, mars 1862.
[2] On lit dans le *Segraisiana* : « Scarron mourut au mois de

Il avait quelques compensations à ses misères : cet auteur, qu'on ne voyait dans aucun des cercles à la mode, qui n'allait, et pour cause, ni à la cour, ni à la ville, était devenu, sans bouger de chez lui, le poète le plus populaire de la capitale.

Si le corps tombait en ruine, la verve survivait intacte : le moribond continuait à tenir tête aux amis qui venaient faire chez lui des « petits repas de pièces rapportées ». Il se promettait d'écrire une bonne satire contre le « hoquet », venu par surcroît à son martyre ordinaire ; il racontait de sa plume la plus alerte une joyeuse partie de campagne de ses amis à Charenton, ou rimait cette épître chagrine à d'Elbène, dans laquelle Molière a peut-être pris les traits les plus piquants de son Oronte, le fâcheux homme de lettres, et que les critiques estiment le meilleur morceau de son œuvre [1].

Une atmosphère de légende s'était créée au-

juin 1660, pendant que j'étois au voyage du roi pour son mariage, et je n'en avois rien su. La première chose que je fis à mon retour, fut de l'aller voir ; mais quand j'arrivai devant sa porte, je vis que l'on emportoit de chez lui la chaise sur laquelle il était toujours assis, que l'on venoit de vendre à son inventaire ; cette chaise étoit à bras avec d'autres bras de fer qui se tiroient en avant pour mettre devant lui une table sur laquelle il écrivoit et mangeoit. »

[1] A. DE BOISLISLE, *Paul Scarron et Françoise d'Aubigné*, 91; Paris, 1894.

tour de cet éternel infirme, qui inspirait autant de sympathie que de pitié. Comme on le voyait peu, il prêtait à toutes les suppositions, même et surtout les plus absurdes.

Si son portrait fut parfois poussé à la charge, ce fut bien un peu la faute au modèle qui, loin d'atténuer ses maux, mettait comme un point d'honneur à les exagérer.

Les uns disent, écrit Scarron, que je suis cul-de-jatte, les autres que je n'ai pas de cuisses et que l'on me met sur une table dans un étui, où je cause comme une pie borgne ; et les autres, que mon chapeau tient à une corde qui passe dans une poulie, et que je le hausse et baisse pour saluer ceux qui me visitent. Je pense être obligé en conscience de les empêcher de mentir plus longtemps, et c'est pour cela que j'ai fait faire la planche que tu vois au commencement de mon livre (il est, en effet, représenté dans la posture qu'il indique)... Tu trouveras à redire que je ne me montre que par le dos. Certes, ce n'est pas pour tourner le derrière à la compagnie, mais seulement à cause que le convexe de mon dos est plus propre à recevoir une inscription que le concave de mon estomac, qui est tout couvert de ma tête penchante, et que, par ce côté-là aussi bien que par l'autre, on peut voir la situation ou plutôt le plan irrégulier de ma personne... »

A l'entendre, ce n'était pas une maladie, c'était la boîte de Pandore de tous les maux, qu'on

avait laissé par mégarde choir sur son chef mal
abrité.

> Par exemple paralysie
> J'en ai, mais de la mieux choisie ;
> De fièvre, toujours quelque accès ;
> De rhume, toujours par excès ;
> Des yeux, je ne vois quasi goutte ;
> Aux jointures, j'ai toujours goutte ;
> Aux nerfs, souvent contorsion,
> Et partout ailleurs, fluxion.

Le mal avait gagné successivement toutes les
parties du corps qu'il avait jusque-là épargnées.

Peu de mois avant sa mort, Scarron écrivait à
son ami d'Elbène cette épitre désolée :

> J'étois seul l'autre jour dans ma petite chambre,
> Couché sur mon grabat, souffrant en chaque membre,
> Triste comme un grand deuil, chagrin comme un damné [1]...

et au comte de Vivonne, dont il avait fait depuis
peu la connaissance : « Je vais toujours m'empi-
rant et je me sens entraîné vers ma fin plus vite
que je ne voudrais. J'ai mille douleurs, ou plutôt
mille légions de diables, dans les bras et dans les
jambes [2]. »

Les doigts eux-mêmes furent pris à leur tour [3].

[1] Dernière épître chagrine, dans les Œuvres, t. VII, 175.
[2] Idem, t. I, 198 et 265, épître moitié vers et moitié prose.
[3] Le Burlesque malade ou les colporteurs affligés de la grève et
périlleuse maladie de M. Scarron ; 1660. Tallemant dit, lui aussi,

L'infortuné malade allait voir bientôt finir ses tourments. Le 12 octobre 1660, Gui Patin écrivait à son confrère Belin :

Le pauvre Scarron, le patron des vers burlesques, est ici mort; il était tout estropié de gouttes et de débauches[1].

L'avant-veille, le 10 octobre, le même Gui Patin avait écrit à Falconet :

... Nous avons ici perdu Scarron, le poète burlesque, qui ne vivoit presque que des libéralités de la reine et du cardinal Mazarin, tant qu'il en pouvoit tirer, et de quelques dames libérales qui lui faisoient présent de quelques bijoux et d'argent comptant[2].

Sans nous arrêter au commentaire malveillant dont il accompagne la nouvelle, retenons seulement la date indiquée par le chroniqueur : c'est quelques jours avant le 12 octobre, que succomba Scarron; on sait aujourd'hui, et ce point est désormais acquis à l'histoire littéraire, que la mort du poète arriva dans la nuit du 6 au 7 octobre 1660[3].

que Scarron « n'a de mouvement libre que celui des doigts dont il tient un petit bâton pour se gratter. » *Historiettes*, loc. cit.

[1] *Lettres de Gui Patin*, édition Reveillé-Parise, t. I, p. 256.

[2] *Lettres de Gui Patin*, t. III, 275.

[3] M. Chardon précise : vers les 3 à 4 heures du matin (t. I, 364). Pour le récit détaillé de la fin du pauvre infirme, voir l'ouvrage de Colombey (*Ruelles, salons et cabarets*), qui semble avoir puisé aux sources originales (t. I, 2ᵉ édit. 1888, 203 et suiv.).

II

Ainsi que l'a fort bien observé Gérusez, dans ses *Essais d'histoire littéraire*, c'est sa déchéance physique et financière qui fit de Scarron un auteur, et même un auteur burlesque ; la forme de son corps semble avoir déterminé tout à fait celle de son esprit.

Il prit en gaieté laideur et difformité ; comme pour se venger en riant du mauvais tour que lui jouait la maladie, il s'institua juré parodiste, se donnant désormais pour tâche de faire des œuvres du génie ce que l'ironique nature avait fait de son être chétif.

C'est un de nos plus grands sujets d'étonnement et d'admiration, qu'au milieu de toutes ces affres douloureuses, de ces tortures tristement réelles, le malade ait conservé son intarissable gaieté.

Il en est qui ont des douleurs résignées, d'autres des douleurs déchirantes ; Scarron avait la douleur gaie.

Jamais accès ne paralysa sa verve ; jamais cri de désespérance ne s'échappa de ses lèvres.

Bien plus, il exploita ses maux, jusqu'à devenir « une sorte de Triboulet de la poésie[1] ».

Il a ri de ses propres maux, il en a ri haut et fort, pour que personne ne pût se moquer de lui autant qu'il, le faisait lui-même ; il s'est abreuvé de ses propres sarcasmes, pour échapper à ceux d'autrui.

On a mis Scarron en parallèle avec Rabelais et Molière. Il fait encore figure à côté, bien qu'à quelque distance de ces deux puissants génies.

Mais, alors que Rabelais « épanche dans son rire le trop-plein de santé et de vie qui bouillonne en lui » ; que Molière rit en philosophe, « qui pourrait tout aussi bien pleurer », Scarron rit, parce que c'est sa fonction de rire : « la continuité du rire, voilà un des traits essentiels du talent de Scarron ; le caractère *maladif* et un peu puéril de ce rire, en voilà un autre fort important[2] ».

Il a le caractère du malade et en particulier du malade estropié, mal façonné. Il est impossible de comprendre l'œuvre burlesque, si l'on oublie l'état du paralytique. Ses accès de rire font songer involontairement à des accès de toux. La poésie de Scarron porte donc profondément l'empreinte de son mal ; et c'est ce qui, à notre sens,

---

[1] Morillot, *op. cit.*, 461.
[2] Id., *ibid.*

fait l'intérêt du « cas » pathologique que nous allons soumettre à une analyse plus serrée.

Sur la nature de la maladie de Scarron, il nous paraît qu'on est bien fixé aujourd'hui. Comme l'a établi avec beaucoup de netteté le professeur Brissaud[1], dont nous donnons ci-après l'avis fortement motivé, le poète burlesque était atteint du mal que nous nommons aujourd'hui « rhumatisme chronique déformant ».

Nous devons toutefois signaler les opinions divergentes.

Et d'abord, celle de M. le professeur Lannelongue, qui, consulté par M. Jusserand, lui répondait en ces termes :

Scarron me paraît avoir eu bien réellement une affection tuberculeuse des vertèbres, ce que nous appelons aujourd'hui un mal de Pott.

Voici le texte complet de la lettre envoyée par M. le professeur Lannelongue à M. Jusserand :

Je ne veux pas faire attendre un jour le malheureux qui depuis deux cents ans n'a pas pu trouver remède à son mal. Ma consultation me paraît être d'autant plus utile qu'elle blanchira sa mémoire d'une accusation portée sur lui par des contemporains.

---

[1] Dans une brochure tirée à un très petit nombre d'exemplaires (tirage à part de la *Gazette hebdomadaire de médecine et*

On accuse d'autant plus aisément les gens qu'on est plus ignorant. Scarron me paraît avoir eu bien réellement une affection tuberculeuse des vertèbres, ce que nous appelons aujourd'hui un *mal de Pott*.

A l'âge où il en a été atteint, c'est-à-dire alors qu'il était homme fait, cette affection présente d'habitude un caractère insidieux ; elle revêt une forme lentement progressive et elle entraîne fréquemment des troubles paralytiques suivis de contracture, qui placent les membres des sujets comme vous me les avez dépeints ; les douleurs sont encore un signe important de la maladie. Scarron a dû mourir dans le marasme en conservant intacte son intelligence.

Valmont, 30 septembre 1891 [1].

M. le docteur Thébault, dans une lettre qu'il nous adressait, à la date du 15 juillet 1900, soulevait une autre hypothèse :

Ayant l'intention de faire une travail important sur la *spondylose rhizomélique de Marie*, je voudrais savoir si le célèbre Scarron n'était pas atteint de cette ankylose bizarre de la colonne vertébrale et des racines des membres... Je lis dans sa biographie, qu'au moment de son mariage avec Mlle d'Aubigné, il n'avait plus de mobiles que la main, la langue et les yeux. Je sais, en outre,

de chirurgie), que nous reproduisons plus loin *in extenso*, avec l'agrément de l'auteur, qui a bien voulu nous la communiquer.

[1] Cf. JUSSERAND, *The comical romance and other tales*, by *Paul Scarron*, etc. ; 2 vol. in-8°, 1892 ; t. I, VIII et IX, note.

qu'à la suite de son bain forcé dans la Sarthe, à l'époque du Carnaval, « sa tête se penchant sur son estomac » et ses cuisses fléchissant sur le tronc, il prit l'attitude en Z qu'il garda toute sa vie. Si vous pouviez me procurer des renseignements plus précis sur l'origine (*blennorrhagique ?*), sur la marche progressive de l'affection, sur le degré d'ankylose vertébrale, vous me rendriez vraiment un service très agréable...

Qu'entend-on par les mots : *spondylose rhizomélique ?* D'après le parrain de ce vocable, « la spondylose rhizomélique se caractérise par la coïncidence d'une soudure complète du rachis avec l'ankylose plus ou moins prononcée des articulations de la racine des membres, les *petites extrémités des articulations demeurant intactes* ». Ce dernier terme de la définition est le plus important, puisqu'il légitime, pour le professeur Marie, la création d'une entité morbide, distincte des formes ordinaires du rhumatisme chronique. Or, la littérature médicale, assez abondante sur ce chapitre depuis 1898, ne semble pas étayer beaucoup par les faits cette opinion, ainsi que l'a très justement fait observer M. Jalaber (de Nantes)[1] : nombre d'auteurs croient que, si la forme clinique isolée par Marie est assez typique, elle n'est cependant

[1] Séance de la Société médico-chirurgicale des hôpitaux de Nantes du 9 mars 1895 (*Gazette médicale de Nantes*, 1905, 268 et suiv.).

qu'une modalité du *rhumatisme chronique déformant*, dans la forme vertébrale.

S'il était tenu pour certain que les pilules administrées à Scarron étaient destinées à le guérir d'une *cystite post-blennorhagique*[1], on pourrait, à la rigueur, admettre le diagnostic de *maladie de Marie*, puisque notre confrère Forestier a signalé la présence du gonocoque, chez des sujets atteints de cette affection bien spéciale.

En réalité, il est souvent très difficile de distinguer de la spondylose rhizomélique et le mal de Pott, et les pachyméningites, cervicales ou autres, et ce que Poncet a désigné sous le nom de *rhumatisme tuberculeux*.

Le savant chirurgien lyonnais, reprenant l'observation de Brissaud[2] et se basant sur notre première publication, veut bien admettre que Scarron était un rhumatisant chronique, mais il se refuse à reconnaître, dans le mal du célèbre cul-de-jatte, un rhumatisme ordinaire.

Entre le rhumatisme diathésique vrai et la maladie de Scarron, écrit-il, il y a bien quelques légères différences.

Le rhumatisme diathésique commence rarement d'aussi bonne heure, ne marche pas d'ordinaire aussi vite et surtout n'ankylose pas, comme il l'avait fait de Scarron.

[1] Cf. *Chronique médicale*, 1er avril 1905.
[2] V. celle-ci à l'Appendice.

De plus, il débute d'ordinaire par les articulations des phalanges. Chez Scarron, elles furent les dernières touchées.

A l'époque où écrivait Brissaud, ces divers documents que nous venons de citer, ne permettaient guère, en effet, que d'admettre un rhumatisme chronique déformant, avec évolution plus ou moins anormale.

En 1885, le bloc du rhumatisme chronique était compact et il ne s'y montrait pas la moindre fissure. Aujourd'hui, il n'en va plus de même, et l'on se méfie des rhumatismes à allures anormales et de ceux qui marchent vite. D'autre part, ce sont surtout les pseudo-rhumatismes qui ankylosent, et parmi ceux-là, c'est avant tout le rhumatisme tuberculeux.

Nous avons nous-même montré [1] qu'il devait être rendu responsable de la plupart des ankyloses dites rhumatismales, mono ou poly-articulaires, et qu'en particulier la spondylose, rhizomélique ou non, l'avait, dans le plus grand nombre des cas, comme agent.

Spondylosique et ankylosé des quatre membres, Scarron n'était-il pas tuberculeux ? Il est difficile d'être très affirmatif : on était encore loin de Laënnec à cette époque. Mais bien des détails permettent de le penser.

Sans parler des allures de son rhumatisme, qui sont toutes celles du rhumatisme ankylosant, et pour ne pas faire de pétition de principe, ne nous dit-il pas, dès 1641, à l'âge de trente et un ans, qu'il a :

---

[1] Poncet et Leriche, Rhumatisme tuberculeux ankylosant (*Revue de chirurgie*, 1905, n° 1).

> De fièvre toujours quelques accès,
> De rhume toujours par excès.
>
> . . . .
>
> Aux nerfs souvent contorsion
> Et partout ailleurs fluxion.

Il n'est guère dans les habitudes du rhumatisme chronique habituel de donner des élévations thermiques. Les contorsions de ses nerfs pourraient bien être ces troubles nerveux à distance si fréquents chez les tuberculeux.

Enfin il tousse, et cela depuis longtemps. L'auteur de la *Vie de Costar* parle, lui aussi, de ce rhume persistant, sur lequel les détails manquent. D'autre part, malgré un appétit assez bien conservé, il est amaigri, « décharné ». Bref, sa mort dans des accès de suffocation ne s'expliquerait-elle pas plus aisément par des lésions pulmonaires que par « la compression du pneumogastrique » ?

Avec ces quelques présomptions, et étant donnée l'allure même de sa maladie, nous dirons volontiers que Scarron était atteint de : *rhumatisme tuberculeux ankylosant.*

La chose paraît plus que vraisemblable, Il était intéressant de le faire remarquer. Du reste, dans sa fameuse lettre qu'il a écrite contre *Ronscar* (lire Scarron), Cyrano de Bergerac n'avait-il pas pressenti ce diagnostic, lorsqu'il parlait *des bras pétrifiés sur ses hanches* du poète et de sa « carcasse vidée » [1] ?

L'hypothèse de Poncet est séduisante. Elle a cet avantage de mettre d'accord ceux qui, comme

[1] *Gazette des Hôpitaux*, 6 avril 1905.

le professeur Lannelongue, ont diagnostiqué un
mal de Pott (de nature tuberculeuse, comme chacun sait) et ceux qui, avec Brissaud et nous-
même, se rallient au *rhumatisme déformant*.

Quant à *l'ataxie locomotrice* ou *tabes*, un littérateur [1], peu versé dans la médecine, pouvait seul
se permettre de l'évoquer à propos de Scarron.
Le tabes a, en effet, une allure symptomatique qui
ne rappelle en aucune façon celle que présente
l'affection, dont on lira ci-après la magistrale
reconstitution, due au regretté professeur Brissaud.

[1] H. CHARDON, *op. cit.*, t. I, 184, n.

APPENDICE

LA MALADIE DE SCARRON

Par le docteur E. Brissaud [1].

Pour les curieux qui se sont intéressés à l'histoire pathologique des rois de France, nous publions l'observation médicale du joyeux et malheureux Scarron, le prédécesseur de Louis XIV [2].

... Scarron était cul-de-jatte, il nous l'a dit tout le premier. Les historiens et les biographes l'ont répété, mais personne, que nous sachions, même de son vivant, n'a trouvé le fin mot de cette infirmité pitoyable. Il ne manquait pas de bonnes raisons pour cela, comme nous allons voir. Toutefois, ce dont l'historien ne se soucie que médiocrement peut intriguer le médecin. Au dix-neuvième siècle, le substantif composé « cul-de-jatte » ne

[1] Tirage à part de la *Gazette hebdomadaire de médecine et de chirurgie*. Brochure de 14 p.

[2] La langue française, souligne malicieusement Brissaud, ne possède pas d'autre mot pour désigner le degré de parenté approximative dont il s'agit ici.

désigne point une maladie; il ne figure pas dans le *Dictionnaire encyclopédique* de Dechambre.

La plupart des renseignements de nature à nous édifier sur ce cas singulier nous sont fournis par l'auteur même du *Roman comique*. Nous dirons immédiatement que Scarron fut atteint, selon toute vraisemblance, d'un *rhumatisme chronique généralisé progressif*. Dans les centaines de ces poésies à rimes plates, sonnets ou satires, qu'il écrivait au courant de la plume avec une verve inimaginable, il existe plus d'un millier de vers consacrés à ses misères. Il a même pris soin de se dépeindre des pieds à la tête aux différentes époques de la vie, conformément, en quelque sorte, aux progrès de son mal, et chaque fois avec une exactitude telle que les traits essentiels du tableau s'accordent parfaitement avec ceux que font ressortir les meilleures descriptions cliniques des auteurs : sur beaucoup de points, notre illustre et cher maître, M. Charcot, n'a fait que répéter Scarron. Voici l'observation.

Scarron naquit à Paris en 1610. Nous ne savons rien de ses antécédents héréditaires. Nous pourrions dire seulement, pour les exigeants, que son père, conseiller au Parlement, vécut jusqu'à un âge avancé et que sa mère mourut jeune.

Pendant son enfance, Paul Scarron eut, paraît-il, un tempérament bilioso-sanguin. Le tenait-il de son père, sujet peut-être à quelques manifestations de goutte acquise, comme tous les gens de robe d'alors, sédentaires endurcis et grands faiseurs de bonne chère? Ce n'est, nous l'avouons, qu'une hypothèse tirée d'un peu loin.

Aussitôt après la mort de sa mère, Scarron fût confié à des parents qui résidaient à Charleville; c'est là qu'il passa les années de son enfance et de son adolescence. Il ne revint à Paris que pour y terminer ses études. Après quoi, il prit le petit collet. Dès lors, et jusqu'à son mariage, on ne l'appela plus que l'abbé Scarron.

L'existence du jeune abbé n'avait rien de monacal. Il brillait dans le monde, cherchait non sans succès les bonnes fortunes, et voyageait en Italie pour son agrément. En revint-il par hasard avec le mal napolitain? Si généreux qu'il soit de confidences, c'est un aveu qu'on ne peut exiger de lui. Mais n'a-t-il pas des amis pour nous instruire? Cyrano de Bergerac nous raconte que l'abbé passa sous l'archet,[1] c'est-à-dire qu'il eut à subir ce qu'on appelait alors le *grand remède*, la grande *suée* ou *suerie*, destinée à chasser le mercure. Ce n'est peut-être qu'une calomnie. Ce qui est certain, toutefois, c'est que, dès 1634, à son retour de Rome, Scarron eut à souffrir d'une « maladie longue et douloureuse qui vint l'avertir de l'affaiblissement de sa complexion ». Il avait alors près de vingt-cinq ans.

La nature de cette maladie est problématique; mais si la syphilis n'y était pour rien (ce qui est fort probable, sans cela les historiographes, que la médisance n'a jamais arrêtés, n'eussent pas dit *maladie longue et douloureuse*, mais tout simplement *vérole*), on a tout lieu de soupçonner un rhumatisme articulaire aigu; d'autant que le rhumatisme chronique, qui survint peu de temps après, se

---

[1] L'archet n'était autre que l'arc ou arceau sur lequel reposent les couvertures pendant le bain de vapeur.

montra, par la fixité de ses localisations initiales, tel qu'on l'observe le plus souvent à la suite de la fièvre articulaire.

D'autre part, cette maladie anonyme survenait, par une coïncidence singulière, juste à l'époque où le rhumatisme aigu, jusqu'alors méconnu, allait enfin, grâce à l'exhumation des œuvres de Baillou, compter pour quelque chose dans la nosologie.

Le 6 février 1634, Gui Patin écrivait : « On commence à imprimer des conseils de médecine de feu M. Baillou… Je crois que ce sera une fort bonne pièce, car il était fort savant, et ce que j'en ai vu m'a beaucoup plu. » Il est vrai que six mois plus tard, et précisément à propos de la dernière partie de l'ouvrage qui renferme les trois pages fameuses relatives au rhumatisme, Gui Patin marchandait un peu ses éloges : « Ce livre me déplaît pour le fatras qu'il y a, tiré des Arabes et de la pharmacie de ce temps-là ; mais néanmoins, il y a de fort bonnes choses. » Qui sait si, parmi ces fort bonnes choses, il ne faut pas compter la maladie *longue et douloureuse* du pauvre abbé Scarron ? Son médecin seul aurait pu nous l'apprendre, mais nous ignorons quel était ce médecin ; et puis avait-il acheté l'œuvre de Baillou, la nouveauté du jour, deux beaux volumes grand in-4°, bien reliés, au prix de cinquante sols ?

Une anecdote souvent racontée justifie encore l'hypothèse que la maladie en question fut un rhumatisme aigu…

Si cette aventure est authentique[1], l'étiologie commande

---

[1] V. plus haut les doutes émis sur la véracité de l'anecdote (A. C.).

le diagnostic ; car, pour ne pas gagner un rhumatisme à
un tel jeu, il faut en vérité supposer une intervention
toute spéciale de la Providence. Bref, à dater de cette
première atteinte, la santé de Scarron, malgré l'appétit
et l'embonpoint fut sérieusement compromise. Mais deux
années encore s'écoulèrent avant que le mal s'affirmât
dans toute sa rigueur.

Ce furent d'abord des douleurs aiguës dans les pieds et
dans les jambes, qui le condamnèrent à l'immobilité, et,
comme ses amis le voyaient à grand regret déserter la
société mondaine dont il était le plus gai champion,
c'était encore à une « maladie de garçon » qu'on attribuait sa retraite. D'ailleurs, les médecins ne se pronon-
çaient pas. Silence d'autant plus significatif ! Cependant
les jambes maigrissaient, se déformaient, s'affaiblissaient.
Peu après, les orteils se tordent, les pieds se raccour-
cissent, et les jambes s'infléchissent sur les cuisses à
angle obtus.

Tout cela s'accomplit en quelques semaines. Alors on
s'adressa à Guénant, le fameux Guénant, le grand con-
sultant en vogue ; et Guénant proclama que Scarron avait
la goutte.

Mais quelle goutte singulière ! En moins d'un an, les
pieds sont devenus « tout tordus » et lui font endurer
« des maux aussi cuisants que des coups d'étrivières » ;
« once de chair aux jambes il n'a plus » ; et ces jambes
pliées sur les cuisses à angle droit maintenant, l'obligent
à garder sans cesse « la posture d'un pénitent ». Ne
reconnaît-on pas là le rhumatisme déformant à marche
rapide, compliqué d'atrophie musculaire ? Et ce mode de

début par les membres inférieurs, *avec flexion à angle droit de la jambe sur la cuisse*, n'a-t-il pas été, quoique peu ordinaire, signalé et décrit par M. Charcot?

Le malheureux abbé n'était pas au bout de ses peines. Bientôt, en effet, les cuisses fléchissent à leur tour sur le tronc : « Je ne ressemble pas mal, dit-il, à un Z » (encore une comparaison de Charcot). Et le voilà à tout jamais impotent.

Les douleurs deviennent incessantes, atroces, s'exaspérant parfois, surtout la nuit, sous forme de paroxysmes, que l'opium ne parvient pas à apaiser. Et malgré cette lamentable situation, Scarron garde sa bonne humeur, son intarissable gaîté. Sans effort, il accomplit la parole de saint Paul : « Soyez toujours joyeux. »

Une grande consolation lui restait. Le rhumatisme chronique n'influence pas les fonctions digestives; l'appétit se maintient. Chez Scarron, il ne se démentit pas un seul jour, et la gourmandise fit le reste.

Les menus de ses repas, rédigés souvent en vers charmants, sont aussi plantureux que variés. Maintes fois, il vante « le plaisir qu'on a quand on masche, le seul que ses maux lui ont laissé », et savoure par la pensée « la douceur de branler le menton ». Cette association d'une infirmité vraiment cruelle avec l'humeur la plus bouffonne et le plus heureux estomac faisait de notre malade un *cas pathologique* tout à fait intéressant.

Non seulement les médecins, qui d'ailleurs y avaient perdu leur latin, mais les gens de qualité, et jusqu'à la reine Christine, voulaient voir de leurs yeux ce paradoxe vivant. Aussi bien, à cette occasion, il distingue entre

les vrais amis et les autres; ainsi M. l'abbé Ménage,
M. Sublé, avocat au Parlement, le visitaient par amitié;
au lieu que d'autres grands seigneurs, les d'Albert, les
Vivonne, les Lude, les Villarceaux l'allaient voir « comme
on va voir l'ours ou l'éléphant ou quelque bête semblable[1] ».

Malgré des soins empressés, Guénaut n'obtenait pas
d'amélioration. Qui de nous aujourd'hui lui passera la
première pierre ? Pis que cela, le mal s'aggravait.

En 1641, l'hiver fut rigoureux et suscita de nouvelles
crises. Comme tous les rhumatisants, Scarron redoutait
le froid par-dessus tout. Il fit deux requêtes en vers,
l'une au surintendant Fouquet, l'autre à son ami Pellis-
son, pour obtenir du bois de chauffage.

Avec le froid, les déformations articulaires se pronon-
çaient. Aucun mouvement ne lui était plus possible, puisqu'il était perclus de tous ses membres, « aux mains et à
la langue près ». Aussi fallait-il qu'on le portât de son
lit à sa chaise et de sa chaise à son lit.

Cette chaise, comme on en a pu voir quelques-unes à la
Salpêtrière, destinées aux privilégiés, avait deux bras de
fer, auxquels on fixait une planchette à volonté. C'est
dans ce meuble, moulé d'avance à ses formes, que l'abbé,
solidement encastré, passa vingt années à manger et à
écrire. Mais un jour, par malheur, il fut décanté sans
précaution. On le laissa choir, et (voici venir l'influence
du traumatisme sur la localisation diathésique), les articulations cervicales furent prises à leur tour. La tête

_____

[1] On ne défendait sa vue qu'aux femmes grosses. (V. *Lettre à
M. de Brienne*, 5 août 1657) (A. C.).

s'inclina sur l'épaule, et le cou devint un foyer de souffrances aussi vives que celles des pieds et des genoux.
Cette complication est rare, nous dit M. Charcot ; elle ne
devait pas épargner Scarron. Voyez, pourtant, comme il
est philosophe :

> Mon pauvre corps est raccourcy,
> Et j'ay la teste sur l'oreille ;
> Mais cela me sied à merveille,
> Et parmi les torticolis
> Je passe pour des plus jolis.

Guénaut n'en pouvait mais. Avec la protection de
Mlle de Hautefort, il fit obtenir à Scarron la charge de
malade en titre de la reine : emploi nouveau, comme on
dit si souvent aujourd'hui, auquel était attribué un petit
revenu. Mais un médecin dans la situation de Guénaut
sentait bien qu'il y avait à faire plus encore. Pour rester
dans son rôle et sauver les apparences, il fallait imaginer
un traitement, instituer une thérapeutique, inventer
quelque chose qui entretînt l'espérance. Et qui sait ? le
hasard peut beaucoup. Guénaut avait un frère à Gien-
sur-Loire, médecin comme lui, qui chaque année, faisait
la saison de Bourbon-l'Archambault. Il lui adressa son
client.

La cure de Bourbon n'amena point le résultat espéré,
elle valut seulement à notre malade de hautes protections
parmi les baigneurs de sang royal qu'il y rencontra, « et
dont tous les maux joints ensemble étaient peu de chose
auprès des siens ». Pourtant l'année suivante, il voulut
essayer encore : nul n'ignore que les eaux minérales ne

réussissent qu'après deux saisons. Cette fois, le désenchantement fut complet. Le retour à Paris fut marqué par des crises terribles. Alors, ne sachant plus à qui croire (et il ne manque pas de gens pour donner d'excellents conseils aux incurables), Scarron se laissa persuader qu'un empirique, habitant vers l'hôpital de la Charité, le guérirait en peu de temps par de certains bains de tripes et de gélatine. Le pauvre infirme, qui logeait au Marais, à deux pas de la place Royale, ne recula pas devant ce nouveau déplacement. Il retint donc un petit appartement à l'hôtel de Troyes[1], juste vis-à-vis la Charité, et s'y fit transporter en chaise par deux solides gaillards, dont il ne se lassait de contempler, chemin faisant, les robustes jarrets. Dans cette pénible traversée de Paris (il était au plus fort d'une crise), ne trouva-t-il pas moyen d'improviser un impayable morceau : *Le trajet du Maret au faux-bourg Saint-Germain?* Tous les jours, consciencieusement, pendant de longs mois, il se résigna à baigner « dans des tripes son très sec parchemin ». Inutile d'ajouter que cette repoussante thérapeutique (à la mode de Caen) fut vaine, tout comme les précédentes.

[1] Scarron habitait hôtel de Troyes, rue d'Enfer (et non rue des Saints-Pères, comme d'aucuns l'ont écrit), lors de son mariage avec Françoise d'Aubigné. L'hôtel de Troyes était situé probablement dans la partie de la rue d'Enfer qu'a fait disparaître la rue Soufflot. Cet hôtel devait se trouver à l'endroit où est ménagé actuellement un vaste terre-plein, entre la grille du jardin du Luxembourg et la rue Soufflot (CHARDON, *op. cit.*, t. I, 198 et suiv.; *Revue des Questions historiques*, juillet 1893, 120) [A. C.].

La maladie durait depuis six ans déjà, et les membres
supérieurs étaient encore à peu près libres. En 1642,
l'amaigrissement des jambes avait pris d'effrayantes
proportions : leurs jointures étaient disloquées; les épi-
physes proéminaient en tous sens; « déjà l'os la peau
lui perce ». Quelques mois de plus, et Scarron ressent
dans les mains des douleurs qu'il ne reconnaît que trop
bien, car il les a jadis éprouvées aux pieds et aux che-
villes. Elles lui sont d'un sombre présage.

Jusqu'à présent, il n'était que cul-de-jatte, il va devenir manchot : et il se désespère, mais il rit encore à travers ses larmes.

> Je suis un recueil d'accidents
> Qui n'ay plus rien que le courage
> Et quelque force encore aux dents,
> Que souvent je grince de rage.

La date de ce rhumatisme tardif des poignets et des
métacarpes est nettement indiquée dans une requête au
roi, bien scandée et de large tournure :

> Depuis que je languis sous des maux si pressens
> Le soleil a six fois vu l'un et l'autre monde.

A mesure que l'arthropathie progressait, l'atrophie
musculaire des bras et de l'avant-bras faisait son œuvre.
Seulement les doigts étaient épargnés. Notre « pauvret,
très maigret » pouvait donc tenir encore la plume et ne
s'en faisait pas faute.

> La main dont j'écris cette épistre
> Tient au bout du plomb d'une vitre.
> Je ne puis, sans mon bras flatter,
> Autrement le représenter.
> Ma poitrine est toute convexe;
> Enfin je suis tout circonflexe.

Mme de Hautefort appuya la requête de Scarron : « Sa paralysie bien déclarée dans les bras et dans les jambes en avaient fait un homme sans conséquence, à qui les dames pouvaient témoigner une extrême amitié sans risquer leur réputation. » Ce ne fut toutefois qu'après des démarches réitérées et pressantes que l'abbé devint chanoine. Il comptait trente-six ans d'âge et huit ans de maladie.

Quel piteux chanoine il dut être! Et peu propre à justifier la comparaison proverbiale! Décharné, contrefait, ankylosé des quatre membres à l'exception des phalanges, réduit à la plus douloureuse inertie :

> Hôpital allant et venant,
> Des jambes d'autrui cheminant,

il ne peut plus rien par lui-même, sinon rimer. Ainsi, dans une épître à la comtesse de Fiesque, il se plaint d'une mouche établie sur son nez, et qu'il ne peut faire déloger parce que ses gens viennent de sortir. Il s'ingénie à élargir le champ d'action de ses doigts encore valides. Il invente ces petits bâtons dont se servent couramment les infirmes de la Salpêtrière affligées du même mal que lui. Mais ce qui l'exaspère, c'est l'obligation de rester toujours assis :

Non que s'asseoir sur le derrière
Soit laide situation ;
Car parmi toute nation,
On s'assied en cette manière,

mais parce que « son derrière pointu, qui n'a plus d'embonpoint », lui transperce les chairs. A maintes reprises il revient sur l'atrophie des muscles fessiers et sur le ratatinement de cette partie intermédiaire dont Mme de Sévigné n'a pas dédaigné d'écrire le nom.

Chaque année, le retour du froid ravive ce genre d'onglée intolérable... Alors il lui vient une idée, une idée fixe : passer en Amérique[1], où le ciel plus clément lui évitera le supplice de l'hiver. « Il n'y aura là, dit-il, ni faux béats, ni filous de dévotion ni d'inquisition, ni d'hyver qui m'assassine, ni de défluxion qui m'estropie. » Il apprend sur ces entrefaites qu'une vieille dame et sa nièce, revenant d'Amérique, se sont récemment installées dans une maison toute proche de la sienne, et il les fait prier aussitôt de lui donner quelques renseignements sur le bienheureux pays de ses rêves. Une intimité de voisinage s'établit entre Scarron et les nouvelles venues. La vieille dame s'appelait Mme de Feuillant et la jeune fille de quinze ans n'était autre que Françoise d'Aubigné, la future Mme de Maintenon[2].

La première fois que Mlle d'Aubigné vint chez Scarron, elle fut obligée de se baisser pour apercevoir son visage.

[1] Scarron était persuadé qu'il trouverait la guérison en Amérique (H. CHARDON, t. I, 202-203).

[2] Sur la façon dont Scarron entra en relation avec sa future femme, cf. CHARDON, t. I, 206-212, 224. [A. C.].

À cette époque, en effet, l'arthropathie vertébrale du pauvre infirme faisait de rapides progrès. « Son dos s'arrondissait en dôme », et pour regarder autour de lui, il inclinait très légèrement la tête, à droite ou à gauche, comme le font les oiseaux. Il ne nous appartient pas de rechercher quel genre de séduction notre chanoine fut en état d'exercer sur la « belle Indienne ». Qu'il nous suffise de dire que, vers la fin de 1649, peu de mois après la première entrevue, le mariage était consommé.

Consommé n'est cependant pas le mot de la situation. Si la psychologie de cette union bizarre est encore un problème d'histoire ou de philosophie, la physiologie en est assez limpide. Assurément le mariage de Scarron et de Françoise d'Aubigné fut une communion blanche[1]. Les pathologistes ont beau nous dire que les fonctions conjugales, chez les rhumatisants chroniques, restent longtemps intactes ; dans le cas particulier, les déclarations des intéressés l'emportent sur les règles générales.

Ninon de Lenclos trouvait Mme Scarron « trop gauche pour l'amour[2] ». Que pensait-elle donc du mari ? Celui-ci, d'ailleurs, ne semble s'être fait à l'avance la moindre illusion sur ses aptitudes personnelles. Qu'on en juge par ce passage d'une lettre qu'il écrivait à sa fiancée :

---

1 Mme Scarron devint veuve sans avoir été femme (CHANDON, *Ibid.*, 268).

2 On a beaucoup glosé sur la vertu de Mme Scarron. Certains ont prétendu qu'elle se conserva pure jusqu'à son second mariage (Cf. CHANDON, t. I, 276, n. 2 ; il y a cependant telle lettre publiée par Feuillet de Conches, dans ses *Causeries d'un Curieux*, t. II, 576-577, 581-594, qui la compromet singulièrement [A. C.].

« Quelle apparence y avait-il qu'une jeune fille dût troubler l'esprit d'un vieil garçon, et qui l'eût soupçonnée jamais de me faire assez de mal, *pour me faire regretter de n'être plus en état de me revancher ?* » Une autre fois, parlant d'elle à son ami Segrais, il lui disait : « Je ne lui ferai point de sottises, mais je lui en apprendrai beaucoup. » Et Segrais s'empresse d'ajouter que, dans ce même temps, Scarron n'avait d'autre mouvement libre que celui des doigs, de la langue et des yeux.

La nouvelle, aussitôt ébruitée, fit jaser comme on pense.

À la cour, on s'en amusa beaucoup. La reine s'écria : « Que fera Scarron de Mlle d'Aubigné ? Ce sera le meuble le plus inutile de sa maison ! » La reine avait tort et raison. Mme Scarron ne fut point inutile en toutes choses, attendu que « la première nuit fut marquée par de violentes douleurs... *qu'éprouva le mari* » ; et la nouvelle épouse débuta, sans plus tarder, dans son premier rôle de garde-malade. Sans nul doute, celui qu'elle joua plus tard, non plus sous le règne de Scarron, mais sous celui de Louis XIV, lui fut beaucoup plus à charge. Elle l'a presque avoué elle-même.

Quelques jours après le mariage du poète, ses anciens amis le vinrent visiter, et comme il leur racontait les mesures qu'il avait prises pour arranger ses petites affaires, Segrais, qui était de la compagnie, lui dit que ce n'était pas assez de s'être marié, qu'il fallait avoir au moins un enfant ; et, là-dessus, il lui demanda s'il croyait être en état de le faire. « Est-ce, lui répondit-il en riant, que vous prétendez me faire ce plaisir-là ? J'ai ici,

ajouta-t-il, Maugin, qui me fera cet office à point
nommé. » Ce Maugin était son valet de chambre, bon
garçon, et qui était fait à son badinage. « Maugin, lui
dit-il en présence de la compagnie, ne feras-tu pas bien
un enfant à ma femme ? » Maugin lui répondit avec un
air de simplicité : « Oui-dà, Monsieur, s'il plaît à Dieu. »

Vers la fin de sa vie, quand il rédigea ce fameux testament, la plus enjouée de ses œuvres, Scarron supputait
la possibilité qu'après sa mort il lui survint un « posthume », et il ajoutait : « ce que pourtant je ne crois
pas ». N'était-ce pas se vanter un peu ? En tout cas, mieux
que personne, il savait à quoi s'en tenir. Le bon Loret,
l'auteur de la *Muse historique*, parlant du ménage Scarron, a exprimé sous ce rapport l'opinion générale des
contemporains :

> C'étoient deux beaux esprits ensemble ;
> Mais pour la grâce et les appas,
> Le reste ne ressembloit pas ;
> L'epouze avoit grand avantage
> Et je croy que leur mariage
> S'entretenoit par les accords,
> Bien mieux de l'esprit que du corps.

Bref, Mlle d'Aubigné ne fut pour son « pauvre estropié » que ce qu'on appelle une camarade, le modèle des
camarades ; et Scarron put être le prédécesseur du grand
roi, sans être pour cela son précurseur.

Il vécut encore onze années misérables, les plus pro-
ductives au point de vue de ses œuvres. Les douleurs
ayant banni le sommeil, il veillait jusqu'à une heure

avancée de la nuit. Ses serviteurs s'en plaignaient fort. Mais il fallait bien que quelqu'un fût là pour modifier son attitude de temps à autre et selon son gré, car il souffrait de l'immobilité prolongée.

> J'ai beau quitter place pour place,
> Je ne quitte pas mes douleurs !
> Partout, je me souhaite ailleurs.

L'opium n'agissait même plus, « sinon pour l'hébéter ».

Nous avons vu comment les arthropathies s'étaient successivement développées. Par bonheur, les phalanges restaient saines. Leur tour vint cependant peu de jours avant la fin. Nous le savons exactement par un petit libelle devenu fort rare, mais qui se trouve à la réserve de la Bibliothèque nationale.

Le public de Paris, qui était il y a deux cents ans aussi *parisien* qu'aujourd'hui, s'intéressait beaucoup à Scarron et à sa maladie, « mal dangereux puisqu'il est inconnu ». Or, vers le milieu de l'année 1660, on criait par les rues : « Demandez *le Burlesque malade ou les colporteurs affligés de la griève et périlleuse maladie de M. Scarron !* » C'est ce factum qui nous apprend

> Qu'en effet, depuis quelque mois,
> Il est entrepris de ses doigts
> Et qu'il gît en son lit malade.

C'était complet. Le pauvre Scarron n'avait plus qu'à mourir. Il succomba, en effet, au mois d'octobre de la même année, à l'âge de cinquante ans.

Ici les détails manquent. Nous savons seulement que des accès de suffocation, accompagnés d'un violent hoquet, avaient failli l'emporter quelques jours auparavant. Vu l'état de ses articulations cervicales, et étant donné ce genre d'accidents, on peut admettre que la mort eut lieu par la compression lente des pneumogastriques à leur origine.

Vingt ans après, paraissait le *Traité de la goutte*, de Sydenham. Pour la première fois, le rhumatisme chronique était distrait de la classique podagre ; et, par une coïncidence assez remarquable, l'illustre observateur anglais manifestait, malgré certaines réticences, quelque velléité de considérer le rhumatisme chronique comme une maladie nouvelle. — Peut-être alors Scarron en eût-il été la première victime !

Pareille opinion n'est plus admise, ni admissible. Nous savons que le rhumatisme chronique est un mal aussi vieux que l'histoire, et qu'il n'a présenté au dix-septième siècle aucune particularité nouvelle, si ce n'est la description même de Sydenham.

Pour le cas du poète Scarron, c'est autre chose. Sa particularité, vraiment exceptionnelle, consiste dans la gaîté sincère et l'inaltérable bonté de ce malheureux, que la douleur torture et qui tient encore à vivre. Sous ce rapport, notre observation est peut-être unique dans son genre ; mais ne nous arrêtons pas à ce point de vue qui n'a rien de médical.

La Fontaine, pour montrer par un exemple frappant le prix que l'homme attache à l'existence, ne pouvait songer à un être plus disgracié, ni plus maltraité que

Scarron; aussi pensons-nous que c'est bien notre rhumatisant que le Bonhomme a mis dans la morale célèbre :

> . . . . Qu'on me rende impotent,
> Cul-de-jatte, goutteux, manchot, pourvu qu'en somme
> Je vive, c'est assez, je suis plus que content.

I

« Ce serait une étude curieuse, intéressante et digne du moraliste et du philosophe que celle qui consisterait à rechercher, dans la vie des hommes illustres, les maladies chroniques qui ont tourmenté leur existence, et l'influence qu'elles ont eue sur les actes de leur vie publique et privée[1]. »

La maladie qui a affligé le philosophe de Genève doit être déterminée avec d'autant plus de soin, que la psychologie du personnage y gagnera en clarté et que nous acquerrons, par sa connaissance, une vision plus nette d'un état d'âme dont la complexité n'est qu'apparente.

Nous n'ignorons pas qu'on a attribué plus d'importance, dans la composition successive du ca-

---

[1] *Relation de la maladie qui a tourmenté la vie et déterminé la mort de Jean-Jacques Rousseau*, par le docteur DESRUELLES. Paris, 1846, p. 3.

ractère et dans le développement ultérieur de la
folie de Rousseau, à un manque d'éducation première [1], qu'à certain défaut de conformation physique sur lequel nous allons être appelé à nous
expliquer ; c'est un point de vue respectable, mais
qui a tout juste la valeur d'une opinion littéraire [2].
Pour nous, c'est en homme de science que nous
nous proposons d'étudier un problème de psychologie morbide, et, volontairement, nous resterons
confiné sur notre terrain.

Un critique d'un jugement pénétrant reprochait
déjà, il y a quelques années, à ceux qui ont étudié
le caractère de Jean-Jacques, de n'avoir pas examiné d'assez près la nature de sa maladie [3]. Cette
maladie tient, lui répliqua-t-on, assez de place
dans les *Confessions*, pour qu'on soit dispensé d'y
insister. Bien au contraire, dirons-nous à notre
tour, c'est une bonne fortune dont ne peut que se
féliciter le physiologiste, le clinicien, quand le
malade est le plus intelligent de ses auxiliaires.
Combien en est-il, parmi ceux qu'une incommodité tourmente, qui peuvent nous la décrire avec
quelque précision ? Combien, par contre, qui

[1] *Revue des Cours littéraires*, 5ᵉ année, 218.

[2] V. *la Folie de Rousseau*, par M. F. Brunetière (*Revue des Deux Mondes*, 1890).

[3] Cf. *Critique philosophique*, de Renouvier.

égarent le diagnostic dans un dédale d'explications embrouillées !

Avec Rousseau, rien de semblable ; c'est le plus assuré des guides. Ses aveux, dépourvus d'ambiguïté, ses *Confessions*, dont la naïveté parfois déconcerte, sont un garant de sa sincérité[1] ; et on ne saurait regretter qu'il n'ait su décrire les symptômes qu'il a éprouvés, car son défaut de compétence n'aurait pas manqué de le pousser à des interprétations erronées.

Depuis l'âge de trente-sept ans jusqu'à l'heure de sa mort, Jean-Jacques fut atteint d'une affection dont il ignora les véritables causes, non pas tant qu'il fût incapable d'en juger d'après ses propres lumières, que parce que les méthodes d'investigation scientifique étaient, à son époque, encore fort imparfaites.

Sommes-nous plus avancés aujourd'hui ? Nous hésitons presque à répondre par l'affirmative. Cependant, c'est en considérant le « cas pathologique » de Rousseau, que nous mesurons le chemin parcouru par la science, depuis le temps où

[1] Encore faut-il, à cet égard, faire quelques réserves. On a pu le prendre souvent en flagrant délit d'erreur, d'aucuns disent d'erreur volontaire, en maintes circonstances. (Cf. *Jean-Jacques Rousseau*, par Eugène Asse ; Paris, Fontemoing, s. d., Bibliothèque des Bibliographies critiques, publiée par la *Société des études historiques*.)

le philosophe vivait, bien que soit grande encore la distance qui nous sépare de la perfection de l'art médical.

« Je regrette que vous soyez si timide, quand il vous faut conclure sur l'un des points essentiels, nous écrivait, à la suite de la lecture de la première édition de notre ouvrage, un des plus distingués professeurs de la Sorbonne. Vous incompétent ! Qui sera compétent, si les médecins se récusent !... »

Entendons-nous bien : nous n'avons jamais eu l'intention de nous dérober, mais nous nous sommes gardé de nous aventurer dans un domaine jusqu'à nous à peu près inexploré, sans nous munir de tuteurs.

Le malade dont nous avons cherché à préciser les infirmités est loin d'être un malade banal : les urologues, les aliénistes, les otologistes l'ont tour à tour réclamé pour client, son observation clinique est d'autant plus malaisée à établir ; c'est, néanmoins, cette tâche, entre toutes difficultueuse, que nous allons entreprendre.

En dépit de multiples travaux parus en ces dernières années [1], nous sommes imparfaitement

[1] Dufour-Verne, *Recherches sur J.-J. Rousseau et sa parenté* 1874 ; *Bulletin de l'Institut genevois*; Galiffe, *Notices généalogiques sur les familles genevoises*; *Mémoires de la Société d'his-*

renseignés sur l'ascendance de Jean-Jacques, au point de vue spécial qui nous occupe.

On ne sait que fort peu de chose sur la santé des ancêtres de Rousseau et sur les maladies qui pourraient avoir été héréditaires dans sa famille. On ne trouve, dans les écrits de Jean-Jacques, qu'un passage s'y rapportant : « Un premier ressentiment de sciatique, *mal héréditaire* dans ma famille, m'effrayait avec raison », écrit Rousseau à Milord Maréchal.

Le grand-père paternel de Rousseau mourut presque centenaire. Il était de caractère instable et avait la manie ambulatoire, qui se retrouvera chez son petit-fils.

Son grand-père maternel succomba, à peine âgé de trente-deux ans, épuisé, dit-on, par les excès.

La mère de Rousseau était de haute culture et d'esprit distingué, justifiant cette théorie, qui s'appuie sur de nombreux exemples [1], que les fils héritent des qualités intellectuelles et morales de

loire de Genève, t. IX ; E. RITTER, *la Famille et la Jeunesse de Jean-Jacques* ; Paris, Hachette, 1896, édit. revue et augmentée comparativement à celle parue à Genève en 1878.

[1] Cf. *La Génération*, par GIROU DE BUZAREINGUES, 283 et suiv. Nous avons cru devoir supprimer cet extrait, qui figure dans les premiers tirages du *Cabinet secret*, 3ᵉ série, le livre cité pouvant se trouver encore dans les bibliothèques.

la mère, alors que les filles reflètent plutôt les dispositions et les idées du père.

Un des frères de Jean-Jacques, de sept ans plus âgé que lui, fit de nombreuses escapades. Il partit pour l'Allemagne et on perdit complètement sa trace.

Cette tendance aux fugues se manifesta également chez un de ses oncles et le fils de celui-ci[1].

Un autre cousin du philosophe — ceci mérite de retenir davantage l'attention — aurait eu, à Fontainebleau, un véritable accès de folie[2].

Jean-Jacques vint au monde en état de débilité congénitale[3]. Son enfance s'en ressentit ; elle fut traversée par de nombreuses crises morbides.

J'étais né presque mourant, écrivait-il (vers 1766) ; on espérait peu me conserver. J'apportai le germe d'une incommodité, que les ans ont renforcée et qui maintenant ne me donne quelquefois des relâches que pour me laisser plus cruellement souffrir d'une autre façon[4]... Un

[1] V. le savant travail du professeur Régis, de Bordeaux, sur « la dromomanie de J.-J. Rousseau », dans la *Chronique médicale*, du 1ᵉʳ mars 1911.

[2] MUSSET-PATHAY, *Histoire de la vie et des œuvres de Jean-Jacques Rousseau* ; *Journal de Paris*, an VI, t. II, nᵒˢ 259, 260, 261 ; reproduit dans la 1ʳᵉ édition du *Cabinet secret*.

[3] V. aux tables de la *Chronique médicale* (années 1895 et suiv.) la rubrique : *Débiles* (grands hommes nés).

[4] *Confessions*, liv. I (Cf. ses lettres des 10 juillet 1759, 25 juillet et 19 novembre 1761, 9 février 1770).

vice de formation dans la vessie me fit éprouver durant mes premières années, une rétention d'urine continuelle, et ma tante Suzon, qui prit le soin de moi, eut des peines incroyables à me conserver. Elle en vint à bout cependant: ma robuste constitution prit enfin le dessus et ma santé s'affermit tellement, durant ma jeunesse, que, excepté la maladie de langueur dont j'ai raconté l'histoire[1] et de fréquents besoins d'uriner, que le moindre échauffement me rendit toujours incommodes, je parvins jusqu'à trente ans sans presque rien sentir de ma première infirmité...

Avant d'aller plus loin, faisons une remarque.

Le vice de formation auquel Rousseau fait allusion ne peut être ni un *phimosis*, ni un *hypospadias*, car il s'agit bien, dans le passage qu'on vient de lire, de la vessie et non point de l'urèthre: ceci dit pour répondre à Rousseau lui-même, qui laisse entendre, dans tel autre passage que nous citerons[2], qu'il était atteint de quelque défaut *externe*.

[1] Dans le livre V des *Confessions*.

[2] En réponse à un pamphlet, qu'il attribuait à Vernes, et qu'on a reconnu depuis être de Voltaire, pamphlet portant pour titre : *Sentiments des citoyens*, etc... Jean-Jacques écrit ces lignes : « On m'accusait d'être usé de débauches, pourri de v... et d'autres gentillesses semblables... moi qui non seulement n'eus de mes jours la moindre atteinte d'aucun mal de cette espèce, mais que des gens de l'art ont même cru conformé de manière à n'en pouvoir contracter. » *Confessions*, liv. VII et XII. Les « gens de l'art » se trompaient; car, à supposer même que

Dès sa plus tendre enfance, Rousseau avait eu une *dysurie*, qui n'avait fait que s'accroître avec les années ; il restait persuadé qu'il avait apporté en naissant le germe d'une incommodité qui ne disparaîtrait qu'avec la vie.

Ces besoins d'uriner, qui, d'après le rapport d'autopsie, auraient été provoqués par un état nerveux spasmodique des parties voisines du col de la vessie, ou du col de la vessie lui-même, n'annonçaient-ils pas que Rousseau avait une affection congénitale de la prostate, du col vésical ou de la portion prostatique de l'urèthre ? Cet état, presque permanent pendant tout le cours de son existence tourmentée, n'a-t-il pas rendu excessive la sensibilité native de ses organes génitaux et vivement impressionné son imagination avant l'âge ? L'aventure suivante, rapportée par Rousseau, permet de répondre affirmativement.

Jean-Jacques venait d'être mis en pension à Boissey, chez le ministre Lambercier, pour y apprendre le latin. Il était alors âgé de huit ans : ce détail n'est pas indifférent à noter, pour qui sait combien les perversions sexuelles se manifestent précocement. Mlle Lambercier, sœur du ministre protestant, avait, pour une peccadille, infligé une

Jean-Jacques ait eu un phimosis ou un hypospadias, il aurait été, de ce fait, plus exposé que tout autre à contracter une affection vénérienne.

correction manuelle à l'enfant. Jean-Jacques, loin de s'en montrer désolé, témoigna de la vive satisfaction, de la jouissance qu'il avait éprouvée, et il fit naître les occasions de l'éprouver à nouveau ; mais on risquerait de dénaturer ses déclarations, en les analysant.

Je me souviendrai toujours, écrit-il, qu'au temple, répondant au catéchisme, rien ne me troublait plus, quand il m'arrivait d'hésiter, que de voir sur le visage de Mlle Lambercier des marques d'inquiétude et de peine.

Mlle Lambercier, sœur du ministre, avait alors une trentaine d'années.

Cela seul, poursuit Rousseau, m'affligeait plus que la honte de manquer en public, qui m'affectait pourtant extrêmement, car quoique peu sensible aux louanges, je le fus toujours beaucoup à la honte ; et je puis dire ici que l'attente des réprimandes de Mlle Lambercier me donnait moins d'alarmes que la crainte de la chagriner... Comme Mlle Lambercier avait pour nous l'affection d'une mère, elle en avait aussi l'autorité, qui la portait quelquefois jusqu'à nous infliger la punition des enfants, quand nous l'avions méritée.

Assez longtemps, elle s'en tint à la menace, et cette menace d'un châtiment tout nouveau pour moi, me semblait très effrayante ; mais après l'exécution, je la trouvai moins terrible à l'épreuve que l'attente ne l'avait été, et ce qu'il y a de plus bizarre est que ce châtiment m'affectionna davantage encore à celle qui me l'avait imposé. Il fallait même toute la vérité de cette affection et toute ma douceur naturelle, pour m'empêcher de chercher le retour du même traitement en le méritant, car *j'avais trouvé dans la douleur, dans la honte même, un mélange de sensualité qui m'avait laissé plus de désir que de crainte de l'éprouver derechef de la même main.*

Il est vrai que, comme il se mêlait sans doute à cela quelque instinct précoce du sexe, le même châtiment reçu de son frère ne m'eût point du tout paru plaisant.

Dans ses *Études de psychologie expérimentale*[1], Alf. Binet a très finement analysé le cas du philosophe.

Il importe, dit M. Binet, de souligner avec quelle précision Rousseau indique la genèse de la perversion sexuelle[2] dont il va maintenant exposer les détails. Ce qui a donné naissance à cette perversion, ou du moins ce qui lui a donné sa forme, c'est un événement fortuit, un accident : la correction reçue des mains d'une demoiselle. En termes psychologiques, on peut dire que cette perversion est née d'une association mentale.

[1] *Le Fétichisme dans l'amour*, par Alf. BINET ; Paris, 1891.

[2] Edmond de Goncourt possédait (Cf. *la Maison d'un artiste*, t. II, 18-19) « un recueil manuscrit de lettres secrètes, année 1789 », sur lequel se trouvait cette annotation : « M. Naigeon, ami de Diderot, tenait ce manuscrit de Grimm. » Or, dans ce récit resté inédit, était indiquée « la maison, rue Maubuée, où Rousseau se faisait fouetter pour son petit écu ». Quel a été, à la vente Goncourt, l'acquéreur de cette curieuse pièce, nous l'ignorons.

Jean-Jacques n'est pas loin d'avoir pensé lui-même à cette corrélation.

Qui croirait, ajoute-t-il, que ce châtiment d'enfant, reçu à huit ans par la main d'une fille de trente, a décidé de mes goûts, de mes désirs, de mes passions, de moi pour le reste de ma vie, et cela précisément dans le sens contraire à ce qui devait s'ensuivre naturellement?... Tourmenté longtemps, sans savoir de quoi, je dévorais d'un œil ardent les belles personnes ; mon imagination me les rappelait sans cesse, uniquement pour les mettre en œuvre à ma mode et en faire autant de demoiselles Lambercier.

Ce travail d'imagination, c'est ce qu'on a nommé la *rumination érotique des fétichistes* [1] ; car cette aberration génésique est aujourd'hui classée, étiquetée par les nosologues. Elle est mise tout à fait en évidence dans ce qui va suivre.

Même après l'âge nubile, ce goût bizarre, toujours persistant et porté jusqu'à la dépravation, jusqu'à la folie, m'a conservé les mœurs honnêtes qu'il semblerait avoir dû m'ôter. Si jamais éducation fut modeste et

---

[1] BINET, *loc. cit.*, 52. Max Nordau serait plutôt tenté d'en faire du *passivisme*; Krafft-Ebing, du *masochisme*. (*Dégénérescence*, par Max NORDAU, t. II; Paris, 1894, 303 note; R. von KRAFFT-EBING, *Nouvelles recherches dans le domaine de la « Psychopathia sexualis »*, étude médico-psychologique, 2e édition, Stuttgart, 1891, reproduit dans le *Cabinet secret*, 3e série, 1er tirage, 109; et FÉRÉ, *Pathologie des émotions*; Paris, 1892, 445.)

chaste, c'est assurément celle que j'ai reçue... Non seulement je n'eus jusqu'à mon adolescence aucune idée distincte de l'union des sexes, mais jamais cette idée confuse ne s'offrit à moi que sous une image odieuse et rebutante.

C'est ainsi que, avec un sang brûlant de sensualité presque dès ma naissance, je me conservai pur de toute souillure, jusqu'à l'âge où les tempéraments les plus froids et les plus tardifs se développent.

Habituellement, le fétichisme, quand il est poussé à l'extrême, tend à produire la continence[1] : c'est ce qui s'est réalisé chez Rousseau. Il a joué avec l'amour dès ses premières années, mais il est resté continent jusqu'à trente ans passés. Encore fallut-il que Mme de Warens, nouvelle Putiphar, tirât par le manteau ce moderne Joseph !

Jusque-là, Jean-Jacques se flatte de s'être conservé chaste (c'est de la chasteté du corps qu'il entend parler). Son auto-observation est des plus instructives à cet égard.

Mon ancien goût d'enfant, au lieu de s'évanouir, s'associa tellement à l'autre, que je ne pus jamais l'écarter des désirs allumés par mes sens; et cette folie jointe à ma timidité[2] naturelle m'a toujours rendu très peu

---

[1] Binet, *op. cit.*, 53.

[2] « Il avait de la timidité poussée au plus haut degré, au point où elle devient morbide et confine à l'*éreutophobie* (obsession de la rougeur), étudiée par Pitres et Régis, dans les *Archives de*

entreprenant près des femmes, faute d'oser tout dire ou de pouvoir tout faire, l'espèce de jouissance dont l'autre n'était pour moi que le dernier terme ne pouvant être usurpée par celui qui la désire, ni devinée par celle qui peut l'accorder. J'ai passé ma vie à convoiter et à me taire auprès des personnes que j'aimais le plus. N'osant jamais déclarer mon goût, je l'amusais du moins par des rapports qui m'en conservaient l'idée. Être aux genoux d'une maîtresse impérieuse, obéir à ses ordres, avoir des pardons à lui demander, étaient pour moi de très douces jouissances; et plus ma vive imagination m'enflammait le sang, plus j'avais l'air d'un amant transi. On conçoit que cette façon de faire l'amour n'amène pas des progrès bien sensibles et n'est pas fort dangereuse à la vertu de celles qui en sont l'objet. J'ai donc fort peu possédé, mais je n'ai pas laissé de jouir beaucoup, à ma manière, c'est-à-dire par l'imagination. Voilà comment mes sens, d'accord avec mon humeur timide et mon esprit romanesque, m'ont conservé des sentiments purs et des mœurs honnêtes.

Rousseau fut, en somme, un passionné timide : c'est un type d'amoureux tiré à des milliers

Neurologie, 1897, n° 13. » Lettre de M. Espinas, professeur à la Sorbonne, à M. P. Janet, obligeamment communiquée par M. le docteur J. Janet. (Cf. DUGAS, *la Timidité*; Paris, 1898, et le docteur P. HARTENBERG, *les Timides et la Timidité*; Paris, 1901). M. Dugas, surtout, a « disséqué » le cas de Rousseau avec beaucoup de soin (V. son ouvrage, notamment aux pp. 9-11, 26, 39, 46-48, 54, 57-59, 61-65, 79-80, 86-89, 111-112, 129-130, 143).

d'exemplaires. Il avait tous les désirs, mais le défaut de confiance en soi, peut-être aussi un éréthisme trop prononcé, paralysait ses moyens : le volcan venait mourir au pied du glacier.

Mais enregistrons jusqu'au bout sa confession.

On peut juger de ce qu'ont dû me coûter de semblables aveux, parce que, dans tout le cours de ma vie, emporté quelquefois près de celles que j'aimais par les fureurs d'une passion qui m'ôtait la faculté de voir, d'entendre hors de sens, et saisi d'un tremblement convulsif dans tout mon corps, jamais je n'ai pu prendre sur moi de leur déclarer ma folie et d'implorer d'elles, dans la plus intime familiarité, la seule faveur qui manquait aux autres. Cela ne m'est jamais arrivé qu'une fois dans l'enfance avec une enfant de mon âge, encore fut-ce elle qui me fit la première proposition.

Rousseau éprouvait ce que nous appellerions de l'*inhibition génitale* ; mais ce n'est pas tout : n'at-il pas avoué qu'en 1728, il allait chercher des allées sombres, des réduits cachés, où il pût s'exposer de loin aux personnes du sexe, dans l'état où il aurait voulu être auprès d'elles ?

Ce qu'elles voyaient, dit-il, n'était pas l'objet obscène, je n'y songeais même pas, c'était l'objet ridicule. Le sot plaisir que j'avais de l'étaler à leurs yeux ne peut se décrire. Il n'y avait de là plus qu'un pas à faire pour sentir le traitement désiré, et je ne doute pas que quelque résolue ne m'en eût, en passant, donné l'amusement, si j'eusse eu l'audace d'attendre.

Ce dernier trait est caractéristique, c'est bien ce que l'on nomme aujourd'hui l'*exhibitionnisme*, la *folie exhibitionniste*[1]. Rousseau était manifestement atteint de cette perversion.

Pour aimer, disent les mystiques, il faut souffrir ; mais pour prendre plaisir à la souffrance, pour éprouver la volupté de la douleur, il est de toute nécessité qu'il y ait association d'idées ou de sentiments. « Directement, la blessure faite par la main aimée sera douloureuse — et indirectement, par association d'idées, elle sera voluptueuse ; de là ce double caractère, opposé et contradictoire, du même fait[2]. » C'est bien le cas de Rousseau : *du fétichisme amoureux, compliqué d'exhibitionnisme.*

Comme la psychologie de Rousseau s'éclaire de ces données ! Comme nous comprenons mieux maintenant que « son imagination seule était satisfaite, au souvenir du plaisir que la correction de Mlle Lambercier lui avait fait éprouver ; qu'il ne sentait que ce plaisir, malgré des effervescences de sang très incommodes, de fortes fantai-

[1] Cf. l'article : *Un neveu de Cyrano de Bergerac exhibitionniste*, dans la *Chronique médicale* du 15 mars 1905.

[2] Alf. BINET, *op. cit.*, p. 62.

sies, d'érotiques fureurs, des actes extravagants
auxquels il se portait quelquefois » !

Il ne cherchera pas à en demander davantage,
trois ans plus tard, à cette Goton, qui se permettait avec lui de si grandes privautés, sans lui en
permettre aucune. Il restait tremblant et agité
devant elle, même à l'instant où les familiarités
de la fillette dépassaient les bornes permises.
« Les rendez-vous durèrent peu, dit-il, très heureusement pour elle et pour moi. »

Mlle Goton était un peu plus âgée que Rousseau, de quelques années ; elle allumait ses sens
au moment où une certaine demoiselle de Vulson
excitait seulement son imagination. Le résultat de
ces « passionnettes », on le pressent : Rousseau
fit de bonne heure abus des plaisirs solitaires, et
comme il est fanfaron de vices, il ne cherche pas
à dissimuler son travers. « Séduit par ce funeste
avantage, écrit-il, je travaillais à détruire la bonne
constitution qu'avait établie en moi la nature. »
On ne saurait être plus explicite.

II

Rousseau était alors chez Mme de Warens.
Celle qui, de son propre aveu, fut pour lui « la
plus tendre des mères », allait bientôt remplir
toute son existence.

Mme de Warens prit son rôle au sérieux, jusqu'au jour où elle se décida, pour soustraire « son petit » aux « dangers de son âge », à lui accorder ses faveurs.

Elle imagina un moyen, que Rousseau lui-même qualifie du plus singulier dont jamais femme se soit avisée en pareille occasion : elle prévint Jean-Jacques, une semaine à l'avance, de se préparer à lui témoigner sa virilité.

Pendant ces huit jours, il eut un certain effroi mêlé d'impatience, redoutant ce qu'il désirait, jusqu'à chercher quelquefois tout de bon, dans sa tête, quelque honnête moyen de ne pas être heureux. Cependant il le dit lui-même, « il était ardent, lascif, enflammé, enivré d'amour, plein de vigueur, de santé... Il était tellement agité à la pensée du bonheur qui l'attendait, que s'il avait pu s'y dérober avec bienséance, il l'eût fait de tout son cœur ».

« Je goûtai le plaisir, dit-il, mais je ne sais quelle invincible tristesse en empoisonnait le charme. » C'est que Jean-Jacques avait rien moins que du penchant [1] pour une femme qui jouait à la

---

[1] Rousseau s'était épris, en l'absence de Mme de Warens, de sa chambrière, la Merceret, mais il n'alla pas au delà d'une certaine familiarité, reconnaissant lui-même que les couturières, les filles de chambre, les petites marchandes ne le tentaient guère : il lui fallait des *demoiselles*. « Ce n'est pourtant pas du

maman avec lui et qui y avait quelque droit (elle avait bien douze ans de plus que lui). Il reconnaissait en elle « une amie chérie », mais non point une maîtresse, surtout une maîtresse telle que la lui faisait concevoir son imagination exaltée.

L'apathie sexuelle de Mme de Warens pourrait bien n'être que de l'anaphrodisie, plus commune qu'on ne le pense chez la femme. Comme l'a fait remarquer avant nous un biographe de Rousseau, le docteur Morin, il n'existe pas un rapport nécessaire « entre les penchants aimants et l'instinct essentiellement brutal qui produit le rapprochement des sexes. Il n'est pas rare de rencontrer des âmes très tendres sans désirs charnels bien prononcés, *sans tempérament*, comme on dit vulgairement ».

Il est d'observation courante, qu'à fréquence égale, l'acte sexuel provoque d'autant plus de fatigue, qu'on éprouve moins d'élan pour la personne qui le partage. Or, Rousseau n'allait que contraint vers Mme de Warens : rien de surprenant à ce qu'il ait éprouvé, peu après ses premières courses amoureuses, une fatigue de l'organisme,

tout la vanité de l'état et du rang qui m'attire, c'est la volupté : c'est un teint mieux conservé…, une robe plus fine et mieux faite, une chaussure plus mignonne, des rubans, de la dentelle, des cheveux mieux ajustés. Je préférais toujours la moins jolie ayant plus de tout cela. » *Une affaire non de vanité, mais de volupté* : ce dernier trait mérite d'être noté.

une maladie de langueur, dont il a conté les moindres phases avec sa minutie habituelle.

J'avais la courte haleine, je me sentais oppressé, je soupirais involontairement, j'avais des palpitations, je crachais du sang, la fièvre lente survint. Comment peut-on tomber en cet état, à la fleur de l'âge, sans avoir rien fait pour détruire sa santé ?

Est-il besoin d'invoquer des pertes séminales excessives [1], pour donner raison de ces palpitations, de cet essoufflement, de ces vertiges, de cette faiblesse des membres au moindre exercice ? Nous ne le pensons pas, mais cette pathogénie est après tout, plausible.

De ce que Jean-Jacques a connu la jouissance des plaisirs partagés, peut-on induire qu'il dût renoncer à ceux qu'il goûtait dans la solitude ? Qui sait, au contraire, s'il ne goûta pas l'ivresse en ces seuls moments ? Quoi qu'il en soit, il tomba malade, et son hypocondrie commença à se dessiner. Il resta plongé dans une mélancolie inexplicable, se lamentant sans motif, se laissant aller au plus profond découragement. Il aurait connu le bonheur parfait dans ce délicieux séjour des Charmettes, sans des maux d'estomac persistants, des

[1] Pr LALLEMAND (de Montpellier), *Pertes séminales*, t. II, 265-292 (reproduit dans la 3ᵉ série du *Cabinet secret de l'histoire*, premières éditions, 112 et suivantes).

battements insupportables dans les artères, des bruits d'oreille avec sifflement aigu, qu'il entendait constamment, et surtout sans la perte presque absolue du sommeil [1].

Tels de ses biographes ont voulu expliquer cette première maladie sérieuse de Rousseau par un accident qui lui serait arrivé, lors de son séjour à Chambéry. Ayant fait connaissance, dans cette ville, d'un bonhomme de moine, qui souvent imaginait de petites expériences de physique et de chimie, pour son divertissement particulier, il voulut, à l'exemple de ce maître, faire de l'encre de sympathie.

Pour cet effet, dit-il, après avoir rempli une bouteille plus qu'à demi de chaux vive, d'orpiment et d'eau, je la bouchai bien. L'effervescence commença presque à l'instant très violemment. Je courus à la bouteille pour la déboucher, mais je n'y fus pas à temps; elle me sauta au visage comme une bombe; j'avalai de l'orpiment, de la chaux. J'en faillis mourir. Je restai aveugle plus de six semaines, et j'appris ainsi à ne plus me mêler de physique expérimentale, sans en savoir les éléments.

Rousseau venait de s'empoisonner à l'intérieur

[1] Il était passionné pour le jeu d'échecs, et il passait très souvent des nuits entières à jouer à ce jeu, soit seul, soit en compagnie. D'autres fois, il copiait de la musique pour tromper les longs ennuis de l'insomnie. Il avait une phobie véritable de l'obscurité.

et à l'extérieur avec de l'arsenic ; il faillit mourir et, à l'entendre [1], il resta aveugle pendant six semaines. Le jour même de l'accident (27 juin 1737), il écrivait son testament, preuve qu'il était réellement persuadé d'une fin prochaine [2].

Grâce à des soins vigilants, Jean-Jacques se rétablit, mais pour retomber peu après.

L'étude, qui était la distraction la plus douce à ses souffrances physiques, ne fit qu'ajouter à ses angoisses morales ; un livre de médecine était tombé entre ses mains ; à force d'y chercher quelque chose qui ressemblât à sa maladie, il crut y découvrir qu'il devait être affecté d'un *polype au cœur*, et son médecin, Salomon, sembla partager cette idée [3].

Ce fut un trait de lumière pour Mme de Warens. Elle avait entendu dire qu'un docteur de

[1] Le témoignage de Rousseau est d'autant plus suspect qu'un mois après, il était à Genève pour y recueillir l'héritage de sa mère. (Henri BEAUDOUIN, *la Vie et les Œuvres de Jean-Jacques Rousseau*, 1891, t. I, 99, note.)

[2] Ce testament de 1737 a été publié en 1875, dans les Bulletins et Mémoires des Sociétés savantes, par M. de Saint-Genis, conservateur des hypothèques à Châtellerault. On connaît deux autres testaments de J.-J., l'un daté de 1718 et un autre, récemment découvert, de 1763 (V. l'article du professeur Régis, dans la *Chronique médicale*, du 1er décembre 1907).

[3] Cette *nosophobie* (peur des maladies) J.-J. l'a manifestée dans plusieurs circonstances : tantôt, c'est une affection du cœur, tantôt la syphilis, tantôt autre chose : il s'imagine tout avoir.

Montpellier avait guéri un malade d'une tumeur analogue ; aussitôt tout fut arrangé, pour que Jean-Jacques eût recours aux lumières de ce savant.

De Chambéry à Montpellier, la distance était longue à parcourir en ce temps-là ; Jean-Jacques eut loisir d'avoir, en cours de route, diverses aventures[1], une entre autres que nous ne tarderons pas à narrer ; mais, avant d'en arriver à cet épisode, il nous faut noter les péripéties de ce voyage mouvementé.

En passant par Grenoble, Jean-Jacques assiste à une représentation d'*Alzire*, au théâtre de la ville, ce qui augmente ses palpitations de cœur, tant il était sensible « aux choses pathétiques et sublimes[2] ». On vient heureusement lui offrir une chaise de poste qui retournait à Montpellier. Sa santé délabrée le détermine à accepter l'offre ; jusque-là, il était venu à cheval.

En route, Jean-Jacques fait la rencontre d'autres voyageurs et, surtout, d'une voyageuse, dont les beaux yeux tournent la tête à notre jouvenceau.

[1] Cf. *Jean-Jacques Rousseau à Montpellier*, par A. GRASSET, vice-président du tribunal civil de Montpellier, 1853, et *Mémoires de l'Académie des sciences et lettres de Montpellier*, 1847, 553.

[2] Lettre à Mme de Warens, datée de Grenoble, 13 septembre 1737.

La femme qui avait eu le don de captiver ce sauvage était une grande dame : Mme de Larnage, pour vaincre la timidité de son adorateur muet, avait eu recours à une mimique sur laquelle ne se méprennent pas même les plus ignorants.

« Un tendre baiser a expliqué à Jean-Jacques ce que n'avaient pu lui faire entendre les phrases les plus claires [1]. » Il cède aux agaceries de Mme de Larnage, et cette fois il est, pour de bon, amoureux.

Il dit que « jamais ses yeux, ses sens, son cœur et sa bouche n'ont si bien parlé ; jamais il n'a si pleinement réparé ses torts, et si cette petite conquête avait coûté des soins à Mme de Larnage, il est loin de croire qu'elle n'y avait point regret ». La « bonne maman » Warens et ses sages recommandations étaient bien oubliées !

Au début de cette liaison nouvelle, Jean-Jacques avait fait preuve d'une certaine réserve, réserve imposée par la présence d'un vieux marquis jaloux, attaché aux pas de Mme de Larnage. Le barbon parti, il eut moins de retenue.

Loin de brûler les étapes, les deux amants s'attardaient à plaisir en route. Ils restent trois jours entiers à Montélimar ; enfin, ils arrivent à Pont-Saint-Esprit. Mme de Larnage habitait près de là ;

[1] *La Vie et les Œuvres de Jean-Jacques Rousseau*, par BEAUDOUIN, t. I, 104.

il fallut se séparer. Il était temps ; le malheureux, épuisé de plaisirs, n'aurait pu résister plus longtemps à pareils excès.

Rousseau ne se rappelle qu'il était malade qu'en arrivant à Montpellier[1].

A peine a-t-il mis pied à terre qu'il court les cabinets de consultation ; il se met même, par surcroît de précaution, en pension chez un médecin.

Ce médecin était un Irlandais, du nom de Fitz-Moris[2], qui tenait une table assez nombreuse d'étudiants en médecine, et chez lequel il y avait, dit Rousseau, cela de commode pour un malade, que M. Fitz-Moris se contentait d'une pension honnête pour la nourriture[3] et ne prenait rien de

[1] La première lettre de Montpellier, que nous trouvions dans sa *Correspondance*, est du 29 octobre ; on y lit ces mots : « Voici un mois passé de mon arrivée à Montpellier. » C'est donc entre le 18 et le 22 septembre qu'il faut placer la date de son arrivée.

[2] Sur ce personnage, v. les *Mémoires de l'Académie des sciences et lettres de Montpellier*, t. 1, 558-565, et le *Cabinet secret*, 3° série, premier tirage, 135-138.

[3] « ... Quant au régime, on ne gagnait pas d'indigestions à cette pension-là ; et quoique je ne sois pas fort susceptible aux privations de cette espèce, les objets de comparaison étaient si proches, que je ne pouvais m'empêcher de trouver quelquefois en moi-même que M. de Torignan (M. de Torignan était un voyageur que Jean-Jacques avait rencontré dans la compagnie de Mme de Larnage, et qui remplissait, durant la route, les fonctions de maître d'hôtel) était un meilleur pourvoyeur que M. Fitz-Moris. Cependant, comme on ne mourait pas de faim

ses pensionnaires pour les soins qu'il leur donnait.

Les médecins de Montpellier, qui n'avaient pas mieux compris sa maladie que le docteur Salomon, le regardèrent comme un malade imaginaire et le traitèrent au moyen de leur squine, de leurs eaux et de leur petit-lait [1].

« Ces messieurs, écrira-t-il, ne connaissaient rien à mon mal, donc je n'étais pas malade ; comment supposer que des docteurs ne sachent pas tout [2] ? » Voyant que « ces messieurs » ne cherchaient qu'à l'amuser, il partit de Montpellier à la fin de décembre [3], après trois mois passés dans cette ville, où il avait laissé une douzaine de louis (près de 300 francs), sans aucun profit pour sa santé.

non plus et que toute cette jeunesse était fort gaie, cette manière de vivre me fit du bien réellement et m'empêcha de retomber dans mes langueurs. » *Confessions*, t. I, 379.

[1] Il consulta Mme de Warens sur son projet d'aller, pendant deux mois, prendre du lait d'ânesse à deux lieues de Pont-Saint-Esprit, dans une famille dont il venait de faire la connaissance.

[2] *Confessions*, livre VI.

[3] Il y était arrivé vers le milieu de septembre et n'en partit qu'après le 14 décembre. Un moment, il avait formé le projet d'y rester jusqu'à la fin de février, mais il paraît que le manque d'argent le força à partir plus tôt. (V. la *Correspondance*, t. I, 51). Sa dernière lettre datée de Montpellier est du 14 décembre 1737. Il se trompe donc quand il dit, dans ses *Confessions*, t. I, 381 : « Je partis de Montpellier vers la fin de novembre, après six semaines ou deux mois de séjour dans cette ville. » C'est trois mois qu'il fallait dire (GRASSET, *op. cit.*).

Pendant son séjour à Montpellier, il s'était attaché à rechercher les causes de son mal, et, dans ce but, il s'était mis à faire de l'anatomie ; mais la puanteur des cadavres n'avait pas tardé à le dégoûter de cette étude [1]. Il préféra occuper son temps d'une plus agréable façon [2].

S'il est relativement sobre de détails sur les relations qu'il avait pu faire à Montpellier, il s'étend, au contraire, avec complaisance, sur la description de la ville, son climat, les mœurs des habitants, etc. [3].

Vous faites, écrit-il à Mme de Warens (lettre du 23 octobre) un détail si riant de ma situation à Montpellier, qu'en vérité, je ne saurais mieux rectifier ce qui peut n'être pas conforme au vrai, qu'en vous priant de *prendre tout le contre-pied*.

Je ne sache pas d'avoir vu de ma vie un pays plus antipathique à mon goût que celui-ci, ni de séjour plus ennuyeux, plus maussade que celui de Montpellier.

L'état maladif de Rousseau et son extrême disette d'argent n'étaient pas étrangers à ces accès

[1] Mme de Warens l'avait poussé un moment vers la profession de médecin, mais il n'avait jamais voulu en essayer (V. la *Notice* de M. de Conzié, des Charmettes, sur *Mme de Warens et Jean-Jacques Rousseau*, 1856; et la lettre de Jean-Jacques Rousseau à son père (1736).

[2] Cf. les *Confessions*, t. I, 381.

[3] *Correspondance*, t. I, 51.

de misanthropie. Ses impressions se ressentaient, sans qu'il s'en doutât lui-même, du mal, réel ou imaginaire, dont il était tourmenté ; et l'impuissance des médecins à le guérir, jointe au manque d'argent pour exécuter leurs ordonnances, ne contribuèrent pas médiocrement à assombrir son caractère et à lui faire voir toutes choses en noir.

Au départ de Montpellier, Jean-Jacques retourne aux Charmettes, où, malgré un accueil un peu froid dès l'abord, il va retrouver le calme de l'esprit, si ce n'est celui des sens.

Ses inquiétudes de santé n'ont pas complètement disparu, mais le séjour à la campagne, un régime lacté presque exclusif, amènent une amélioration.

Fatigué d'absorber du lait, il l'abandonne bientôt, pour se mettre à l'eau, dont il se prend à boire des quantités énormes. Ce régime débilitant ne fit que le rendre plus malade. Son estomac, qui avait été bon jusque-là, lui refusa tout service. Il se crut mort, se mit au lit, appela l'homme de l'art et, finalement, ne se sentant pas mieux, renonça au médecin et à ses drogues.

Nous retrouvons Jean-Jacques à Paris : il y fait son entrée « dans l'automne de 1741, avec quinze louis d'argent comptant, sa comédie de *Narcisse* et un projet de musique pour toute ressource ».

Il descend, en arrivant, rue des Cordiers, près de la Sorbonne, à l'hôtel de Saint-Quentin, aujourd'hui hôtel Jean-Jacques Rousseau.

Pour se rapprocher de son ami Francueil [1], amateur, comme lui, de musique et de chimie, Rousseau quitte son hôtel de la rue des Cordiers et vient habiter rue Verdelet, dans le quartier Saint-Honoré. Il y tombe bientôt malade, d'une fluxion de poitrine, qui fut rapidement guérie, car il n'y fait qu'une fugitive allusion.

Par suite d'un rhume négligé, écrit-il, je gagnai une fluxion de poitrine dont je faillis mourir. J'ai eu souvent dans ma jeunesse de ces maladies inflammatoires, des pleurésies et surtout des esquinancies, auxquelles j'étais très sujet, et qui toutes m'ont fait voir la mort d'assez près pour me familiariser avec son image [2].

C'est à cette époque, ou peu après, qu'il partait pour Venise [3], où il devait remplir des fonctions assez mal définies.

[1] Beau-fils de Mme Dupin, l'aïeule de G. Sand, laquelle a écrit, dans la *Revue des Deux Mondes*, du 1er juin 1841, une intéressante étude sur le philosophe genevois, intitulée : *Quelques réflexions sur Jean-Jacques Rousseau*; dans la même *Revue*, numéro du 15 novembre 1863, G. Sand a publié un second article sous ce titre : *A propos des Charmettes*.

[2] *Confessions*, liv. XIII.

[3] *J.-J. Rousseau, sa vie et ses œuvres*, par Saint-Marc Girardin, t. I, 21.

Comme il était à bout de ressources, on lui avait offert d'être secrétaire du comte de Montaigu, qui venait d'être nommé ambassadeur à Venise. Il accepta avec 1.000 francs d'appointements, et le voilà quasi secrétaire d'ambassade à Venise, où il n'y avait rien à faire, sous un ambassadeur qui ne savait rien faire[1].

Il eut, dans la cité des Doges, une aventure ou plutôt une mésaventure avec deux courtisanes, qui lui auraient laissé, à l'entendre, de cuisants souvenirs.

Il avait, jusqu'alors, oublié le *vice de conformation* auquel il attribuait ces « fréquents besoins d'uriner, que le moindre échauffement rendit toujours incommodes ». Il était parvenu jusqu'à trente ans sans presque se ressentir de sa première infirmité. « Le premier ressentiment » qu'il en eut, fut à son arrivée à Venise.

La fatigue du voyage et les terribles chaleurs que j'avais souffertes, consigne-t-il dans ses *Confessions*, me donnèrent une ardeur d'urine et des maux de rein que je gardai jusqu'à l'entrée de l'hiver. Après avoir vu la

---

[1] Sur le séjour de Rousseau à Venise, outre une lettre de Jean-Jacques du 31 mai 1765, on consultera utilement : l'*Art*, t. VIII, 132; les *Débats*, du 22 janvier 1862; *Archivio Veneto*, XIII, 384; le *Correspondant*, 10 et 25 juin 1888; enfin, CERESOLE, *J.-J. Rousseau à Venise, notes et documents*, publiés par TH. DE SAUSSURE; Genève, 1885, in-8.

Padoana (une des deux courtisanes), je me crus mort et n'eus pas la moindre incommodité. Après m'être épuisé plus d'imagination que de corps pour ma Zulietta (la seconde victime, ou le second bourreau, comme on voudra l'entendre), je me portai mieux que jamais.

Singulière médication, on en conviendra, pour une affection des voies urinaires ! Ce qui devait se produire arriva fatalement ; à peine de retour à Paris, Jean-Jacques éprouvait les suites de sa funeste aventure. Il écrivait (le 26 août 1748) à Mme de Warens cette lettre attristée.

Je n'espérais plus d'avoir le plaisir de vous écrire ; l'intervalle de ma dernière lettre a été rempli coup sur coup de deux maladies affreuses. J'ai d'abord eu une attaque de colique néphrétique, fièvre, ardeur et rétention d'urine. La douleur s'est calmée à force de bains, de nitre et d'autres diurétiques, mais la difficulté d'uriner subsiste toujours, et la pierre qui des reins est descendue dans la vessie ne peut en sortir que par l'opération[1].

Au moment où il se lamentait ainsi, Jean-Jacques venait de reprendre, chez Mme Dupin et M. de Francueil, ses fonctions de secrétaire, aux appointements annuels de 8 ou 900 francs.

Il avait, depuis peu, fait la connaissance de

[1] Rapporté par MERCIER, *Explication de la maladie de Rousseau*, 27-28.

celle qui devait avoir sur sa vie une grande influence[1] : Thérèse Levasseur venait de succéder,
dans le cœur de Rousseau, à la « maman » de
Warens. La chute était grande ! Thérèse était
bonne à l'hôtel de la rue des Cordiers, quand
Jean-Jacques la remarqua ; la jeune servante était
employée à raccommoder le linge de la maison.
Comme c'était l'usage, elle mangeait avec les
hôtes et servait constamment de cible aux quoli-
bets des pensionnaires. Rousseau se constitua son
défenseur, et Thérèse lui en manifesta bientôt
sa reconnaissance.

On comprend, sans que nous y insistions, combien il était pénible à Jean-Jacques d'abandonner,
toutes les nuits, sa nouvelle conquête, pour aller

[1] « Thérèse Levasseur, a écrit Jules Levallois, a été, de bien
des manières, fatale à J.-J. Rousseau ; d'ombrageux qu'il était,
elle l'a fait méfiant, misanthrope, elle l'a rendu fou. » Cf. sur
Thérèse Levasseur : les *Mémoires de Brissot*, édit. de 1830,
pp. 146 et suiv. et l'édition récente des mêmes mémoires, due à
M. Claude Perroud ; la *Revue des documents historiques*, janvier 1874 ; le *Livre*, 1884, 151 ; l'*Introduction* de Jules Levallois
à l'ouvrage de Streckeisen-Moultou : *J.-J. Rousseau, ses amis,
et ses ennemis*, p. xxix à xxxii ; consulter, en outre, la correspondance de Rousseau avec Mme Boy de La Tour, publiée par
Henri de Rothschild, en 1892 ; l'article de G. Montorgueil, publié
par l'*Éclair*, 1ᵉʳ novembre 1908 ; les articles de M. Martin-Decaen,
sur « la veuve Rousseau », parus dans la *Revue de Paris*, en
1911 ; et enfin et surtout, la lettre capitale, de Rousseau, du
12 août 1769, avec les commentaires qui l'accompagnent (*Correspondance de J.-J. Rousseau*, édition Musset-Pathay, t. V).

coucher sous un autre toit. Mais les ordres de
M. de Francueil étaient formels. Rousseau dut
prendre un logement dans le quartier Saint-Honoré (rue Jean-Saint-Denis, près de l'Opéra) ; tout
en se rapprochant de son maître, il n'en conserva
pas moins le logement qu'il avait loué pour Thérèse, dans le haut de la rue Saint-Jacques.

C'est pendant qu'il était chez M. de Francueil
qu'il fut pris d'une indisposition, un retour de sa
vieille affection, assez grave pour le retenir pendant plusieurs semaines à la chambre.

Il était, depuis quelques mois seulement, en
relations avec Diderot[1], qui venait d'être enfermé
au donjon de Vincennes, à la suite de la publication de sa *Lettre sur les aveugles*. Plein d'enthousiasme pour les doctrines du philosophe, il ne
se passait presque de jour qu'il ne lui rendît
visite. Ces courses répétées à Vincennes, avec
les terribles chaleurs qu'il faisait alors, eurent
un effet des plus néfastes sur la santé de Jean-
Jacques : il sentit se réveiller « une violente néphrétique », dont il n'avait pas éprouvé depuis
longtemps les douloureux symptômes.

Après avoir lutté contre le mal, il dut bientôt
s'avouer vaincu. Il retomba plus bas qu'auparavant
et demeura dans son lit « cinq ou six semaines,

---

[1] *Revue des Cours littéraires*, 5ᵉ année, 218 et suiv.

dans le plus triste état que l'on puisse imaginer ».

Mme Dupin dépêcha auprès de lui le célèbre Morand. Morand, malgré sa dextérité, lui fit endurer des souffrances incroyables, sans venir à bout de le sonder ; il déclara à Mme Dupin[1] que, dans six mois, le malade ne serait plus en vie[2]. Ces paroles, qui revinrent à Jean-Jacques, décidèrent de ses habitudes ultérieures, en le faisant réfléchir « sur la bêtise de sacrifier le repos et l'agrément du peu de jours qui lui restaient à vivre, à l'assujettissement d'un emploi pour lequel il ne se sentait que du dégoût ».

Dès ce moment, Rousseau dit adieu au monde : qu'avait-il à y faire désormais, condamné qu'il était par les sommités de la Faculté, et plus maltraité par ladite Faculté que par la maladie, si l'on en croit ses propres dires[3] ?

[1] Sur les relations de Rousseau avec les Dupin, cf. Comte G. DE VILLENEUVE-GUIBERT, *le Portefeuille de Mme Dupin* ; Paris, 1884, in-8.

[2] Le 13 février 1753, J.-J. écrivait à Mme de Warens : « Votre fils s'avance à grands pas vers sa dernière demeure ; le mal a fait un si grand progrès cet hiver, que je ne dois plus m'attendre à en voir un autre. »

[3] « Je vis successivement, dit-il, Morand, Daran, Helvétius, Malouin, Thierry, qui, tous très savants, tous mes amis, me traitèrent chacun à sa mode, ne me soulagèrent point et m'affaiblirent considérablement. Plus je m'asservissais à leur direction, plus je devenais jaune, maigre, faible. Mon imagination

Combien il regrettait de s'être livré sans défense, pendant tant d'années, aux médecins ! Sans soulager son mal, ils n'avaient réussi qu'à épuiser ses forces et à détruire son tempérament. Décidé à guérir seul ou à mourir « sans médecins et sans remèdes », il leur dit adieu à tout jamais et se mit à vivre au jour le jour, restant au lit quand il ne pouvait plus aller, et marchant sitôt qu'il en avait la force[1] ».

Son infirmité lui imposant de fréquents besoins de sortir, fut la principale cause qui le tint éloigné des cercles et l'empêcha d'aller se renfermer dans la société des dames ; l'idée seule de l'état où ce besoin pouvait le mettre, était capable de le lui

qu'ils effarouchaient, mesurant mon état sur l'effet de leurs drogues, ne me montrait, avant la mort, qu'une suite de souffrances, les rétentions, la gravelle, la pierre. Tout ce qui soulage les autres, les tisanes, les bains, la saignée, empirait mes maux. M'étant aperçu que les sondes de Daran, qui seules me faisaient quelque effet, et sans lesquelles je ne croyais plus pouvoir vivre, ne me donnaient cependant qu'un soulagement momentané, je me mis à faire, à grand frais, d'immenses provisions de sondes, pour pouvoir en porter toute ma vie, même au cas que Daran vînt à manquer. Pendant huit ou dix ans que je m'en suis servi si souvent, il faut, avec ce qui m'en reste, que j'en aie acheté pour cinquante louis (1.200 francs). On sent qu'un traitement si coûteux, si douloureux, ne me laissait pas travailler sans distraction et qu'un mourant ne met pas une ardeur bien vive à manger son pain quotidien. » *Confessions*, liv. VIII, partie II.

[1] *Confessions*, liv. VIII.

donner, au point de se trouver mal. Rien ne pouvait l'en distraire, pas même le succès de la représentation de son *Devin du village*[1], où il occupait une loge en face de celle où se trouvait le roi.

Alors que son œuvre, qui devait faire une révolution en musique, soulevait, dès la première scène, un murmure de surprise et un tonnerre d'applaudissements, jusqu'alors inouï dans ce genre de pièces; alors qu'il entendait autour de lui des femmes, qui lui semblaient belles comme des anges, s'entredire à demi-voix : « cela est charmant, cela est ravissant ; il n'y a pas un son là qui ne parle au cœur », tous ces suffrages flatteurs, cet empressement des gens du monde à l'accaparer ne réussissaient qu'à lui faire désirer plus ardemment un lieu de retraite, où il fût à l'abri de malencontreuses importunités.

Mme d'Épinay, qu'il avait rencontrée dans le salon de Mme Dupin, vint au-devant de ses désirs. Le philosophe, visitant un jour en compagnie de la grande dame, les environs de la Chevrette, avait contemplé, avec une complaisance

[1] V. un article sur *J.-J. Rousseau musicien*, dans la *Nouvelle Revue de Paris*, 1864, octobre-novembre, p. 117, et *J.-J. Rousseau als Musiker*, par Alb. JANSEN; Berlin, 1884. J.-J. déclarait que la musique était pour lui « un vrai remède ». (V. *Lettres inédites de J.-J. Rousseau ; Correspondance avec Mme Boy de La Tour*, 193.)

marquée, un site ravissant, sur les lisières de la
forêt de Montmorency ; Mme d'Épinay devina ce
que recélait le silence de son compagnon de
route. Rentrée à Paris, elle donnait des ordres
pour restaurer l'antique demeure, dont il ne subsistait que des ruines, et, quelque temps après,
elle en faisait cadeau, sans condition, à Jean-
Jacques.

III

En attendant son installation, Rousseau persistait dans l'indécision. Les Genevois, qu'il avait
visités quelques mois auparavant, méditaient de
se l'attacher. Un de ses amis lui offrait la jouissance gratuite d'une campagne sur les bords du
lac de Genève. La place de bibliothécaire de cette
ville lui fut même proposée par le docteur Tronchin, qui en avait reçu mission de ses compatriotes.
On lui garantissait 1.200 francs d'appointements,
simple prétexte pour lui faire un sort, car jusque-
là cette position n'avait été payée que cent écus
et était plutôt honorifique[1].

Cela valait mieux, à tout prendre, que le commerce du monde. Cependant, Rousseau hésitait.

[1] GABEREL. *Rousseau et les Genevois*; RITTER, *Nouvelles recherches sur les Confessions et la Correspondance de J.-J. Rousseau*, 317-320.

L'hésitation était son vice natif. Peut-être aussi avait-il l'appréhension de se trouver dans le voisinage trop immédiat de son plus mortel ennemi, le patriarche de Ferney.

En lui rappelant son offre, Mme d'Épinay fit disparaître ses derniers scrupules. « Si vous refusez d'aller à Genève, lui écrivait-elle, j'ai une petite maison qui est à vos ordres, à l'entrée de la forêt de Montmorency ; vue superbe, cinq chambres, une cuisine, une cave, un potager d'un arpent, une source d'eau vive et la forêt pour jardin. Vous êtes le maître de disposer de cette habitation, si vous vous déterminez à rester en France [1]. » Rousseau n'accepta l'offre qu'avec un enthousiasme modéré ; il entendait ne pas être asservi, et il tenait à ce qu'on n'en ignorât ; sa farouche misanthropie reprenait toujours le dessus.

Il se décida, toutefois, à accepter l'hospitalité de l'Ermitage, pendant les fêtes de Pâques. « J'y resterai, avait-il dit à sa bienfaitrice, tant que je m'y trouverai bien et que vous voudrez m'y souffrir. Mes projets ne vont pas plus loin que cela [2]. »

Le jour vint où il fallut s'exécuter. Le 9 avril (1756), une charrette, envoyée par Mme d'Épinay, venait prendre les effets de Rousseau, tandis que la dame arrivait peu après avec son carrosse, pour

---

[1] *Mémoires de Mme d'Épinay.*
[2] *Lettre de Rousseau à Mme d'Épinay*, mars 1756.

emmener Rousseau et ses deux « gouverneuses[1] ».

Jean-Jacques passa l'été tant bien que mal, heureux, à l'entendre, et néanmoins, gémissant sur sa santé, mécontent de tout le monde, se plaignant surtout de l'isolement où le laissaient ses amis. Il n'y avait plus que deux personnes qui eussent des égards pour lui : Mme d'Épinay et Gauffecourt[2].

M. de Gauffecourt était un des fidèles de Mme d'Épinay, d'aimable et gaie société, bien qu'accablé d'infirmités. Sa maladie ayant empiré, Mme d'Épinay vint s'installer auprès de lui et resta assidue à son chevet, aux dépens de sa propre santé. Elle écrivit à Rousseau de venir la relever de sa garde. La réponse ne se fit pas attendre, mais non pas telle que devait l'espérer Mme d'Épinay.

Nous sommes ici trois malades, répondit Jean-Jacques, dont je ne suis pas celui qui aurait le moins besoin d'être gardé... Les chemins sont affreux, et l'on enfonce de toutes parts jusqu'au jarret. De plus de deux cents amis qu'avait M. de Gauffecourt à Paris, il est étrange qu'un pauvre infirme, accablé de maux, soit le seul dont il ait besoin. Je vais encore donner ces deux jours à ma santé et aux chemins pour se raffermir[3]...

[1] Thérèse Levasseur et sa mère.

[2] *Mémoires de Mme d'Épinay*, t. II, chap. IV et V.

[3] Cité dans la *Jeunesse de Mme d'Épinay*, de L. PEREY et G. MAUGRAS, 444.

Gauffecourt allait entrer en convalescence, quand Rousseau se décida à quitter l'Ermitage. C'est vers cette époque qu'il écrivait à Mme d'Épinay ce court billet, qui en dit long sur son aversion pour un art qu'il trouvait conjectural :

Vous ne m'avez pas marqué si l'on avait congédié les médecins ; qui pourrait tenir au supplice de voir chaque jour assassiner son ami sans y pouvoir porter remède ? Eh ! pour l'amour de Dieu, balayez-moi tout cela, et les comtes, et les abbés, et les belles dames, et le diable qui les emporte tous[1]...

Quelle diatribe contre les médecins ! et, comme pour lui donner raison, Gauffecourt succombait quelques jours plus tard !

La santé de Mme d'Épinay, déjà très ébranlée, reçut une nouvelle atteinte de la mort de son ami. Pour dissiper les ennuis de sa solitude, elle décida le comte d'Houdetot, avec qui elle entretenait d'amicales relations, de laisser sa femme, sinon à l'Ermitage même, du moins à Eaubonne, entre l'Ermitage et la Chevrette ; quant au comte, il dut partir sans délai pour rejoindre l'armée, par ordre supérieur.

[1] *La Jeunesse de Mme d'Épinay*, 446.

IV.

A peine Rousseau se trouva-t-il en présence de Mme d'Houdetot, qu'il en devint éperdûment épris : c'est au printemps de l'année 1757 que s'ébaucha ce nouveau roman. Là encore, l'imagination devait être plus forte que les sens : toujours ce fétichisme que nous avons signalé en d'autres circonstances. « Je la vis. J'étais ivre d'amour *sans objet*, déclame Rousseau ; cette ivresse fascina mes yeux, cet objet se fixa sur elle ; je vis ma Julie en Mme d'Houdetot, mais *revêtue de toutes les perfections* dont je venais d'orner l'idole de mon cœur. » L'imagination de Jean-Jacques, excitée par la composition de sa *Nouvelle Héloïse*[1], lui faisait voir toutes choses « au travers d'une espèce de délire ».

Sophie La Live de Bellegarde, comtesse d'Houdetot, était née en 1730 : elle avait à peu près vingt-sept ans, quand Rousseau en avait quarante-cinq.

Mme d'Houdetot n'était rien moins que jolie ; ce ne fut donc pas par les charmes du visage

[1] Cf. sur la *Nouvelle Héloïse*, les *Mémoires de la Société d'histoire de Genève*, t. IX, 47.

qu'elle séduisit Rousseau. En revanche, il n'y a
qu'une voix pour vanter son esprit et son caractère.

Rousseau dit qu'elle avait l'air jeune; sa physionomie, à la fois vive et douce, était caressante.
Elle avait l'esprit naturel et agréable; la gaieté,
l'étourderie et la naïveté s'y mariaient heureusement; elle abondait en saillies charmantes,
qu'elle ne recherchait point et qui partaient quelquefois malgré elle... Pour son caractère, il était
angélique; la douceur d'âme en faisait le fond.

Mme d'Houdetot n'était pas seulement bonne,
elle était spirituelle. Un jour, a conté M. Hochet
à Saint-Marc Girardin, « on causait chez elle des
femmes, de leurs qualités, de leurs défauts, et
comme c'était sous le Directoire, le temps faisait
qu'on médisait plus qu'on ne louait. Mme d'Houdetot finit la conversation, qu'elle n'avait pas con-
trariée, en nous disant : « Sans les femmes, la vie
de l'homme serait sans assistance au commencement, sans plaisir au milieu, et sans consolation
à la fin[1]. »

« Elle n'a de laid que le visage », disait d'elle
son amant Saint-Lambert. Elle n'avait pas seulement la vue basse[2] et les yeux ronds, selon les

[1] SAINT-MARC GIRARDIN, op. cit., t. I, 232.
[2] En 1820, rapporte le docteur Morin, dans son remarquable
Essai sur la vie et le caractère de Jean-Jacques Rousseau, p. 516,

expressions mêmes de Rousseau, mais elle lou-
chait à l'excès.

Son front était bas, son nez dépourvu de finesse.
La petite vérole avait laissé une teinte jaune dans
tous ses creux, et les pores étaient marqués de
brun[1]. Telle était la femme sur qui Rousseau avait
jeté son dévolu.

On a dit que Mme d'Houdetot traita son adorateur « à la fois en ami, en malade[2] et en ma-

J'ai passé un été à Montmorency, chez un vieux peintre en bâtiments, qui tenait des appartements garnis. Il avait travaillé
dans sa jeunesse au château de Sannois, dernière résidence de
Mme d'Houdetot. Il me contait que cette dame causait volontiers avec ses ouvriers. Il hasarda un jour quelques mots sur
J. J. Rousseau. Mme d'Houdetot parut blessée et l'interrompit
avec humeur, en lui disant : *Ne me parlez pas de ce petit misérable !* Une circonstance de cette anecdote me fait croire à sa
réalité. Rousseau dit, dans les *Confessions*, que Mme d'Houdetot avait la vue très basse. Lorsqu'elle tint le propos dont il
s'agit, elle était, suivant le vieux peintre, occupée à examiner
un parquet qu'on venait de poser dans son salon, et pour cela,
elle s'était mise à genoux, les mains appuyées sur le parquet,
que son front touchait presque. Je me suis assuré que le vieux
peintre, très ignorant et très sot du reste, n'avait jamais lu une
ligne des *Confessions*. Ce trait me frappa. »

[1] *Anecdotes pour faire suite aux Mémoires de Mme d'Épinay*,
par la vicomtesse d'Allard. H. BEAUBOUIN, *op. cit.*).

[2] « Que dire de cet amour qui finit par une héroïne et de
l'homme qui le raconte et qui croit nous toucher par ce détail
d'hôpital ? Il y a de tout dans l'amour de Rousseau, de l'enthousiaste et du séducteur, du satyre et du malade ; il n'y manque
que l'amour vrai, simple, et par conséquent décent. » SAINT-
MARC GIRARDIN, *op. cit.*, t. I, 241.

niaque » ; les trois termes sont l'expression de la
vérité pure.

« Je l'aimais trop pour vouloir la posséder »,
déclare Rousseau, qui se trompait lui-même, à
moins qu'il n'ait cherché à tromper ceux à qui il
livrait cette confidence. S'il n'a pas joué son rôle
de séducteur jusqu'au bout, ce fut plus la faute
des circonstances que la sienne propre.

Mme d'Houdetot a raconté, dans sa vieillesse,
à Népomucène Lemercier, qu'elle courut, en effet
du danger certain soir, mais qu'elle fut sauvée
par le juron inattendu d'un charretier, qui suivait
le mur du jardin et qui faisait relever sa bête.
« Un de ses jeunes éclats de rire, si vifs, si francs,
partit de sa bouche ; Rousseau frémit de colère et
de honte, et la poésie resta seule maîtresse de la
nuit[1]. »

Nous avons trouvé une confirmation de cette
tradition dans ce passage des *Mémoires* de Villenave, publiés par la *Revue rétrospective* (1894, t. I.
131-132) :

On voit encore à Eaubonne, dans le jardin de
Mme Pérignon, et sur le bord de la voie publique, les
vieux acacias sous lesquels Jean-Jacques Rousseau tomba
aux genoux de Mme d'Houdetot. Le mur de l'enclos sépare

[1] Cf. les *Mémoires de Mme d'Épinay*, t. II, chap. VII ; note de
l'éditeur.

seul les arbres du chemin. La tradition porte que, tandis que le philosophe soupirait aux pieds de Mme d'Houdetot, un charretier vint à passer, en criant : Eh! avance donc, b... !» Mme d'Houdetot ne put s'empêcher de rire, et Jean-Jacques se releva furieux et déconcerté.

M. Gohier, ajoute Villenave, me contait cette anecdote sur les lieux, en juin 1826.

On a prétendu que la violence de son amour venait se briser, chaque fois, dans les plus ardents tête-à-tête, contre le souvenir d'un ami absent et chéri des deux amants : l'image de Saint-Lambert préserva Rousseau et Mme d'Houdetot d'une défaillance qu'ils auraient regrettée tous deux, comme un acte de félonie. En réalité, si l'incident n'eut pas de suites, ce fut plutôt la faute de cette frigidité génésique qui paralysait les moyens de Jean-Jacques, dans les moments où ils avaient le plus lieu de s'exercer. Il sortait de ces entrevues dépité, anéanti, parce que le feu de l'amour consume d'autant plus qu'il est sans issue.

Toutes ces déperditions de l'organisme[1] devaient avoir le résultat prévu : Jean-Jacques retomba bientôt malade d'épuisement, et cet épuisement fut d'autant plus marqué, que le terrain était

---

[1] Cf. l'étude du professeur Lallemand (de Montpellier), citée plus haut.

mieux préparé par l'affaissement moral qui avait succédé à sa rupture avec Mme d'Houdetot.

Pour fuir les lieux témoins de son amour, Rousseau venait de louer à M. Mathas, procureur fiscal du prince de Condé, une petite maison, que celui-ci possédait dans sa propriété de Mont-Louis, à Montmorency.

La maison de Mont-Louis était petite, mais bien suffisante pour notre ermite. Elle avait, de ses chambres ou de sa terrasse, une belle vue, tant dans la direction du Mont-Valérien que sur Paris, Montmartre, la forêt de Saint-Germain. Elle existe encore aujourd'hui presque sans changement, ainsi qu'un donjon, qui servit souvent à Rousseau de cabinet de travail[1].

Jean-Jacques emménagea dans sa nouvelle demeure le 15 décembre 1757. En attendant que la maisonnette de Mont-Louis fût réparée, le philosophe résida quelques semaines dans le petit château du parc de Montmorency, dont le maréchal de Luxembourg lui avait donné la clef.

Le maréchal de Luxembourg, qui connaissait Rousseau depuis peu, lui avait rendu visite, dans sa bicoque de Mont-Louis, « au milieu de ses assiettes sales et de ses pots cassés ». Le maréchal était accompagné d'une suite de cinq ou six

[1] *La Vie et les Œuvres de Jean-Jacques Rousseau*, par H. BEAUDOUIN, t. I, 446.

personnes. Rousseau, craignant que son plancher vermoulu ne pût supporter leur poids, les emmena dans son *donjon*. Touché de ce dénûment, le maréchal pria Rousseau d'accepter un logement dans son château, en attendant que le plancher fût réparé. Mais il dut réitérer ses offres avant de les voir accepter. Entre plusieurs appartements qui lui furent proposés, Jean-Jacques choisit le plus petit, le plus simple, mais aussi le plus coquet et le plus propre. Quand les réparations furent terminées à Mont-Louis, il n'en garda pas moins son appartement chez le maréchal, ainsi qu'une chambre que celui-ci lui avait réservée à l'hôtel du Luxembourg, à Paris.

Pendant tout le temps que Rousseau résida à Montmorency, il fut d'une santé chancelante ; si l'air était pur à Montmorency, les eaux y étaient très mauvaises, et le malade leur attribuait, peut-être non sans motif, la recrudescence de ses maux [1].

Dès l'automne de 1758, ses douleurs habituelles l'avaient repris. Il passa toute l'année dans un état de langueur qui lui fit redouter une fin pro-

[1] « Par les raisons que nous avons développées au sujet des eaux des Flandres, les sources de Montmorency ne doivent point donner une eau pure et saine, car Montmorency est perché sur une colline sablonneuse et gypseuse à une grande profondeur ; tout passe avec l'eau à travers un pareil filtre. » Note de Raspail (*Revue complémentaire*, loc. cit.).

chaine ; de nouveau, il dicta ses dernières volontés. Son ami, le médecin Thierry, avait beau le rassurer, il n'en restait pas moins sceptique à l'égard des ressources de la science[1]. « Les sondes, les bougies, les bandages, tout l'appareil des infirmités de l'âge, rassemblé autour de lui, lui fit durement sentir qu'on n'a plus le cœur jeune impunément, quand le corps a cessé de l'être[2]. »

Les retours fréquents de ses rétentions d'urine s'étaient compliqués d'une *descente* (une hernie inguinale), qu'il ne manqua pas d'attribuer aux « trois mois d'irritation continuelle et de privations » qu'il avait dû subir, pendant sa continence forcée auprès de Mme d'Houdetot. Il est plus probable que les premiers symptômes remontaient plus haut sans qu'il s'en soit douté.

C'est surtout en 1761 que son état s'aggrava tout à fait. Sur les instances amicales de son protecteur, le maréchal de Luxembourg, Rousseau consentit à consulter le frère Côme, le plus habile lithotomiste du temps, que le maréchal amena avec lui, voulant assister lui-même à l'opération.

Rousseau n'avait jamais pu être sondé, même

1 Sur « le scepticisme thérapeutique de J.-J. Rousseau » voir le *Bulletin général de thérapeutique*, 15 juillet 1907, et J.-J. Rousseau et les médecins (*Médecine internationale*, juin 1912).

2 *Confessions*, liv. X.

par Morand; le frère Côme réussit à introduire une très petite algalie (sonde d'argent), après deux heures de tentatives douloureuses.

Au premier examen, le frère Côme avait cru sentir une pierre; à un second, il ne perçut plus rien; à un troisième, il déclara positivement que la vessie ne renfermait point de pierre, mais que la prostate était squirrheuse et d'une grosseur « surnaturelle »; il trouva la vessie grande et en bon état; finalement, il déclara que son malade souffrirait beaucoup, mais qu'il vivrait longtemps.

C'est ainsi, poursuit Rousseau, qu'après avoir été traité successivement, pendant tant d'années, de vingt maux que je n'avais pas, je finis par savoir que ma maladie, incurable sans être mortelle, durerait autant que moi. Mon imagination, réprimée par cette connaissance, ne me fit plus voir en perspective une mort cruelle dans les douleurs du calcul. Je cessai de craindre qu'un bout de bougie, qui s'était rompue dans l'urèthre, il y avait longtemps, n'eût fait le noyau d'une pierre... Il est constant que, depuis ce temps, j'ai beaucoup moins souffert de ma maladie que je n'avais fait jusqu'alors[1].

L'accident auquel Rousseau fait allusion — ce fragment de sonde dans la vessie — lui était arrivé au commencement de l'hiver de 1761. Dans une lettre écrite à un ami, au mois de décembre

____

[1] *Confessions*, liv. XI.

de cette même année, il entrait, à ce sujet, dans les détails les plus... techniques.

Un bout de sonde molle, sans laquelle je ne saurais pisser est resté dans le canal de l'urèthre et augmente considérablement la difficulté du passage ; et vous savez que, dans cette partie-là, les corps étrangers ne restent pas dans le même état, mais croissent incessamment en devenant les noyaux d'autant de pierres.

Quelques jours après, il terminait une lettre à ce même ami par cette phrase navrée:

C'en est fait, nous ne nous reverrons plus que dans le séjour des justes. Mon sort est décidé, par les suites de l'accident dont je vous ai parlé devant[1].

Rousseau exagérait. Frère Côme, après l'avoir fait beaucoup souffrir par ses explorations, avait réussi à lui procurer du soulagement[2] ; soulagement de courte durée, car, l'hiver suivant, ses souffrances redoublaient.

C'est vers cette époque qu'il revêtit ce fameux costume d'Arménien qu'on lui a tant de fois reproché[3].

[1] Ces deux lettres ont été rapportées, telles que nous les reproduisons, par Mercier, dans son *Explication de la maladie de Rousseau*, p. 34.

[2] Rousseau, dans une lettre du 30 octobre 1761, dit que le frère Côme est venu le voir deux fois (MERCIER, *op. cit.*).

[3] La confection de son costume fut, pour le philosophe, une

L'idée de ce vêtement (qui se composait d'une veste, d'un cafetan et d'un bonnet fourré) lui était venue maintes fois[1]. S'il l'avait adopté, c'est qu'il préférait l'habit étranger qui cachait son infirmité, à l'habit français qui la mettait en évidence ; l'habit qui conservait à l'homme la noblesse de son port et l'aisance de ses allures, à celui qui lui donnait la raideur d'un mannequin et la tenue d'un laquais de cérémonie. Jean-Jacques, qui n'hésitait pas à rompre avec toutes les tyrannies, avait voulu rompre avec celle de la mode.

affaire capitale ; outre la question de commodité, il y attachait beaucoup de coquetterie. (Cf. *Voltaire et Jean-Jacques Rousseau*, par Gaston Maugras, Paris, 1886, 317-321.)

[1] « Cette idée me revint souvent à Montmorency, où le fréquent usage des sondes, me condamnant à rester souvent dans ma chambre, me fit mieux sentir tous les avantages de l'habit long. La commodité d'un tailleur arménien, qui venait souvent voir un parent qu'il avait à Montmorency, me tenta d'en profiter pour prendre ce nouvel équipage, au risque du qu'en dira-t-on, dont je me souciais très peu. Cependant, avant d'adopter cette nouvelle parure, je voulus avoir l'avis de Mme de Luxembourg, qui me conseilla fort de le prendre. Je me fis donc une petite garde-robe arménienne ; mais l'orage excité contre moi m'en fit remettre l'usage à des temps plus tranquilles et ce ne fut que quelques mois après que, forcé par de nouvelles attaques de recourir aux sondes, je crus pouvoir, sans aucun risque, prendre ce nouvel habillement à Motiers, surtout après avoir consulté le pasteur du lieu, qui me dit que je le pouvais porter au temple même sans scandale. » *Confessions*, liv. XII, partie II.

Sa résolution eût été ridicule, si elle n'avait été motivée ; de son temps même, elle ne fut considérée que comme une singularité, par ceux qui en ignoraient la nécessité secrète[1]. On ne songea bientôt plus à s'étonner de voir Jean-Jacques sous cet accoutrement bizarre.

V

A partir de 1765, les renseignements sur la santé de Rousseau sont de plus en plus rares ;

[1] Marmontel prétend, dans ses *Mémoires* (liv. VII), que « Rousseau, pour attirer la foule », se donnait « un air de philosophe antique ». Le prince de Ligne dit, au contraire, qu'il a paru en France avec ce costume pour n'être pas reconnu. (*Œuvres choisies*, par de PROPIAC, p. 217). Mylord Maréchal paraît avoir cru que son ami s'était fait mahométan (MUSSET-PATHAY, *Histoire de Jean-Jacques Rousseau.*) Grimm dit, dans sa *Correspondance littéraire*, que Rousseau avait déposé sa peau d'ours avec l'habit d'Arménien, pour redevenir galant et doucereux ; et plus tard, en 1778, il dira que Rousseau avait quitté ce costume parce que, « ayant surpris sa femme avec un moine, il comprit enfin qu'il était dans la classe commune ! » Jean-Jacques a donné, pour nous, la vraie raison qui lui avait fait adopter ce vêtement. Il est inutile d'aller toujours chercher des prétextes extraordinaires aux actions simples, comme Musset-Pathay, qui prétend que Rousseau avait voulu « se séquestrer de la société », et qui ajoute que, pour n'avoir pas la tentation d'y rentrer, il avait adopté « un costume qui n'y est pas admis, ou plutôt qu'on n'y voyait pas ». (MUSSET-PATHAY, t. I, p. 50.) Voilà bien une explication quintessenciée !

est-ce parce qu'il souffre moins ? Cependant on le voit se plaindre, dans quelques lettres, d'une sciatique qui le tourmente fort[1].

En novembre 1770, Dussaulx lui écrit : « Vous souffrez, mon cher Rousseau, vous dépérissez[2]. » Il convient, néanmoins, que ses incommodités « *ordinaires* » ne l'ont pas trop maltraité[3].

Sur les derniers temps de sa vie — car nous approchons de la fin — Rousseau ne dit mot de son affection urinaire ; sans doute, en était-il moins tourmenté. Il était atteint plutôt de rhumatismes que de dysurie (difficulté d'uriner).

Vous rallumez un lumignon presque éteint, écrivait-il le 3 février 1778, l'année même de sa mort ; mais il n'y a pas d'huile à la lampe, et le moindre air de vent peut l'éteindre sans retour... En ce moment, je suis demi-perclus de rhumatismes... ; vieux, infirme, je sens à chaque instant le découragement qui me gagne.

Ses souffrances vésicales ne reparaissaient plus que dans certaines circonstances : à la suite, par

[1] Mercier, *op. cit.*, 38 ; lettre du 25 août 1764 à Mme Boy de La Tour (*Lettres inédites de Jean-Jacques Rousseau* ; Paris, 1892). Il eut un moment le projet de se rendre à Aix-les-Bains, pour se traiter de sa sciatique, mais il dut s'arrêter à Thonon, par suite d'une indisposition.

[2] *De mes rapports avec Jean-Jacques Rousseau*, in-8, 1798, 39.

[3] Lettre du 2 avril 1771. « Je vais *cahin-caha* », mandait-il à Mme Boy de La Tour (*op. cit.*, 214).

exemple, d'un long voyage dans une voiture rude. Son médecin et ami, Lebègue de Presle, prétend que « les douleurs dans la région de la vessie et les difficultés d'uriner, que Rousseau avait éprouvées dans différents temps de la première moitié de sa vie, se sont dissipées, en même temps que le corps s'est affaibli et a maigri en vieillissant[1] ».

C'est le 2 juillet 1778 que Rousseau succombait, âgé de soixante-six ans. Sans nous attarder à discuter ici les causes de cette mort, dont la soudaineté a donné lieu à tant de conjectures[2], nous relèverons dans le procès-verbal d'autopsie ces seules lignes, qui se rapportent à notre sujet :

L'examen des parties externes du corps nous a fait voir un bandage qui indiquait que M. Rousseau avait deux hernies inguinales peu considérables... Nous avons cherché avec attention à découvrir la cause des douleurs de reins et difficultés d'uriner qu'on nous a dit que M. Rousseau avait éprouvées en différents temps de sa vie... Mais nous n'avons pu trouver ni dans les reins, ni dans la vessie, les uretères et l'urèthre, non plus que dans les

[1] *Relation des derniers jours de Jean-Jacques Rousseau* ; Londres, 1778.

[2] V. le chapitre de nos *Indiscrétions de l'histoire*, t. VI : *Jean Jacques Rousseau s'est-il suicidé ?*

organes et canaux séminaux, aucune partie, aucun point qui fût maladif ou contre nature... Ainsi il y a lieu de croire que les douleurs dans la région de la vessie, et les difficultés d'uriner que M. Rousseau avait éprouvées en différents temps de sa vie, venaient d'un état spasmodique des parties voisines du col de la vessie, ou du col même, ou d'une augmentation du volume de la prostate[1].

Hypertrophie de la prostate, rétrécissement de l'urèthre au niveau du bulbe, à l'entrée de la portion membraneuse, voilà bien le diagnostic qui paraît s'imposer, tout d'abord, après lecture de l'observation que nous avons reconstituée sur des documents dont l'authenticité est hors de conteste.

Ce gonflement anormal de la prostate devait remonter à l'enfance ; peut-être même était-il congénital[2]. Dès son plus jeune âge, Rousseau éprouva de la strangurie : la miction était embarrassée, pénible ; il avait des pertes séminales intermittentes. Cependant, il n'est fait mention, dans aucune partie des ouvrages où Rousseau parle de

[1] Rapport de M. Casterès, chirurgien à Senlis, de l'ouverture du corps de Jean-Jacques (*Lettre de Stanislas Girardin à M. Mussel-Pathay*; Paris, 1824, in-8, 25-26).

[2] C'est l'opinion qui a été soutenue récemment, par le docteur Héresco, chirurgien des hôpitaux de Bucarest (*Chronique médicale*, 15 août 1908).

ses maux, d'écoulement de muco-pus par l'orifice uréthral, ni de suintement habituel; mais il faut savoir qu'un grand nombre de malades atteints de gonflement du bulbe, de lésions dans la région prostatique de l'urèthre, ne s'aperçoivent de cet écoulement, de ce suintement, que lorsqu'on fixe leur attention sur ce point.

Si Rousseau avait examiné ses urines, il aurait vu qu'elles contenaient des filaments ou des pelotons glaireux que le premier jet chassait, et il aurait remarqué que les dernières gouttes étaient troubles, sédimenteuses, blanchâtres ou crayeuses. S'il avait uriné sur un morceau de linge, il eût vu des flocons et des filaments qui s'y seraient déposés comme sur un filtre. Il n'y avait point d'obstacle au cours des urines dans le canal de l'urèthre; peut-être n'y en avait-il pas dans la portion prostatique, si ce n'est la saillie qu'y faisaient sans doute les lobes latéraux de la prostate, et probablement aussi le gonflement du verumontanum [1].

Contrairement à l'opinion de Desruelles, que nous venons de reproduire, Sœmmering est porté à croire que Rousseau n'avait qu'une « affection spasmodique de l'urèthre [2] ».

[1] DESRUELLES, *Relation de la maladie qui a tourmenté la vie de Rousseau*, 12.

[2] SŒMMERING, *Maladies de la vessie et de l'urèthre chez les vieillards* (traduction française, 171); *Cabinet secret*, 3ᵉ série, premier tirage, 141-145.

Amussat estime, quant à lui, qu'il existait dans le canal un rétrécissement, produit par le gonflement inflammatoire de la membrane muqueuse[1].

Bien que Mercier ait soumis à l'analyse la plus rigoureuse le cas pathologique de Rousseau, il n'est pas arrivé à une solution satisfaisante[2]. Afin de ne négliger aucun élément de critique, nous résumons son argumentation.

Rousseau se tait sur l'origine de son mal ; en ayant souffert si jeune, il l'attribue à un vice naturel de conformation ; mais ce qui fait nécessairement douter de la justesse de cette supposition, c'est la rémission qu'il a éprouvée à différentes époques de sa vie.

L'état sédentaire exaspère son mal ; c'est ce qui arrive, par exemple, alors qu'il remplit les fonctions de caissier, chez Francueil. De même, les accidents reparaissent au moment de sa funeste passion pour Mme d'Houdetot, passion d'autant plus fâcheuse dans ses effets qu'elle était sans résultat.

Pendant tout le temps de la virilité, c'est-à-dire en un moment « où tout venait mettre en jeu l'irritabilité des organes sexuels », Rousseau souffre

[1] *Gazette médicale de Paris*, 1836 (Cf. *Cabinet secret*, loc. cit., 145-146).

[2] MERCIER, *Explication de la maladie de Rousseau* (Paris, 1846).

presque sans relâche. Est-ce à dire que l'inflammation chronique soit toujours le fruit d'une vie licencieuse ? Mais à tout âge, notamment chez les enfants, une foule de causes, et particulièrement certaines altérations de l'urine qui se manifestent dans les affections fébriles, pendant le travail de la dentition, etc., déterminent l'inflammation des voies qu'elle parcoure.

Peut-être que si nous connaissions la conformation extérieure dont se plaint Rousseau, sans la préciser, elle nous donnerait l'explication que nous cherchons. Ainsi, l'étroitesse trop grande du prépuce est une cause fréquente des inflammations des muqueuses chez l'enfant. Alors que les muqueuses des yeux, des oreilles, du pharynx, de la plèvre (et Rousseau a été très sujet, dans sa jeunesse, aux maladies inflammatoires, aux pleurésies et surtout aux esquinancies)[1], seraient prises, la muqueuse de la vessie aurait-elle seule le privilège de rester indemne ? On est d'autant moins disposé à le croire que, dès l'âge de huit ans, le jeune Jean-Jacques, à la suite des corrections de Mlle Lambercier, éprouva une jouissance spéciale, preuve d'une irritabilité excessive des organes ; irritabilité que démontrent encore les « douleurs incroyables » que la main, pourtant

[1] Cf. *Confessions*, liv. VII ; *Correspondance*, lettres du 16 novembre 1761 et du 16 juin 1765.

exercée, de Morand détermina, en passant une sonde dans le canal uréthral.

Il n'est pas jusqu'aux plus petits détails de l'histoire de Jean-Jacques qui ne viennent à l'appui de l'opinion de Mercier (nous poursuivons l'argumentation de ce pathologiste) : les mauvais effets d'aliments trop excitants, notamment des asperges, des tisanes et des bains ; la voiture, la position assise ; l'influence néfaste de l'hiver et des fortes chaleurs, tout concorde avec ce que l'on a observé sur des malades atteints d'inflammation chronique de l'urèthre.

Comment cette inflammation gênait-elle le cours de l'urine ? On ne peut admettre, dans le cas de Rousseau, ni *tumeurs*, ni *abcès*, ni *végétations* : le rapport rédigé *post mortem* n'en fait pas mention. Ce qui est positif, c'est que l'obstacle avait son siège dans la partie profonde du canal [1]. Cette circonstance, jointe aux résultats négatifs de l'autopsie, exclut l'idée d'un *rétrécissement organique*, altération excessivement rare au delà du bulbe.

Elle exclut également toute *contraction spasmodique de la région spongieuse*, quand même la possibilité de ce trouble fonctionnel serait mieux

---

[1] D'après les docteurs Ant. Poncet (de Lyon) et R. Leriche, qui ont étudié la maladie urinaire de Rousseau (*Gazette des hôpitaux*, 4 et 7 janvier 1908, et *Chronique médicale*, 15 janvier 1908), le rétrécissement siégeait dans la portion périnéo-membraneuse de l'urèthre.

démontrée. Elle exclut même presque autant un resserrement et une déviation de la région membraneuse, déterminés par un spasme ou une contracture des muscles environnants.

Les difficultés provenaient évidemment d'une *déviation de l'axe du canal*, et non d'une diminution de son calibre, puisqu'il ne paraît pas que la grosseur des bougies ait été jamais un obstacle à leur introduction et que, si celles de Daran pénétraient mieux que les autres, c'est en raison de leur plus grande flexibilité.

On peut, encore moins, admettre la présence d'un *corps étranger* dans un point quelconque des voies urinaires, supposition à laquelle Rousseau lui-même s'était arrêté, jusqu'à la visite du frère Côme, et que les recherches les plus attentives, après sa mort, ont démontrée complètement fausse.

Le docteur Mercier en arrive, par voie d'exclusion, à s'arrêter, soit à un *engorgement de la prostate*, soit à une *valvule musculaire du col de la vessie*.

Le frère Côme, poursuit le docteur Mercier, a diagnostiqué pendant la vie un *squirrhe de la prostate*; et ce qu'on désignait alors sous ce nom, c'est ce que nous appelons aujourd'hui engorgement ou hyperthrophie de cette glande. Mais les praticiens qui ont fait l'ouverture du corps n'en ont pas trouvé, et ce n'est pas faute d'attention, puisqu'ils supposent que cette augmentation de volume a pu se dissiper avec l'âge.

J'ai démontré, ailleurs, que l'engorgement de la prostate ne cause de la rétention d'urine que de trois manières : ou bien l'un des lobes latéraux de la glande s'est beaucoup plus accru que l'autre et repousse fortement le canal du côté opposé ; une pareille déviation n'aurait pu être méconnue ; ou bien de son extrémité supérieure, et le plus souvent de sa portion susmontanale, une tumeur s'élève dans la vessie et peut, en s'inclinant au-dessus de l'orifice interne de l'urèthre, le fermer à la manière d'une soupape ; une tumeur de ce genre aurait encore moins échappé à l'examen ; ou bien, l'engorgement de cette portion susmontanale affectant uniformément chacune des granulations, il en résulte une espèce de cloison transversale ou valvule, susceptible encore de fermer l'urèthre par le même mécanisme. Cet état aurait fort bien pu ne pas être aperçu, à une époque surtout où les différences entre l'état normal et l'état pathologique n'avaient pas été aussi bien étudiées qu'aujourd'hui. J'ai publié deux observations, où une semblable disposition avait échappé aux recherches attentives de deux de nos premiers anatomistes et des nombreux assistants qui suivaient leur clinique. Il se pourrait donc que Rousseau eût une *valvule prostatique*.

Mais l'hypertrophie de la prostate est un des tristes apanages de la vieillesse et ne se rencontre guère que chez des gens ayant passé la soixantaine, tandis que Rousseau fut tourmenté par la dysurie dès sa plus tendre enfance. Cette hypertrophie augmente presque toujours avec les années, loin de diminuer, tandis que l'affection de Jean-Jacques sembla rétrograder d'abord et le laissa tranquille jusqu'à trente ans, *sauf de fréquents besoins d'uriner*, qui me portent à croire que dès lors il ne vidait pas entièrement sa vessie, puisque plus tard le frère Côme la trouva grande. Ajoutons que, dans ses dernières années, sa maladie devint bien moins pénible.

Tout semble donc prouver que Rousseau n'avait pas un engorgement de la prostate. Il est vrai qu'en l'explorant pendant la vie, le frère Côme l'a trouvée volumineuse, mais il est facile de se tromper à cet égard : si elle n'augmente pas notablement de volume sous l'influence d'une inflammation chronique, elle acquiert souvent plus de dureté, et la résistance plus grande qu'on sent à la pression en impose aisément pour une augmentation de volume. Il faut une certaine habitude pour distinguer ces nuances.

Maintenant, admettons que Rousseau ait été atteint de la maladie que j'ai découverte et désignée sous le nom de *valvule musculaire*, la seule à peu près qui, avec les engorgements de la prostate, puisse causer un obstacle durable au cours de l'urine dans la partie la plus profonde de l'urèthre, et voyons si tout ne s'expliquera pas avec facilité.

Ces valvules échappent plus facilement encore que les précédentes à l'attention des observateurs, car elles sont moins épaisses et n'offrent pas d'inégalités comme celles-ci en présentent fréquemment. Et puis, quand même il serait démontré que l'exagération de l'état normal qui les constitue n'est jamais congénital, il est certain qu'elles peuvent débuter dès la plus tendre enfance, de même que l'inflammation qui en est la cause habituelle : j'en ai rencontré bon nombre d'exemples. Enfin, la dysurie qu'elles produisent varie d'intensité, suivant que l'inflammation s'accroît ou diminue et qu'elle ajoute plus ou moins à la contracture musculaire qui en est l'origine. Aussi, quoiqu'il soit rare qu'après une certaine durée, elles disparaissent sans l'intervention de la chirurgie, j'ai vu cependant quelquefois la dysurie s'amoindrir spontanément, soit par la diminution de l'inflammation, dont les effets spasmodiques s'ajoutaient à l'obstacle permanent, soit parce qu'il survenait, avec l'âge, une hypertrophie régulière des lobes latéraux de la prostate; hypertrophie qui avait pour conséquence un accroissement du diamètre antéro-postérieur de la portion correspondante du canal, tandis que la valvule restait la même. On comprend aisément que, dans les cas surtout où celle-ci n'est point assez saillante pour causer une rétention continue, il n'est pas besoin que l'accroissement de ce diamètre soit bien grand pour amener dans la fonction une amélioration marquée.

Est-il certain, d'ailleurs, que la chirurgie ait été complètement étrangère au soulagement obtenu par Rousseau dans ses dernières années? Je ne le crois pas; seulement j'avoue que le chirurgien en aurait été parfaitement innocent. Rappelons-nous que Jean-Jacques fait dater ce soulagement de l'exploration de sa vessie par le frère Côme, et que celui-ci eut beaucoup de peine à pénétrer. Ne se pourrait-il pas qu'il eût déchiré en partie la valvule? J'ai vu et publié des faits semblables; moi-même, dans

des circonstances particulières que j'exposerai ailleurs, je
fus amené à produire volontairement une déchirure de
ce genre chez un homme qui, à l'âge de plus de quatre-
vingt-cinq ans, fut pris d'une rétention complète ; celle-ci,
quoique déjà ancienne, cessa dès le lendemain, et ce
vieillard vécut encore près de deux ans sans retour de
son infirmité. L'amélioration ne fut pas aussi immédiate
chez Rousseau ; mais songeons que le hasard seul l'a
opérée, et que les conditions hygiéniques et morales
du malade n'étaient pas de nature à favoriser les résultats.

Enfin, il a succombé à une affection cérébrale. Ces
sortes de maladies sont très fréquemment l'effet de celles
des organes urinaires, soit par le trouble général que ces
dernières occasionnent, soit par les efforts d'expulsion
qu'elles nécessitent ; mais, outre d'autres causes que j'ai
déjà mentionnées, Jean-Jacques avait soixante-six ans, et
nous ne devons pas oublier combien, à cet âge, le cerveau
périclite déjà, surtout quand il a été aussi tourmenté
que celui de notre grand et malheureux écrivain.

Nous avons cru devoir reproduire tout au long
la thèse du docteur Mercier, pour montrer quel
était l'état de la science il y a quarante ans. Nous
allons maintenant donner la parole à un de nos
spécialistes les plus justement réputés, qui nous
dira si les doctrines émises en 1859 sont bien
celles qui ont cours en 1905.

Voici la très intéressante consultation que M. le
docteur Jules Janet, l'un des meilleurs élèves du

professeur Guyon a bien voulu rédiger à notre intention.

Si nous examinons les opinions des auteurs qui ont cherché à interpréter la maladie urinaire de Rousseau, nous verrons que plusieurs d'entre elles sont très critiquables.

Desruelles semble admettre une *uréthro-prostatite chronique*, avec gonflement du *verumontanum* et des lobes latéraux de la prostate. Nous lui répondrons que cette affection existe évidemment chez des individus exempts de tout passé vénérien, mais qu'elle n'acquiert jamais chez eux une gravité et une durée semblables. Nous lui répondrons également qu'étant donné le soin que Rousseau met à nous étaler ses petites misères, il est bien peu probable qu'il ait omis de nous parler des écoulements que cette affection comporte.

Amussat admet également un *gonflement inflammatoire de la membrane muqueuse* formant rétrécissement. Nous lui objecterons qu'un pareil gonflement capable d'amener la rétention peut s'observer à la suite de manœuvres brutales sur l'urèthre ou de traitements topiques à doses trop élevées, mais que, dans ces conditions mêmes, il n'est pas durable et ne se produit pas en dehors de la cause.

Mercier a, naturellement, incriminé la *valvule du col*, dont il est le malheureux père ; cette valvule n'étant plus admise aujourd'hui, cette explication pèche par la base.

Lallemand, dans la belle étude qu'il a faite de la maladie de Rousseau, a été conduit, par ses études sur les *perles séminales involontaires*, à accuser ce trouble d'être la cause déterminante des accidents qu'il a présentés. Nous admettons aujourd'hui que cet auteur a accordé aux pollutions une importance pathogénique qu'elles ne présentent pas en réalité; elles pourraient, à la rigueur expliquer quelques particularités de la vie génitale de Rousseau, mais elles n'ont aucun rapport avec son affection urinaire.

Dans les travaux plus récents qui ont paru sur ce sujet, la maladie de Rousseau a été beaucoup mieux comprise : les littérateurs et les médecins qui en ont parlé ont une tendance univoque à en faire une simple psychopathie. Nous ne prétendons donc rien dire de nouveau à ce sujet, mais simplement préciser en spécialiste les détails de cette affection, d'après les données que nous possédons actuellement.

Rousseau a été pendant toute son existence ce que le docteur Pierre Janet appelle un « psychasthénique ». Cette psychasthénie a revêtu différentes formes, suivant son âge et les tendances correspondantes à chacune des périodes de son existence : purement urinaire dans sa jeunesse, elle est devenue génitale avec la puberté, plus tard lithophobique, et s'est terminée par des idées de persécution, quand sa vessie et les femmes ont cessé de l'intéresser.

Au point de vue urinaire, Rousseau prétend avoir apporté en naissant le germe de l'affection dont il souffrit plus tard. Il l'interprète par un vice de conformation de la vessie, sur lequel on a beaucoup écrit, fort inutilement à mon avis.

Comment Rousseau aurait-il pu savoir qu'il avait un vice de conformation de la vessie ? L'auto-endoscopie n'existait pas de son temps. C'est une façon à lui d'expliquer les accidents dont il a souffert, mais qui ne repose sur rien d'objectif. Le médecin qu'il consulta à Venise, lors de sa crise de syphilophobie, après son coït avec la Padoana, lui dit qu'il était conformé de manière à ne pas s'infecter facilement ; on a voulu voir là une nouvelle preuve de ce prétendu vice de conformation, il n'en est évidemment rien ; nous en disons autant tous les jours aux malades qui ont un prépuce court et sec. Nous nous refusons donc catégoriquement à admettre le vice de Rousseau ; nous n'admettons pas plus volontiers les rétentions continuelles, qu'il prétend avoir éprouvées dans sa première enfance.

Malgré la précision qu'il a apportée à nous faire connaître les moindres détails de son existence, nous doutons fort que sa mémoire pût bien le servir en cette occasion. Il a dû se fier, à cet égard, aux dires de sa bonne tante Suzon, qui a probablement confondu rétention avec incontinence. J'avoue ne pas connaître les rétentions durables du premier âge [1], et, d'après toute l'histoire de Rousseau, je suppose qu'il a dû plus souvent pisser dans son lit que retenir son urine.

Ce qui est plus vrai, c'est qu'il est toujours resté depuis

---

[1] Les rétentions d'urine des enfants sont produites, à la naissance, par des agglomérats d'acide urique ; plus tard, par des spasmes réflexes dus à la balanoposthite, à l'atrésie du méat ou à des oxyures. Elles ne sont jamais durables, ni dangereuses *(Note de M. J. Janet.)*

pollakiurique : la crainte du besoin pressant d'uriner l'a
poursuivi pendant toute sa vie, l'a empêché de se laisser
présenter au roi et lui a fait fuir les salons. Cette pollakiurie est en effet le symptôme de début habituel de la
psychopathie urinaire. Elle est due en grande partie à la
timidité de ces malades, qui n'osent trouver un prétexte
pour aller pisser et redoutent à tout moment d'être pris
d'une envie intempestive : de là naissent de mauvaises
habitudes de mictions fréquentes, qui deviennent d'autant
plus impérieuses que les malades les craignent plus. Ils
s'habituent à pisser sans envie, pour se protéger pendant
l'heure suivante, et finissent par rendre nécessaire ces
mictions supplémentaires.

A part cette pollakiurie, il ne présenta rien de particulier jusqu'à trente et un ans. Là se passe pour nous un
fait de la plus haute importance pour l'explication des
phénomènes ultérieurs.

A la suite des fatigues que lui procura son voyage à
Venise et des grandes chaleurs qu'il eut à supporter, il
fut pris d'une ardeur d'urine et de maux de reins qui
persistèrent plusieurs mois. A trente-sept ans, à la suite
de ses courses à Vincennes par de fortes chaleurs, il est
pris d'une « violente néphrétique », de puis laquelle il n'a,
dit-il, jamais recouvré la santé. Peu importe quelle ait
été la nature réelle de ces deux accidents; ce qu'il y a de
certain, c'est que Rousseau les prit pour des coliques
néphrétiques: ce qui est fort possible, du reste.

Depuis ce jour, sa psychopathie urinaire changea
de direction : il devint lithophobe; il vit les calculs des-
cendus des reins arrêtés dans sa vessie, obstruant le pas-

sage de l'urine, et, à force de croire qu'il ne pouvait plus pisser, il devint rétentionniste.

Ces rétentions d'urine de cause psychique, si fréquentes chez les femmes, sont évidemment rares chez l'homme, mais elles s'observent. M. le professeur Raymond en a cité un beau cas dans son dernier ouvrage. Il s'agit d'un de nos malades de la clinique de Necker, que nous lui avions confié. Sans aucune lésion de l'appareil urinaire, il était arrivé à la rétention absolue, par de mauvaises habitudes de miction très analogues à celles de Rousseau. Nos traitements locaux, qui ont été poussés jusqu'à la taille exploratrice, n'avaient amené aucune amélioration, alors qu'un traitement purement psychothérapeutique, combiné avec un peu d'électricité, l'a guéri entièrement. Ce traitement a été conduit par le docteur Janet.

Cette phobie du calcul s'ancra d'autant plus dans le cerveau de Rousseau, que personne ne put lui affirmer qu'il n'en portait pas un ; puisque aucun des chirurgiens qu'il consulta tout d'abord ne put arriver à l'explorer à la sonde métallique : ce qui, entre parenthèses, ne fait pas grand honneur à l'instrumentation chirurgicale de cette époque.

Rousseau passait bien des sondes molles, les sondes de Daran, mais les sondes métalliques, les algalies ne passaient pas, et sa phobie du calcul persistait, le conduisant à des crises successives de rétention que, seules, les sondes molles purent adoucir.

Rousseau emploie alternativement les noms de sondes et de bougies ; nous nous sommes demandé s'il connaissait la différence qui existe entre ces deux termes ; nous

nous sommes convaincu qu'il n'en tenait aucun compte ; car, en parlant d'un même accident, qui lui arriva à quarante-neuf ans, il écrivait à un ami : « Un bout de sonde molle, sans laquelle je ne saurais pisser, est resté dans le canal de l'urèthre et augmente considérablement la difficulté de passage. » Et, dans ses *Confessions*, il disait (après la consultation du frère Côme) : « Je cessai de craindre qu'un bout de bougie, qui s'était rompu dans l'urèthre il y avait longtemps, n'eût fait le noyau d'une pierre. »

La perte de ce bout de sonde ne fit qu'augmenter sa crainte du calcul, car il savait fort bien « que, dans cette partie-là, les corps étrangers ne restent pas dans le même état, mais croissent incessamment, en devenant le noyau d'autant de pierres ». Heureusement, le frère Côme, appelé l'année suivante, parvint, après deux heures de travail, à lui passer une très fine algalie (une plus grosse, peut-être mieux courbée, aurait bien mieux fait l'affaire) et lui certifia qu'il n'avait pas de calcul.

A partir de ce moment, Rousseau était en partie sauvé. Abandonnant son idée fixe, il se porta mieux et s'intéressa moins à sa vessie. Il continua néanmoins à se sonder, car, à plusieurs reprises dans ses lettres (il n'en parle plus dans ses *Confessions*), il nous fait part de ses achats de sondes, les préférant longues, parce que, probablement, dans ce temps-là on les faisait trop courtes, ou parce qu'il avait la verge longue. Il nous dit même, dans une lettre à Mme Boy de La Tour, qu'il « bat le fusil plusieurs fois la nuit[1] ». Ceci n'a rien d'étonnant, étant

---

[1] *Correspondance avec Mme Boy de La Tour*, p. 25.

donné que sa vessie était fatiguée et distendue par ces rétentions successives et devait mal se vider. Tous les anciens rétentionnistes, quel que soit leur âge, en sont là.

Telle fut la maladie urinaire de Jean-Jacques Rousseau. Il n'y a donc pas lieu de s'étonner que les médecins chargés de faire son autopsie aient trouvé ses organes génito-urinaires « en parfait état ».

Docteur Jules JANET.

L'opinion du docteur Janet n'a pas rencontré que des partisans ; n'est-ce pas le propre des conceptions originales de soulever les débats contradictoires ? Le docteur Lagelouze, dans une étude, d'ailleurs très poussée, sur « la psycho-pathie urinaire de J.-J. Rousseau[1] », a prétendu que le philosophe avait une « contracture de l'u-rèthre », contracture qui lui donnait des réten-tions »...

Les accidents seraient survenus chez lui avant l'âge de trente et un ans ; il ne fut pas du tout guéri de son infirmité après la visite du frère Côme : « il resta urinaire toute sa vie ». Et cepen-dant, un peu plus loin, le docteur Lagelouze écrit que Rousseau « était atteint d'une contracture *névropathique*, de tout point analogue aux contrac-tures des *hystériques*, auxquels il ressemblait par

[1] *Revue médicale*, 1er mars 1899 et suiv.

plus d'un côté ». Rousseau aurait présenté « des accidents psycho-moteurs, considérés aujourd'hui comme de véritables crises d'hystérie. De l'hystérique il n'eut pas que les crises, il en eut aussi les vapeurs ».

A entendre notre confrère, Rousseau n'était pas seulement *hystérique*, il était encore *neurasthénique* et, par là, il se rapproche de la théorie soutenue par le professeur Guyon et son école, dont se réclame M. Jules Janet.

La « neurasthénie vésicale », dont Guyon a publié quelques exemples typiques [1], expliquerait bien, en effet, la plupart des symptômes éprouvés par Jean-Jacques et, en particulier, ses rétentions d'urine ; ce n'était pas chez lui de la phobie, mais bien une sorte d'inhibition urinaire ; de même qu'il avait de l'inhibition génitale, sans pour cela qu'il y eût la moindre lésion de ses organes.

Mais la neurasthénie ne rend pas compte — nous objecte le docteur Sibiril [2] — de cette pollakiurie, de ce besoin fréquent d'uriner *nocturne* dont se plaignait l'auteur des *Confessions*. Et, se ralliant aux doctrines de son maître, le docteur Régis, que nous exposons plus loin, M. Sibiril

[1] *Annales des maladies des organes génito-urinaires*, mars 1891.
[2] Georges-Joseph-Marie Sibiril, *Histoire médicale de Jean-Jacques Rousseau* ; thèse pour le doctorat en médecine, Bordeaux, 1900.

considère Rousseau comme atteint d'*artério-sclé-rose* ou, pour être plus précis, de neurasthénie liée à l'artério-sclérose. « Cette association morbide'explique parfaitement bien tous les troubles urinaires présentés par Jean-Jacques, principalement ceux du début ; car, à la longue, il y eut sans doute chez lui, par suite des sondages, inflammation septique de la muqueuse vésicale, prédisposée aux infections par la rétention d'urine. Ainsi se comprendraient les accidents fébriles auxquels J.-J. Rousseau fait si souvent allusion ».

Une dernière opinion est à mentionner, tout au moins en raison de sa singularité. Selon le docteur Roussel (de Genève), l'affection génito-urinaire dont souffrait Jean-Jacques était une *uréthrite*, doublée d'une *orchite*. Et si Rousseau n'a jamais eu d'enfants, c'est, « parce que, avant l'époque où il connut Thérèse, il avait déjà souffert de cette *uréthrite* et de ces *orchites* répétées, qui, devenues chroniques par la suite, s'exaspéraient, comme il l'avoue, au voisinage de Mme d'Houdetot[1] ».

Cette assertion vaut juste autant qu'une affirmation sans preuves, car enfin il faudrait nous démontrer que Rousseau a eu une uréthrite,

[1] J. Grand-Carteret, *Jean-Jacques Rousseau, ses amis, ses ennemis* (Paris, 1890), p. 173.

laquelle aurait entraîné à sa suite « des orchites [1] ».

On a souvent rappelé l'aventure de Jean-Jacques
à Venise, avec deux courtisanes, la Padoana et la
Zulietta; mais elle prouve simplement que Jean-
Jacques avait peur d'être infecté, et non pas qu'il
l'ait été réellement. Il avait ce que de nos jours
on appelle de la *syphilophobie* et de l'*uréthrito-
phobie*; et ces *phobies* sont bien caractéristiques
d'un état mental analogue à celui de Rousseau.

Écoutez ce que dit Rousseau : « Après avoir
vu la Padoana, je m'en revins au Palais, *si persuadé que j'étais poivré*, que la première chose
que je fis en arrivant fut d'envoyer chercher le
chirurgien pour lui demander des tisanes. Rien
ne peut égaler le malaise d'esprit que je souffris
durant trois semaines, sans qu'aucune incommodité réelle, aucun signe apparent le justifiât. *Je
ne pouvais concevoir qu'on pût sortir impunément
des bras de la Padoana.* »

Avec Zulietta, les rôles sont renversés. C'est
Jean-Jacques qui appréhende de lui communiquer du mal, mais cela parce qu'il sort des bras

[1] « Que fût-il advenu de son génie, si Rousseau n'eût pas été
atteint de ce *coryza mal placé* et infectieux, dont les suites se
nomment orchite, stricture et néphrite ? Voilà un sujet de dissertation capable de tenter quelque médecin lettré ou quelque
curieux. » Docteur ROUSSEL.

de la Padoana. « En doute encore sur mon état depuis la Padoana, *je me faisais plutôt un scrupule de n'être pas assez sain pour elle.* »

Il ressentit pareille impression, la première fois qu'il approcha Thérèse Levasseur. Comme celle-ci restait « interdite et confuse », Jean-Jacques mit son embarras sur le compte d'une maladie qu'elle ne voulait pas lui révéler. « Croyant, dit-il, qu'elle m'avertissait que ma santé courait des risques, je tombai dans des perplexités qui ne me retinrent pas, mais qui, durant plusieurs jours, empoison-nèrent mon bonheur. »

« L'orchite chronique rend infécond, si ce n'est impuissant » ; nous en tombons d'accord avec le docteur Roussel ; mais c'est l'orchite *double* qui produit cette conséquence funeste, et dans l'histoire médicale de Rousseau, nous ne trouvons rien qui donne quelque appui à ce diagnostic.

La timidité génésique de Rousseau[1] donnerait bien plutôt la clef de son impuissance.

Jean-Jacques n'était vigoureux que d'intention, et, comme il le dit, il ne sentait auprès de l'objet de ses désirs les plus ardents « que l'impor-tunité d'une vigueur inépuisable et toujours

---

[1] Voir dans *Jean-Jacques Rousseau et ses amies*, de M. Léo CLARETIE (Paris, L. Chailley, 1896), un curieux article de M. Fabre des Essarts que nous reproduisons ci-après, p. 223 et suiv.

inutile[1] ». On se l'explique, quand on apprend de Rousseau que « l'habitation des femmes empirait sensiblement son état[2] »; alors que le vice équivalent (la fréquentation solitaire) lui paraissait « moins contraint ». Le docteur Roussel en convient lui-même, du reste.

La douloureuse expérience qu'avait Rousseau du redoublement de ses souffrances après chaque amoureuse entreprise, peut-être aussi un vague soupçon de la nature de son mal, lui donnaient auprès des femmes la singulière allure dont plusieurs eurent certainement à se plaindre, puisque, après une cour empressée, après un beau zèle dépensé aux *bagatelles de la porte*, souvent *après des vivacités telles qu'il fallait le contenir, tant il était ivre ou plutôt furieux*[3], *son élan tombait soudain*, un froid mortel coulait dans ses veines, et il s'en allait *sans tenir ses amoureuses promesses*[4].

Tel homme qui serait un hercule avec des facilités devient un eunuque par des rebuts : Jean-Jacques aurait pu prendre à son compte cet aphorisme de son éternel ennemi. Repoussé peut-être avec des sarcasmes, il avait à cœur de prouver aux belles dames qui avaient paralysé ses moyens,

[1] *Confessions*, liv. IX, partie II.
[2] *Confessions*, liv. III.
[3] *Confessions*, liv. III, partie V.
[4] Article du docteur Roussel, dans *Jean-Jacques Rousseau*, etc., par J. GRAND-CARTERET, 180-181.

que, « s'il n'avait pas trouvé avec elles le mot juste, c'est que leur conversation ne l'avait pas intéressé, alors qu'avec d'autres comprenant mieux son langage, le dialogue n'avait pas chômé ». Et c'est ainsi qu'il vint à se vanter même et surtout de ce qu'il ne faisait pas, et que, pour dérober aux yeux de ses contemporains et de la postérité ce qu'il considérait comme une flétrissure, il n'hésita pas à s'accuser d'un crime imaginaire. « Pour ne plus être soupçonné d'une impuissance dont il ne connaît que trop l'origine et la réalité, conclut le docteur Roussel, il s'attribue une paternité féconde, il entreprend de tromper l'histoire, illusionnant les autres d'un récit d'exploits imaginaires[1]. »

La critique a vivement reproché au docteur Roussel d'avoir sacrifié à la tentation, toujours séduisante, de développer un paradoxe. Certes, il est difficile d'émettre une affirmation en pareille matière, quand on n'a pas « les pièces » sous les yeux ; mais nous pouvons au moins, pour la justification de notre confrère, produire un témoignage qui viendrait en confirmation du sien ; nous laisserons le lecteur libre d'en admettre ou d'en suspecter la véracité. Ce témoignage est celui d'un romancier qui eut son heure

[1] ROUSSEL, *loc. cit.*, 182.

de notoriété : Louis Ulbach l'a rapporté dans un de ses livres, dès 1885, cinq ans par conséquent avant le docteur Roussel[1]; nous le transcrivons textuellement :

Ce que j'ai dit de Voltaire me rappelle un récit qui me fut fait, il y a longtemps, en Hollande, concernant Rousseau. Un vieillard, qui avait connu Jean-Jacques, affirmait que l'auteur d'*Émile* n'avait jamais mis entre ses actes et ses écrits cette contradiction choquante dont on ne peut laver sa mémoire et qu'il n'avait jamais eu à se reprocher l'abandon de ses enfants, par l'excellente raison que la maladie dont il souffrait l'avait rendu de bonne heure *inutile*. Mais il ne voulait pas convenir de son infirmité, et, pour la dissimuler, il se vantait impudemment, une fois par an, d'être père et de se débarasser de ses enfants.

Je donne cette assertion comme je l'ai reçue, sans la garantir. Mais si l'on veut bien réfléchir qu'il a été impossible aux amis de Jean-Jacques de trouver la trace de ses enfants[2], et que l'abandon répété, avoué avec tant de

---

[1] Le livre de M. Grand-Carteret où a paru l'article du docteur Roussel est de 1890.

[2] Voici ce que dit DUSSAULX (*De mes rapports avec Rousseau*; Paris, 1798, in-8) des recherches tentées par Mme de Luxembourg à l'hospice des Enfants-Trouvés : « Jean-Jacques avoue, dans ses *Confessions*, qu'il ne mangea pas, qu'il ne dormit plus, jusqu'au moment où il apprit que la recherche avait été vaine. Ce n'est qu'alors qu'il reprit son train de vie accoutumé. L'insensé craignait que, si l'on parvenait à retrouver cet enfant, ses ennemis n'en fissent un nouveau Séide. Nous frémîmes

cynisme, était un démenti de ses théories et de ses sentiments, on pensera peut-être que cette supposition n'est pas aussi invraisemblable qu'elle peut le paraître à première vue[1].

Rousseau a-t-il abandonné réellement ses enfants[2] ; a-t-il imaginé cette fable pour faire croire à sa puissance génésique ? Étant donné ce que nous savons de son caractère, nous serions plus enclin à adopter la seconde hypothèse.

Jean-Jacques, a-t-on écrit et répété cent fois, se complait dans le paradoxe ; il a soutenu avec une égale force de conviction le pour et le contre de la même question. « Il accumule alors les raisonnements les plus singuliers, les sophismes les plus incroyables, et la véritable cause se trouve tous. » Dussaulx fait dire à l'auteur des *Confessions* ce qu'il n'a pas dit; on en jugera par le passage de l'ouvrage reproduit ci-dessous. « Mme de Luxembourg employa pour cette recherche Laroche, son valet de chambre, qui fit de vaines perquisitions. Je fus *moins fâché* de ce mauvais succès que je ne l'aurais été si j'avais suivi des yeux cet enfant, dès sa naissance. Si l'on m'eût présenté quelque enfant pour le mien, *le doute si ce l'était bien en effet* m'eût renversé le cœur, et je n'aurais pas goûté dans tout son charme le vrai sentiment de la nature... La réflexion que je fais peut atténuer mes torts dans leurs effets, mais c'est en les aggravant dans leur source. » *Confessions*, liv. X.

[1] L. Glnaud, *les Inutiles du mariage* (Paris, 1885), 213-214.

[2] Un rousseauphile estimé, M. Hippolyte Buffenoir, dont les arguments ne manquent pas de force (Cf. le *Monde moderne*, juin 1907), tient pour l'affirmative.

presque toujours réduite à rien, sinon complètement oubliée ; de sorte que ce qui n'était souvent que la conséquence naturelle de sa position semble, aux yeux des lecteurs, le résultat d'un système paradoxal. Peut-être lui-même s'y est-il trompé tout le premier et a-t-il continué par système ce qu'il n'avait d'abord fait que par nécessité[1]. »

La même contradiction se retrouve dans presque tous les actes de sa vie. Les raisonnements spécieux sont d'ailleurs son fort — ou son faible ; il l'a bien montré, quand il a cherché à expliquer pourquoi il avait abandonné ses enfants, si tant est qu'il ne se soit point à tort vanté d'en être le père[2].

Si nous nous en tenions à ce qu'a dit Rousseau, que ses admirateurs quand même croient toujours sur parole, nous devrions ne pas mettre un instant en doute les déclarations qu'à maintes reprises il a formulées[3]. Ces déclarations, ce n'est pas

---

[1] MERCIER, *op. cit.*, 68.

[2] Il y a quelques années, dans un article très remarqué de la *Revue des Revues*, (15 mars 1910), Mme Frederika Macdonald a soutenu que Jean-Jacques n'avait jamais eu d'enfants. Thérèse Levasseur lui aurait, à cinq reprises, joué la comédie. La raison que nous donnons pour expliquer la conduite de Rousseau nous paraît plus acceptable, parce que plus simple.

[3] *Rêveries*, 9e Promenade ; *Émile*, livre I ; *Confessions*, liv. IX, X et XII, etc.

dans ses livres seulement qu'il les a consignées,
c'est encore auprès de tous ceux qui ont voulu
l'entendre qu'il s'en est ouvert[1].

Il semble qu'on ne puisse pas, pour le vain plaisir de jouir de sa fanfaronnade, s'accuser ainsi et
avec une telle insistance. D'autre part, comment
expliquer que, malgré les recherches les plus mi-
nutieuses, on ne soit pas parvenu à retrouver les
enfants que Rousseau déclare avoir confiés « à la
charité publique[2] » ?

[1] *Lettre de Tronchin au pasteur Vernes*, citée par G. MAUGRAS :
Voltaire et Rousseau, 289; lettre de *Jean-Jacques Rousseau à
Mme de Francueil*, 20 avril 1751, etc.

[2] Nous avons recueilli, dans les *Archives historiques et littéraires* (Paris, 1889-90, t. I, 39), la note suivante : « Deux ans
après la mort de Jean-Jacques Rousseau, Thérèse Levasseur,
sa veuve, fit, par acte notarié, cession au sieur Benoist, ancien
contrôleur des eaux et forêts, ami de son mari, de ses droits
de propriété sur les manuscrits musicaux laissés par Jean-
Jacques, à la condition que ledit Benoist réunirait et publierait
sous le titre (indiqué par Jean-Jacques lui-même) de : *Consola-
tions des misères de ma vie*, tous les airs inédits qui seraient
retrouvés dans ses papiers, et que le produit de cette publication serait attribué à l'hospice des Enfants-Trouvés. Thérèse
Levasseur, la mère des cinq enfants abandonnés par Rousseau,
voulut que la dette, bien volontairement contractée par son
mari envers l'administration hospitalière, fût payée, après la
mort de celui-ci, du produit de son travail. M. Brièle, archiviste
de l'Assistance publique de la Seine, vient de retrouver dans
son dépôt le dossier de cette affaire, qu'il croyait perdu depuis
l'incendie de 1871. Il se propose d'en faire l'objet d'une publication, qui ne pourra manquer d'être intéressante, attendu que

Et puis, ce qui est plus singulier encore, comment ne trouve-t-on aucune mention des grossesses de Thérèse, en dehors des ouvrages de Rousseau ?

Au surplus, quand il serait prouvé que Thérèse a eu des enfants, en serions-nous plus sûrs qu'ils fussent de Rousseau [1] ?

En abandonnant ses prétendus enfants, peut-être voulait-il punir ainsi Thérèse, dont les débordements lui causaient une telle peine que, selon certains (ce qui n'est pas du tout prouvé), Jean-Jacques « se serait tué de désespoir, après l'avoir trouvée aux bras d'un garçon d'écurie »! Mais pourquoi aurait-il toléré tous les autres amants de Thérèse et ne se serait-il offensé que de celui-là plus particulièrement, c'est ce qu'on ne nous explique pas.

Thérèse Levasseur, femme de basse extraction, vivant à une époque qui s'embarrassait peu de

ce dossier paraît des plus complets : listes de souscriptions sur lesquelles se rencontrent les plus grands noms de la France et de l'étranger, pièces justificatives de la recette et de la dépense, enfin la délibération des administrateurs de l'hospice des Enfants-Trouvés donnant quittance au sieur Benoist d'une somme de 3.400 livres, produit net de l'entreprise. »

[1] George Sand était persuadée — elle tenait le fait de sa grand'mère Mme Dupin de Francueil, chez laquelle Rousseau avait, comme on sait, habité — que celui-ci « était constitué de telle sorte qu'il était impropre à la paternité ». *En regardant passer la vie*, par H. AMIC, p. 238.

préjugés, affichait publiquement ses liaisons.

On sait que, pendant les derniers temps de la vie de Rousseau, et après sa mort, Thérèse vivait publiquement avec un Irlandais nommé Johnson, palefrenier de M. le comte de Girardin, avec lequel elle dissipa en orgies plus de 50.000 francs provenant de la vente posthume des ouvrages de Rousseau et de dons volontaires, qu'elle n'eut jamais honte d'implorer en invoquant le grand nom de Rousseau. La conduite notoirement scandaleuse de Thérèse Levasseur, entre autres avec le palefrenier Johnson, la fit chasser d'Ermenonville peu de temps après la mort de celui dont elle souillait le nom [1].

Rousseau ne devait pas ignorer ces déportements, mais il préférait endosser une paternité douteuse, qu'encourir le ridicule. Peut-être aussi mettait-il quelque vanité à faire au public l'exhibition de ses nudités morales, comme jadis il avait fait à des jeunes filles l'exhibition de sa nudité physique [2]. L'orgueil et la persécution, même au début de celle-ci, ne vont-elles pas souvent de compagnie ?

[1] *Journal des connaissances médicales pratiques*, 1866, n° 31, article du docteur Caffe.

[2] Cf. un très intéressant article de M. Espinas, dans la *Revue internationale de l'Enseignement*, 15 février 1896.

VI

Bernardin de Saint-Pierre a dit de Rousseau :
« Quatre ou cinq causes réunies contribuèrent à
altérer son caractère, dont la moindre a suffi quelquefois pour rendre un homme méchant : les persécutions, les calomnies, la mauvaise fortune, les
maladies [1], le travail excessif des lettres [2] »...

On ne saurait, avec plus de concision, résumer
l'étiologie et la pathogénie de la psychose de
Rousseau ; il ne reste qu'à établir la part qui revient à chacune des causes énumérées par l'auteur
des *Harmonies de la nature*, et leur importance
relative.

[1] « La vie de Rousseau lui a fait grand tort près de la postérité
et c'est justice. Pourtant, pour que la justice soit complète, il
faut tenir compte de deux choses : de la disposition maladive
qui troubla de bonne heure sa raison, pour la perdre entièrement à la fin ; et de cette nature mystique pour qui il n'y a de
réel que la vie intérieure. » SAINT-MARC GIRARDIN, *Jean-Jacques
Rousseau, sa vie et ses ouvrages*, t. I, p. XVII. Dans son deuxième
Dialogue, Jean-Jacques a dit de lui-même : « Pour être heureux
ici-bas autant que possible, la fortune lui eût été inutile, encore
plus la célébrité ; il ne lui fallait que la santé, le nécessaire, le
repos et l'amitié. »

[2] M. Espinas possède une lettre autographe de Rousseau,
datée de 1770, où Jean-Jacques attribue le dérangement de sa
santé au grand travail cérébral de la période de 1750 à 1762.
(*Lettre particulière de M. Espinas à M. Janet.*)

Rousseau a été véritablement persécuté et calomnié ; Rousseau croyait avoir une maladie des voies urinaires, et le contre-coup de cette auto-suggestion s'est très réellement fait sentir sur son état mental[1]. Enfin, cet état s'est encore aggravé sous l'influence d'un surmenage du cerveau. Toutes ces propositions sont aujourd'hui bien démontrées[2], et si nous revenons sur un sujet qui, aux yeux de certains, pourrait paraître épuisé, ce n'est que pour montrer combien la science d'aujourd'hui peut apporter de lumière et de précision, là où l'empirisme d'autrefois ne mettait qu'obscurité et chaos.

Un aliéniste allemand[3] et, avant lui, des alié-

[1] « M. Maugras attribue la démence évidente du philosophe à la maladie de vessie qui le faisait souffrir depuis sa jeunesse, et il a fait une remarque fort curieuse, c'est qu'à chaque crise de vessie correspondait toujours pour Jean-Jacques une crise mentale ; il en fut ainsi jusqu'au jour où complètement dominé par le délire de la persécution, le malheureux philosophe n'eut plus, on peut le dire, d'intervalles lucides. » *Intermédiaire*, 1887, col. 100.

[2] « Dans une étude impartiale sur l'auteur des *Confessions*, il n'y a pas moyen d'éluder, de négliger l'examen sérieux et approfondi de son état mental. Agir autrement, ce serait tomber dans une sorte d'idolâtrie et, par excès d'attachement ou de déférence, manquer essentiellement de respect à la mémoire de celui qui mit en tête de ses ouvrages cette altière devise : *Vitam impendere vero.* » Jules LEVALLOIS. *Jean-Jacques Rousseau, ses amis*, etc., Introduction, XXIV-XXV.

[3] Docteur Mœbius, *J.-J. Rousseau's Krankheits Geschichte*; Leipzig, 1889.

nistes français[1] ont étudié le *cas* de Rousseau. D'autres[2], moins versés dans l'étude des questions ressortissant au domaine de la psycho-pathologie, ont apporté des contributions qui ont leur

[1] DELASIAUVE, *Journal de médecine mentale*, 1866; CHATELAIN, *la Folie de Rousseau*; Paris, 1890.

[2] Outre Desruelles, Mercier, Lallemand, précités, il convient de ne pas oublier MORIN, *Essai sur la vie de Jean-Jacques Rousseau*; SAINT-MARC GIRARDIN, SAINTE-BEUVE, BRUNETIÈRE, RENOUVIER, etc. Nous citerons encore *Jean-Jacques Rousseau, étude psychologique*, par J. HAWKES, paru dans *Mental Science*, 2e trimestre 1874, travail sans originalité, s'il faut en juger par l'analyse qu'en ont donné les *Annales médico-psychologiques* de 1878, 138-141. Le docteur DONSKERLOOT, de la Haye, a fait également une *Étude psychiatrique de l'état mental de Jean-Jacques Rousseau* (V. dans la revue hollandaise *Psychiatrische Bladen*, etc., l'article intitulé : *Psychiatrische Studie over Jean-Jacques Rousseau*; opgetrekend door Doctor N.-B. DONSKERLOOT, année 1883, p. 103-117), qu'un rédacteur des *Annales médico-psychologiques* (1887, p. 482) apprécie en ces termes : « Après avoir nettement établi le contraste existant entre la vie intellectuelle et la vie morale de Jean-Jacques, qu'il suit pas à pas dans les principaux actes de sa vie, l'auteur conclut à l'existence, chez lui, de la folie morale, *moral insanity*. Il établit deux catégories de folie morale : 1° celle dans laquelle le malade est incapable de se diriger lui-même, par suite de l'absence de volonté morale; 2° celle où ce manque de direction provient de ce qu'il ne saurait discerner le bien d'avec le mal. C'est dans la première catégorie que l'auteur range, avec Arndt, Jean-Jacques Rousseau. Les nombreuses idées délirantes de persécution dont Jean-Jacques a donné maintes preuves, ne sont considérées par l'auteur que comme un des symptômes de sa *moral insanity*. » Voir sur le même ouvrage, l'appréciation de H. BEAUDOUIN, *op. cit.*, t. II, 154.

intérêt. Tous ces documents ont leur prix, et il est nécessaire de les avoir compulsés et approfondis avec le soin le plus scrupuleux, avant d'aborder le délicat et complexe problème soumis à notre examen.

Mais il est une autre source non moins féconde de documentation où l'on peut puiser, pour démontrer, sinon expliquer tout à fait, la vésanie de Jean-Jacques, ce sont ses propres écrits : les *Confessions*, les *Dialogues*, les *Rêveries d'un promeneur solitaire* [1], et sa volumineuse *Correspondance*.

Le médecin allemand Möbius, dont le travail est un des plus étendus qui aient été écrits sur l'affection mentale dont Rousseau était atteint, prend Jean-Jacques dès l'enfance et nous montre les progrès de la névrose qui se développe et s'accentue progressivement chez l'adolescent et l'adulte, pour aboutir fatalement, dans l'âge mûr, à cette forme de l'aliénation mentale qu'il nomme *paranoïa*.

Le docteur Möbius a montré qu'on aurait tort de vouloir expliquer les bizarreries et les singularités de Rousseau seulement par le contre-coup

---

[1] Et l'analyse très judicieuse qui a été faite de ces deux derniers ouvrages par Morin, *op. cit.*, 385-409.

sur l'intelligence d'une affection des organes qui sont tout le contraire des organes nobles. Pour ce savant et surtout pour son ingénieux commentateur, « entre une maladie de la prostate et la folie des persécutions il n'y a pas de liaison nécessaire : la coïncidence des deux affections chez un même sujet n'en établit pas la solidarité ; et de même qu'on peut être honnête homme et faire mal les vers, ce n'est pas une raison, si parfois on éprouve quelque difficulté à en faire de beaux, pour qu'on devienne fou [1] ».

Par contre, le docteur Mercier [2], dans son *Ex-*

[1] *Revue des Deux Mondes*, 1890, 682 et suivantes.

[2] Le docteur Mercier avait eu un précurseur ; nous en donnerons pour preuve le passage suivant, extrait de la *Gazette médicale de Paris* (1836) : « ... J'ai observé qu'en général on pense que le canal n'est pas malade, ou n'est pas rétréci, quand le jet de l'urine est assez fort ; mais c'est une grande erreur, qui augmente encore quand on peut introduire une sonde d'un certain calibre. L'erreur est bien plus pardonnable, quand, durant la vie, on ne peut introduire une bougie fine, et qu'après la mort on fait pénétrer aisément un instrument même plus gros. On en conclut qu'il existait un rétrécissement spasmodique. Tel est l'exemple de Jean-Jacques Rousseau et de quelques autres que je pourrais citer ; mais je me bornerai d'approfondir celui de cet homme célèbre, parce qu'il pourra servir à éclairer la question qui nous occupe, et *peut-être aussi à expliquer le caractère de ce grand homme, et prouve l'influence des maladies de l'urèthre sur le cerveau, ou du physique sur le moral ; en un mot, à rendre raison de la prétendue hypocondrie de Jean-Jacques Rousseau.* Il suffit pour tout médecin attentif de lire ses *Confessions*, pour se convaincre

plication de la maladie de Rousseau, a mis en
lumière, une lumière trop crue peut-être, le lien
qui existe entre les affections des voies urinaires
et les psychopathies. « Tous les individus intelli-
gents, dit-il, frappés d'une de ces maladies chroniques qu'à tort ou à raison on n'avoue pas dans
le monde, se ressemblent. » Et il ajoute :

A moins d'une insouciance native assez rare ou d'une
vertu qui ne l'est pas moins, ils prennent en haine la

qu'il n'était pas un malade imaginaire. L'état maladif le plus
simple de l'urèthre porte à la tristesse, et même quelquefois
au suicide; j'ai déjà remarqué plusieurs fois ce phénomène,
que d'autres observateurs avaient indiqué avant moi. Cet
exemple prouve que l'hypocondrie sans dérangement organique
est un fait assez rare; c'est du moins mon opinion. Tous les
détails qu'on va lire sont extraits des notes que j'ai prises sur
Jean-Jacques Rousseau, pendant que je faisais un cours d'anatomie et de physiologie à l'Athénée royale de Paris; j'avais été
prié par quelques-uns de mes auditeurs de rechercher, d'après
ces documents, quel pouvait avoir été le genre de mort de ce
grand écrivain... » (p. 99). Une opinion semblable à celle du
docteur Mercier a été soutenue par le docteur Gutsy, professeur
à l'Université d'Athènes : « Une lésion, écrit ce médecin, une
lésion si légère qu'elle soit des organes urinaires, peut provoquer un changement de caractère, ou peut provoquer un trouble
psychique, une vraie folie avec toutes ses formes. Par exemple,
un individu d'un caractère doux, poli, etc., devient dur, gros-
sier, impoli, fier, intraitable, enfin mélancolique, hypocondriaque et maniaque. » *Progrès médical*, juin 1896. C'est aussi
l'avis du docteur LAGELOUZE (*Névropathies et psychopathies
urinaires*, article de l'*Opinion médicale*, 1898, 23 et suiv.).

société qu'ils sont obligés de fuir. Ils sont timides, parce qu'ils se sentent rabaissés par leur infirmité. On médit volontiers de ce qu'on n'aime pas ou de ce qu'on craint, et ils médisent de la société. Une société aussi mal organisée, aussi détestable, ne peut dire et faire rien de bon : ils la contredisent donc sur toutes choses, parce que, toujours, ils s'y trouvent mal à l'aise. De là les hardiesses d'esprit les plus singulières, les paradoxes les plus inattendus. Ils croient ne devoir aucune concession aux usages et aux convenances d'un monde dont ils ne partagent pas les plaisirs. Enfin, la solitude, la nécessité et l'habitude de soins journaliers engendrent l'égoïsme, et un égoïsme d'autant plus enraciné qu'il est alimenté sans cesse par la cause même qui l'a fait naître[1].

Ce tableau est assurément poussé au noir, ce dont le peintre lui-même convient ; aussi se hâte-t-il de rappeler que ces « malheureux malades rachètent souvent leurs défauts par d'éminentes qualités d'esprit et de cœur ». Ils ont l'imagination ardente, la sensibilité vive, et l'affection qu'ils refusent au genre humain, ils sont tout prêts à l'accorder aux êtres privilégiés qui veulent bien s'accommoder de leur humeur fantasque, parce qu'ils soupçonnent combien, sous ces dehors de brusquerie, ils recèlent de bonté et de tendresse aimante.

Cette sensibilité hyperesthésiée ne serait-elle

[1] MERCIER, op. cit., 78.

pas l'un des indices de cette *neurasthénie*, si fort à la mode aujourd'hui, et qui est le lot presque obligé de tous ceux qui surchauffent leur machine cérébrale?

Chez Rousseau, a-t-on dit, les excès d'imagination et de sensibilité sont une source de larmes, et c'est effrayant ce que le pauvre homme a pleuré dans sa vie[1]. Mais cet excès d'attendrissement ne se retrouve-t-il pas précisément chez les neurasthéniques? Qui ne sait combien, chez ces sortes de malades, les pleurs surviennent sans motif, alternant avec des crises de gaieté irraisonnée, et si souvent déraisonnable?

Certains aliénistes sont bien près de partager cette opinion, ceux notamment qui, suivant la tradition d'Esquirol, cherchent la condition des désordres qu'on est convenu de grouper sous le nom de *folie* dans les perversions ou les excès de la sensibilité générale.

La *monomanie*, écrivait Esquirol[2], il y a près d'un siècle[3], est la maladie de la sensibilité... c'est dans le cœur de l'homme qu'elle a son siège.

[1] Docteur CHATELAIN, *la Folie de Jean-Jacques Rousseau*, 51.
[2] ESQUIROL, *Traité des maladies mentales*.
[3] On pourra comparer les doctrines d'Esquirol avec les doctrines modernes, pour voir le chemin parcouru depuis. (V. les ouvrages sur la folie, du docteur Luys et du docteur Ed. Toulouse, entre beaucoup d'autres.)

Généralisant davantage, Falret dit à son tour :

La lésion que l'on doit surtout étudier dans les maladies mentales, c'est celle de la partie affective de notre
être, la lésion des sentiments et des penchants. Cette
altération primitive des sentiments et des penchants
chez les aliénés mérite au plus haut degré l'attention de
l'observateur. Elle doit servir de base à la connaissance
de la maladie, à la description de ses diverses formes, à
leur classement, à leur pronostic et à leur traitement [1].

Maudsley s'exprime en termes plus clairs encore :

Le premier symptôme de la folie consiste ordinaire-
ment... en une perversion de la faculté de sentir, écrit
l'auteur de la *Pathologie de l'esprit* ; et cette perversion
« produit un changement ou une aliénation du caractère
et de la conduite. »

Enfin, nous n'aurions garde d'invoquer le
propre témoignage de Rousseau en ces matières,
où s'exerce avec tant de sagacité son talent
d'observateur subtil.

Jean-Jacques, dit-il au *Second Dialogue*, m'a paru
doué de la sensibilité physique à un haut degré. Il dépend
beaucoup de ses sens, et il en dépendrait bien davantage
si la sensibilité morale n'y faisait souvent diversion, et

[1] V. l'article *Folie* du Dictionnaire de Dechambre.

c'est même souvent par celle-ci que l'autre l'affecte si vivement...

On n'a qu'à se rappeler, comment Rousseau a parlé, dans la *Nouvelle Héloïse* et dans l'*Émile*, des odeurs et de l'odorat. « L'odorat est le sens de l'imagination... ; il doit beaucoup agiter le cerveau ; c'est pour cela qu'il ranime le tempérament et l'épuise à la longue[1]. »

Jean-Jacques avait ce sens si développé, qu'il prétendait reconnaître à l'odeur un livre de médecine ; et ce qu'il y a « de plaisant, ajoute-t-il, c'est que je m'y trompais rarement[2] ».

Cette exaltation de la sensibilité a-t-elle pu amener, par étapes, cette dépression de la volonté, si fréquente chez les neurasthéniques, et plus tard ce délire d'orgueil, cette *mégalomanie* qui aboutit à la crise finale ? Il en est pour qui cela ne fait pas l'ombre d'un doute.

« Encore ici, écrit Brunetière, tous les alié-

[1] Baudelaire et Zola, que nos jeunes gens louent comme d'une découverte, écrit Brunetière, en citant les lignes de Rousseau que nous reproduisons, n'en ont guère employé de plus forts pour chanter les parfums. « N'empêche qu'une bonne part du talent de Baudelaire et de celui de Zola est faite de cette vibration particulière de leur être sous l'influence des odeurs. Nous renvoyons, sur ce point, le lecteur à notre article de la *Chronique médicale*, du 15 novembre 1895, repris dans nos *Curiosités de la médecine*.

[2] CHATELAIN, *op. cit.*, 22.

nistes sont d'accord non seulement sur le prodigieux orgueil des aliénés, mais sur les rapports que soutient cet orgueil avec les altérations de la sensibilité générale... Pour une imagination déjà surexcitée comme la sienne, pour un orgueil — dont on vient de voir les premiers mobiles et le perpétuel aliment — à se représenter une conspiration formée contre sa réputation, son honneur d'homme, son repos, sa vie même, il n'y avait qu'un pas. L'affaire de l'*Émile*, en 1762, allait le lui faire franchir[1]. »

Pour nous cette affaire de l'*Émile*, sur laquelle nous reviendrons avec les développements qu'elle comporte, a pu précipiter le dénouement, elle n'a pas été l'agent provocateur ou, pour employer un terme plus approprié, le facteur pathogénique de ce que, provisoirement, nous appellerons la « folie » de Rousseau.

VII

On a beaucoup épilogué sur la date précise de l'apparition initiale des troubles mentaux chez Jean-Jacques.

La première fois[2] que le philosophe fait allusion

[1] Brunetière, *op. cit.*, 692.

[2] Bougeault (*Étude sur l'état mental de Jean-Jacques Rousseau*)

à ses « ennemis », c'est dans une lettre à Mme de Warens, du 17 janvier 1749. « Je tiens aux chausses des gens qui m'ont fait du mal, la bile me donne des forces... » Mais le mot de *ligue* n'apparaît que dans une lettre à Mme de Saint-Lambert, du 28 octobre 1757. On le pressait d'accompagner Mme d'Épinay qui allait consulter Tronchin à Genève. « On dirait qu'il y a *une ligue* entre tous mes amis, pour abuser de mon état précaire et me livrer à la merci de Mme d'Épinay. »

Grimm [1], qui avait blâmé, et pour cause, Mme d'Épinay d'avoir recueilli Jean-Jacques à l'Ermitage, écrivait à son amie, en cette même année 1757 : « L'histoire de Rousseau m'afflige ; cet homme finira par être *fou*. Nous le prévoyions depuis longtemps. Mais ce qu'il faut considérer, c'est que ce sera son séjour à l'Ermitage qui en sera la cause. Il est impossible qu'une tête aussi chaude et aussi mal organisée supporte la solitude... Il est certain que cela finira par quelque

prétend que la « folie » de Jean-Jacques a débuté au moment où il était caissier chez M. de Francueil. « C'est à cette date qu'aurait commencé, selon Rousseau, la trame qui a pour but de le déshonorer, de le conduire à sa perte. » *Confessions* liv. VIII. Nous croirions plutôt que, selon l'expression même de notre auteur, Rousseau « amassait de l'humeur, de la bile, devenait plus misanthrope qu'Alceste » : mais ce n'étaient que des bizarreries, des singularités de caractère, et rien de plus.

[1] Cf. la *Correspondance de Grimm*, t. XII, 130 et suiv.

diable d'aventure qu'on ne peut prévoir »... A
quoi Mme d'Épinay répondait : « La *folie* de Rousseau me fait pitié, et sa fausseté m'inspire un
profond mépris. Vous croyez bien que je ne saurais davantage marquer du ressentiment à un *fou*.
Je m'en tiens donc à l'indifférence[1]. »

Quand Rousseau comprit que l'affection avait
fait place au dédain dans le cœur de sa bienfaitrice, il s'empressa de quitter son asile, pour
aller s'établir à Mont-Louis. A Mont-Louis, il
s'était trouvé voisin du château de Montmorency,
appartenant au maréchal de Luxembourg ; il se lia
de la sorte avec ce dernier, jusqu'au jour où la
rupture survint.

Mais tout cela a été amplement conté ; nous n'y
revenons que pour ne pas interrompre un ordre
chronologique nécessaire pour marquer les degrés d'une maladie à marche progressive.

Nous en arrivons à la publication de l'*Émile*,
date décisive dans l'histoire de la vésanie de Jean-
Jacques.

Le livre venait d'être condamné par le Parlement de Paris, l'auteur décrété de prise de corps,
et contraint de quitter la France.

Comment un homme de cinquante ans, dénué
presque totalement de ressources, victime d'ha-

---

[1] *Mémoires de Mme d'Épinay*, année 1757.

bitudes tyranniques, « embarrassé de sa Thérèse [1],
la plaie saignante de son orgueil, le démenti vivant de ses doctrines, l'opprobre de sa vieillesse [2] », va-t-il supporter le choc ? On le pressent.
Les complots que son esprit inquiet soupçonnait
vont prendre corps. Son imagination, selon sa
propre expression, « part comme un éclair » et
lui dévoile le mystère d'iniquité. « Je me figurai,
poursuit-il, que les Jésuites, furieux du ton mé-

[1] Dans son *Histoire littéraire de Genève*, Senebier a écrit une
notice impartiale sur Jean-Jacques Rousseau. Il attribue ses
bizarreries de caractère à sa *maladie de vessie*, mais *surtout à
l'influence de Thérèse Levasseur.* « Tous les amis de Rousseau,
dit-il, se plaignaient de Thérèse, et elle semble la cause de
tous ses malheurs, parce qu'elle fut celle de toutes ses brouille-
ries, de toutes ses tracasseries. Rien ne contribua davantage à
troubler la tranquillité de Rousseau que Thérèse Levasseur
sur son esprit. Elle connut les faiblesses de ce grand homme et
elle sut en profiter ; elle lui persuada qu'elle était le seul être
digne de son attachement et de sa confiance... Elle repoussait
tous ceux qui parvenaient à lui plaire, et, lorsque Rousseau
ne les écartait pas, elle les empêchait de revenir par des refus
constants et invincibles... Il me semble que l'histoire de Rousseau avec Hume s'explique aisément par ce moyen. Si Thérèse
a décacheté les lettres de Rousseau; si elle lui a insinué que
c'était l'ouvrage de Hume, dont elle craignait peut-être les
regards perçants, Rousseau, sans défiance, quand une fois il
s'était livré, travaille sur ces idées, voit tout avec des yeux
décidés à voir conformément aux idées qu'il s'est faites... et
il ajoute tout ce que son imagination lui offre pour donner corps
à ce roman. » *Étude sur l'état mental de Jean-Jacques Rousseau*,
par BOUGEAULT, 132, note 1.

[2] BRUNETIÈRE, *loc. cit.*

prisant sur lequel j'avais parlé des collèges, s'é-
taient emparés de mon ouvrage, que c'étaient eux
qui en accrochaient l'édition[1]. »

Peut-être n'est-il pas indispensable de multi-
plier les textes à l'appui d'une thèse surabondam-
ment démontrée ; nous avons cru néanmoins qu'il
ne serait pas superflu de citer les fragments les
plus typiques de la *Correspondance* de Rousseau
en cette année 1762, qui vit se manifester les premiers symptômes réels de son déséquilibre mental. Il sera aisé de suivre pas à pas la gamme crois-
sante des récriminations dans ces épanchements
intimes, qui sont la plus sûre émanation de la pensée de Jean-Jacques.

Le 17 juin, Rousseau mandait à Thérèse :

« ... Je ne sais ce qui se passe, mais les iniquités du Parlement ne peuvent plus me surprendre,
et il n'y a point d'horreurs auxquelles je ne sois
déjà préparé »...

Le 24 juillet[2], à un ami, M. de Gingins, Rousseau écrit :

« Tant de barbarie et d'acharnement m'ont pris

---

[1] BOUGEAULT, *op. cit.*, 47-48.

[2] Il écrivait, à la même date, à la maréchale de Luxembourg :
« C'est le polichinelle Voltaire et le compère Tronchin qui, tout
doucement et derrière la toile, ont mis en jeu toutes les autres
marionnettes de Genève et de Berne; celles de Paris sont menées
aussi, mais plus adroitement encore, par un autre arlequin que
vous connaissez bien. » Cité par Alf. BOUGEAULT, *op. cit.*, 55.

au dépourvu. Calomnié publiquement par des hommes établis pour venger l'innocence, traité comme un malfaiteur dans mon propre pays que j'ai tâché d'honorer, poursuivi, chassé d'asile en asile, j'avais l'âme émue et troublée, j'étais découragé »...

Deux mois après, « cette persécution, bien que plus couverte, n'a pas cessé. On s'est aperçu que les voies publiques étaient trop odieuses ; on en emploie maintenant d'autres qui pourraient avoir un effet plus sûr, sans attirer aux persécuteurs le blâme public[1] »...

On ne saurait mettre en doute la réalité des traitements qu'on a infligés à Rousseau ; mais naturellement enclin à l'hypocondrie et à la misanthropie, les persécutions qu'il s'attira finirent par achever ce que des prédispositions naturelles et la maladie avaient commencé.

Ainsi, étant à Motiers, le philosophe avait dû abandonner cette ville (le 8 septembre 1765), au lendemain d'une attaque nocturne contre son domicile. Il s'était réfugié d'abord dans l'île de Saint-Pierre, sur le lac de Bienne, mais il en repartait, à peine un mois plus tard, pour se rendre à Strasbourg[2], par Bâle. Il avait toujours eu le projet

[1] Lettre écrite de Motiers (28 sept. 1765) à M. Pictet.
[2] Il est arrivé à Strasbourg « rendu de maux et de fatigues ». *Correspondance avec Mme Boy de La Tour*, 114.

d'aller en Prusse, convaincu que Frédéric lui réserverait le meilleur accueil[1].

C'est pendant qu'il était à Strasbourg qu'il reçut de l'historien anglais Hume une invitation aussi flatteuse qu'amicale. Hume engageait Jean-Jacques à le suivre en Angleterre, où il se chargeait de lui procurer une « retraite agréable et tranquille[2] ».

A la sollicitation de Mme de Verdelin, Rousseau obtenait un passeport, pour traverser la France, avec une autorisation d'arrêt à Paris.

Jean-Jacques quittait Strasbourg le 9 décembre et arrivait à Paris une semaine plus tard.

À Paris, ce fut un enthousiasme extraordinaire, au retour de l'enfant prodigue. Tout le monde et particulièrement les grandes dames voulaient avoir accès auprès de lui. Il n'aurait pas trop cherché à se dérober à ces manifestations, si le réveil de ses infirmités ne lui eût rappelé son triste état physique.

Hume, qui avait fait la traversée d'Angleterre en compagnie du philosophe, dit que Jean-Jacques se croyait plus malade qu'il n'était réellement, et que c'était un des hommes les plus robustes qu'il eût jamais vus : il avait passé dix heures sur

[1] Cf. un article sur Frédéric II et Jean-Jacques (*Revue scientifique*, 7 juin 1879).

[2] Lettre de Rousseau à Malesherbes, datée de Wootton, le 10 mai 1766.

le pont avec un temps affreux, sans aucun mal, « pendant que les matelots étaient gelés à mort[1] » ; il ne faut pas oublier qu'on était au commencement de janvier et que l'hiver était rude.

Après avoir séjourné deux mois tant à Londres qu'à Chiswick, Rousseau plantait sa tente à Wootton, maison de campagne placée dans un site admirable, à cinquante lieues de la capitale. M. Davenport, « homme de lettres, bon, sensible, veuf et riche d'environ sept mille louis de revenu », avait consenti à offrir l'hospitalité au philosophe[2], moyennant la somme très modique de trente louis, pour Jean-Jacques et sa compagne.

Le séjour de Jean-Jacques à Wootton ne fut marqué par aucun incident. Tout occupé de la rédaction de ses *Confessions*, pendant les treize mois qu'il passa dans sa nouvelle thébaïde, le philosophe n'eut guère la préoccupation de son état morbide.

Nous passerons rapidement sur son retour en France (1er mai 1767) et nous allons le retrouver au château de Trye, où le prince de Conti lui avait fait préparer un appartement.

[1] *Hume's life and correspondence*, 19 janvier 1766 ; citée par MAUGRAS, *Voltaire et Rousseau*, 461, note.
[2] MUSSET-PATHAY, t. I, 115 et suiv.

Rousseau séjourna au château de Trye[1], pendant l'été de 1767. Son ami Dupeyrou, qui était venu le voir, y tomba malade. Rousseau lui prodigua ses soins, passant les nuits à son chevet. Un soir, Dupeyrou, tourmenté par une goutte remontée, se plaignait et s'agitait, et son agitation ne tardait pas à gagner son garde-malade[2].

Il parlait sans cesse des mauvais levains qu'il disait être dans son estomac; ses regards, son air, ses mots entrecoupés avaient quelque chose de si étrange que, s'en alarmant sérieusement, Rousseau résolut d'en pénétrer le mystère.

Je parvins, dit-il, à comprendre qu'il se croyait empoisonné, et par qui? Mon Dieu!... J'ai toujours cru qu'il y avait des sortes de délires qui ne pouvaient jamais entrer dans la tête d'un honnête homme, fût-il devenu fou, et ce n'est pas surtout dans les têtes aussi bien organisées, vivifiées par un cœur aussi sain que j'ai toujours cru le sien, que de tels délires peuvent prendre de la consistance. Je cherchai d'abord hors de lui la source d'une opinion où, par sa nature et par ma position, l'on ne sait lequel domine de l'atrocité, de l'absurdité, de l'impossibilité

---

[1] Sur son séjour au château de Trye, voir BOUGEAULT, ouvrage cité, 78-80.

[2] Sur cette agitation, où d'aucuns ont voulu voir la genèse de la folie de Rousseau, cf. SAINT-MARC GIRARDIN, *Jean-Jacques Rousseau, sa vie et ses ouvrages*, édit. Charpentier, II, 280-285 et plus loin, aux pièces justificatives de ce chapitre, pp. 242 et suiv.

même, puisque M. Dupeyrou, depuis le moment de son arrivée jusqu'à celui où il est tombé malade, n'a rien mangé ni bu chez moi quoi que ce puisse être, dont nous n'ayons mangé et bu avec lui. J'examinai plus attentivement son domestique, dont le patelinage m'avait toujours déplu, et bientôt je ne doutai plus que ce ne fût lui qui tournait la tête à son maître. J'avais prévu depuis longtemps qu'on cherchait à séduire les domestiques de mon ami, pour tâcher d'intercepter par eux nos lettres et parvenir à visiter nos papiers.

... Sentant de quelle importance il était, pour la guérison de mon ami, de le tranquilliser, de lui ôter ses noires et folles idées, je n'épargnai rien pour l'engager à m'ouvrir son cœur, à m'expliquer la cause d'une défiance aussi extravagante, à me mettre à portée de l'en guérir, à me dire au moins nettement qu'il se défiait de moi... Tout fut inutile. Sourd à la plus touchante voix du sentiment et de l'amitié, il ne me fit que des réponses obscures, équivoques, trompeuses, faussement négatives et que démentaient ses regards et son air... Je tentai de sonder son valet, il ne sourcilla pas; je crus voir dans ses yeux cette imperturbable assurance des scélérats qui ressemble à la simplicité de l'innocence, et gémissant de douleur, je me vis forcé de renoncer à percer ce ténébreux mystère. Je résolus alors de faire appeler un médecin.

Le médecin arrive et ordonne une potion, que Rousseau se charge d'administrer.

... La couleur en était grise, un peu noirâtre, et le blanc de la tasse faisait paraître la liqueur encore plus noire; cette couleur le frappa extrêmement. Il me dit en me fixant et en prenant la tasse : « Je la prends avec bien de la confiance. » Je vis, à son air, combien il mentait. Ce regard me déchira : mon âme, à la fois navrée, indignée et élevée, était prête à s'enflammer. Je me contins; mais, sentant l'horreur de mon sort et la noblesse de mon rôle, je me vis à la place du médecin Philippe et je lui dis d'un ton qui seul l'eût désabusé, s'il avait su lire : « Oui, mon excellent ami, ayez la confiance d'Alexandre, et je vous promets que vous en aurez le succès. » Il but; malheureusement, il se trouva de la poudre précipitée au fond de la tasse; l'aspect de cette poudre acheva de l'effaroucher. Je le pressai de boire, il le fit, se laissa tomber sur son chevet, et s'endormit à l'instant.

... Le médecin vint le soir et le trouva beaucoup mieux; j'en jugeai de même. Il s'obstina à se trouver beaucoup plus mal, et son domestique parlait comme lui. Enfin l'air de désespoir que je vis autour de moi, les mots cruels et entrecoupés du maître, les accablantes exclamations du valet me troublèrent. Je me précipitai sur mon ami, collant mon visage sur le sien, l'inondant de mes pleurs et poussant des cris à demi étouffés : je ne sais ce que je lui dis dans mon transport, mais je sais très certainement que le plus ardent de mes vœux était de pouvoir expirer à l'instant même.

Plein de tout ce qui venait de se passer et toujours plus effrayé du manège du valet qui semblait n'attendre à chaque instant que le dernier soupir de son maître, j'en vins, dans ma terreur, jusqu'à craindre que ce malheureux ne commît lui-même le crime qu'il semblait vouloir m'imputer, et ce noir soupçon prit tout à coup une si grande force que je résolus de rester toujours auprès du malade et de veiller sur tout ce qu'il lui ferait prendre. Je restai jusqu'à minuit dans sa chambre persistant dans cette résolution et l'exécutant. Cependant je ne tardai pas à sentir mon injustice et à en rougir. Convaincu que cet homme est un fourbe, mais non pas un empoisonneur, je me reprocherai toujours d'avoir pu soupçonner un valet d'un forfait abominable, dont mon ami n'avait pas craint d'accuser dans son cœur son ami.

Une *Note commémorative de la maladie et de la mort de M. Deschamps*, qui se trouve, comme la lettre au prince de Conti, dans les manuscrits de Neufchâtel, nous montre encore Rousseau en proie au même genre de soupçons. Le concierge de Trye se meurt d'une hydropisie ; Rousseau lui envoie des vins, des confitures et du poisson. Sur quelques mots du mourant, Rousseau s'imagine qu'on le soupçonne d'avoir voulu empoisonner le malheureux concierge. Celui-ci meurt sept jours après avoir mangé le poisson.

Le délire des persécutions apparaît ici nettement ; de même que l'idée fixe d'un complot a été bien caractérisée, lors du séjour de Rousseau en Angleterre[1].

[1] Cf. BEAUDOUIN, II, 378 et suiv.; G. MAUGRAS, *Voltaire et Rousseau*, 460-480; ROUGEAULT, op. cit., 62-77. « La folie de Rous-

De tout cela la preuve n'est plus à faire[1] ; mais ce qu'il faut dire, c'est que les persécutions auxquelles Rousseau a été en butte ne furent pas toutes imaginaires[2]. Qu'il se les soit exagérées, cela ne fait point doute, mais qu'il les ait forgées de toutes pièces, tous les biographes du philosophe sont là pour y contredire.

Décrété de prise de corps à Paris et en Suisse,

seau, c'est-à-dire son idée fixe d'un complot, cause ténébreuse de toutes ses infortunes, n'est bien caractérisée qu'à partir de son séjour en Angleterre. Mais, à dater de ce moment, elle éclate dans sa conduite et dans ses écrits, et si les contemporains s'y méprirent, c'est que le trouble de son intelligence, circonscrit à cette idée particulière, avait laissé à son talent toute sa lucidité et à sa pensée sur les autres points toute son énergie. La fameuse lettre à Hume n'était pas le fait d'une âme noire et ingrate, mais d'un esprit dérangé ; avec un peu plus de générosité ou de réflexion, Hume s'en serait douté et n'aurait pas mis si peu de scrupule à livrer un pauvre insensé aux clameurs de ses ennemis. » *Le Dix-huitième siècle à l'étranger*, par SAYOUS, t. I, 310.

[1] Pour suivre les phases du délire des persécutions chez Rousseau, v. la thèse du docteur SIMON, *Histoire médicale de Jean-Jacques Rousseau*, pp. 71-90, 102-107, 110-113, 129-131.

[2] MORIN, *Essai sur la vie et le caractère de Jean-Jacques Rousseau*, 377 et suiv. G. Sand, dans un très bel article intitulé : *A propos des Charmettes*, et publié dans la *Revue des Deux Mondes*, a très bien vu, très éloquemment démontré que les inquiétudes de Jean-Jacques, ses tristesses et ses plaintes étaient plus légitimes que généralement on ne s'accorde à le reconnaître. Mme Frédérika Macdonald n'a fait que rajeunir une très vieille thèse, dans son ouvrage de *La Légende de Jean-Jacques Rousseau*.

Jean-Jacques avait tout lieu de craindre pour sa liberté, pour son existence même, du moins à Motiers [1], où une populace excitée avait fait mine de le vouloir lapider. En se considérant lui-même comme une victime, Rousseau ne fut donc pas

[1] Sur cet épisode, consulter H. BEAUDOUIN, *la Vie et les Œuvres de Jean-Jacques Rousseau*, II, 339 et suivantes; et surtout le *Musée Neuchâtelois*, 1865, 241-258 (article du docteur Guillaume); GABEREL, *Rousseau et les Genevois*; Fritz BERTHOUD, *Jean-Jacques Rousseau au Val-de-Travers*, 1881; et *Revue Bleue*, 1882. Voici comment Rousseau a conté lui-même l'incident, dans une lettre de 1765 : « ... L'émeute est telle ici parmi la canaille que, la nuit dernière, mes portes ont été forcées, mes vitres cassées et une pierre grosse comme la tête est venue frapper presque mon lit. Le ministre s'est fait ouvertement chef d'une bande de coupe-jarrets. » Cf. BOUGEAULT, *op. cit.*, 58.

En 1840, une femme, âgée de 89 ans, Madelon Mesner, originaire de Motiers, racontait l'incident de toute autre façon; elle en faisait retomber toute la responsabilité sur Thérèse Levasseur. « Ah ! nous étions de vilains polissons dans le village, pour tourmenter ainsi ce bon M. Rousseau. On le disait un peu *timbré*, il se croyait toujours poursuivi par ses ennemis, et pour lui faire peur, les filles et les garçons se cachaient derrière les sapins, et lui criaient : « Prenez garde, Monsieur Rousseau, demain ils viendront vous prendre... » Quant à l'affaire des pierres, c'est Thérèse qui nous les a fait porter sur les galeries dans nos tabliers; c'est nous qui en avons jeté deux ou trois petites contre les vitres, et nous avons bien ri, quand nous avons vu le lendemain M. le châtelain, qui mesurait les gros cailloux posés dans la galerie, croyant qu'ils avaient brisé les fenêtres, comme si des pierres grosses comme le poing pouvaient passer par des trous de noix. Et puis, M. Rousseau avait l'air si épouvanté qu'on s'étouffait de rire. »

complètement fou, et il y eut dans sa folie plus d'une lueur de raison [1].

La raison n'est, du reste, pas, ainsi que le croit le vulgaire, complètement inconciliable avec la folie.

On se trompe, écrit le docteur V. Parant [2], si l'on croit que raison et folie soient deux termes contradictoires, qui s'excluent inévitablement l'un l'autre; et que, du moment où un individu présente des troubles intellectuels caractéristiques de la folie, on ne doit plus attendre de lui rien qui conserve l'empreinte de la raison; ou bien, et à l'inverse, que du moment où cet individu donne encore des signes de raison, il n'est pas, il ne doit pas être aliéné.

Les *Rêveries du Promeneur solitaire*, reconnues comme un pur chef-d'œuvre, ont été composées par un fou, mais par un fou qui avait de fréquentes intermittences de génie [3].

[1] *Revue des Deux Mondes*, 1ᵉʳ février 1890, 694.

[2] *La Raison dans la folie*; Paris, 1888.

[3] Gérard de Nerval était comme Rousseau, un *fou lucide*. Maxime du Camp, dans ses *Souvenirs littéraires*, amené à parler de la folie intermittente dont était affligé l'infortuné qui devait finir si tristement, cite ce passage d'une nouvelle que Gérard écrivait deux mois avant sa mort, *Aurélie ou le Rêve de la vie* : « C'est, dit-il, une sorte de testament légué aux méditations des aliénistes. C'est la folie prise sur le fait, *racontée par un fou dans un moment lucide...* »

« La folie lucide et raisonnante de Rousseau, écrivait Victor

Dans les *Dialogues*[1], au contraire, la lucidité d'esprit ne se fait jour qu'à de rares intervalles[2].

Les *Rêveries* ayant été le dernier ouvrage de Rousseau, ne doit-on pas en inférer que, dans les années qui ont précédé sa mort, sa santé cérébrale s'est améliorée? La remarque ne doit pas être négligée; elle pourra servir plus tard d'argument contre les partisans de plus en plus clairsemés, hâtons-nous de le dire, de la version du suicide de Rousseau.

VIII

Le délire de Rousseau, observe le docteur Möbius, n'a jamais été que partiel; ou, comme on l'a dit en d'autres termes, il y a toujours eu de la raison dans sa déraison[3]. Une autre question se

Fournel, il y a déjà plusieurs années, s'étale dans les *Confessions*, les *Dialogues*, les *Rêveries du Promeneur solitaire*; on y peut voir à nu son esprit soupçonneux, susceptible, inquiet, montrant une *logique serrée dans la déraison*. Sauf quelques intermittences, cette folie était exaspérée par la solitude, qui, après avoir été un effet, redevenait une cause à son tour. » « Jean-Jacques, avait dit bien auparavant d'Alembert, est un malade de beaucoup d'esprit et *qui n'a d'esprit que quand il a la fièvre*. Il ne faut ni le guérir, ni l'outrager. »

[1] Note de Sayous relative aux *Dialogues*, déposés sur l'autel de Notre-Dame.

[2] CHATELAIN *op. cit.*, 99-103.

[3] BRUNETIÈRE, *loc. cit.*

pose dès lors : la folie de Jean-Jacques a-t-elle coïncidé avec l'essor de sa puissance créatrice ? « Son délire opérait-il dans le sens de son talent ou de son génie ? »

M. Brunetière, qui pose ce point d'interrogation, voit dans la sensibilité exaspérée de Rousseau le principe même de son talent et aussi la source de sa folie ; c'est cette folie qui aurait donné à Rousseau cette acuité de vision, cette puissance d'analyse qui font notre admiration ; c'est cette *tendance subjective*, poussée dans les premiers écrits de Rousseau jusqu'à l'exagération, qui ferait le mérite original et la nouveauté de son œuvre.

On réplique à cela que les exagérations de la sensibilité peuvent très bien être d'accord avec la raison la plus saine, et qu'il n'est pas nécessaire de conclure que l'intelligence de Rousseau ait déliré pour enfanter des chefs-d'œuvre. « Les exagérations sentimentales, a écrit Lasègue, se concilient dans une certaine limite avec l'état sain de l'esprit ; il n'y a là ni vérité ni erreur, et les degrés extrêmes qu'on appelle *folie* touchent de près à ceux qu'on retrouve dans les organisations ordinaires[1]. »

Il n'est pas besoin de chercher aussi loin une

---

[1] LASÈGUE, *Études médicales.*

explication à l'apparente contradiction qui existe entre la « folie » de Rousseau et les preuves de raison qui éclatent dans la plupart de ses ouvrages.

Le délire des persécutions, écrit le docteur Châtelain, est un délire partiel. Tandis que toutes les facultés sont éteintes dans la démence, ralenties et déprimées dans la mélancolie, désordonnées et affolées dans la manie, la conscience conservée et le cours régulier des conceptions dans les délires partiels permettent encore l'enchaînement logique des idées... Le malade peut, malgré l'extravagance de ses idées, avoir la notion juste du temps et des choses, des personnes et du lieu; il peut parler et se conduire avec toutes les apparences de la raison aussi longtemps qu'on ne touche pas aux points qui font l'objet de son délire, ou qu'il ne cherche pas à le dissimuler... Appliquons à Rousseau ces données et nous voyons tout de suite qu'une fois son délire déclaré, il y a en lui comme deux personnalités distinctes : l'aliéné qui divague dès qu'on touche à sa corde sensible, et l'homme d'apparence raisonnable qui va et vient dans le monde comme chacune, qui se contient vis-à-vis d'inconnus ou d'indifférents et qui traite avec un parfait bon sens les questions étrangères à ses idées fausses. Ses écrits en sont une preuve. Parle-t-il de lui-même, il divague à pleine bouche; traite-t-il de choses indifférentes, de matières dans lesquelles sa personne n'est pas en jeu, rien ne trahit le désordre de son esprit. Ses lettres à ses amis ou à ses ennemis sont remplies de doléances ou de reproches ; celles d'affaires pures sont d'une étonnante lucidité, et il n'en est qu'une[1] dans laquelle il cède, vis-à-vis d'un étranger, à l'obsession de ses idées acquises.

Nous avons jusqu'à présent rapporté, après les aliénistes les plus autorisés, tous les symptômes de la maladie mentale de Rousseau au délire des persécutions ; mais une discussion plus serrée s'impose, et notre incompétence nous contraint malheureusement à l'écourter.

Rousseau fut-il seulement atteint de la manie des persécutés ? N'entre-t-il pas d'autres éléments dans sa vésanie ? Nous avons, au début de ce travail, parlé d'*exhibitionnisme* ; nous avons, par endroits, fait quelque allusion à la *mégalomanie*, ou délire d'orgueil[2]. Mais si l'orgueil fait tourner souvent la tête, il en est heureusement un fort petit nombre qui la perdent complètement. Rousseau était inconscient de sa valeur et avait certes bien des droits à l'être ; il est excessif d'ajouter qu'il s'enivra de son succès, au point d'en devenir fou. Il aimait la gloire, il avait l'ambition de parvenir, toutes aspirations fort légitimes ; mais ses contemporains eux-mêmes reconnaissent qu'il

[1] C'est la lettre à Linné, écrite de Paris en 1774.
[2] Cf. MORIN, *op. cit.*, 531-536 ; A. CHUQUET *Jean-Jacques Rousseau*, 1893, 197 et suiv.

n'avait pas plus de vanité que beaucoup d'autres qui ne le valaient pas[1].

Avait-il davantage de la *lypémanie*?

Falret a écrit : « La tristesse est la base de la mélancolie dépressive ; la crainte, celle de la mélancolie anxieuse, et la défiance, celle du délire des persécutions. » La mélancolie dépressive ne saurait être invoquée, à propos d'un homme qui, peu de temps avant sa mort, écrivait les admirables *Rêveries du Promeneur solitaire*. On trouverait difficilement à mettre en cause cette *aboulie* ou anéantissement de la volonté, qui accompagne la mélancolie dépressive.

Serait-ce de la *mélancolie anxieuse*? Mais les malades de ce genre s'accusent eux-mêmes, au lieu d'accuser les autres, comme Rousseau avait coutume de le faire.

Resterait le *délire des persécutions*. « Or (dit M. Henry Joly[2], dont nous venons de résumer l'étude critique), quel est le caractère du *délire des persécutions*? Des inquiétudes qui reposent sur des faits d'ordre tout à fait secondaire. »

Rousseau se plaignait bien de petites tracasseries, mais il se plaignait surtout de ce qui touchait à son honneur, à sa réputation d'écrivain. Il sent

----

[1] « A l'égard de l'orgueil, dit Corancez, je n'en ai pas remarqué un seul trait dans le cours des deux années. »

[2] *Revue philosophique*, 1890.

bien que la persécution est inspirée par des motifs politiques ou par des jalousies littéraires, mais il n'a pas pris texte de ses infirmités physiques pour accuser qui que ce soit. Et cependant, le délirant persécuté, éprouvant « des symptômes physiques impossibles à décrire et qu'il ne peut pas expliquer, les rapporte à une persécution qu'il ne comprend pas. »

Pour le même philosophe, c'est l'imagination de Jean-Jacques qui lui joue tous ces mauvais tours. On agit devant lui, on lui parle, il poursuit la réflexion commencée. Après un moment de silence, il revient, à part lui, sur l'attitude et les paroles de ceux auxquels il a eu affaire. Son imagination grandit l'importance de leurs actes ou de leurs propos : d'où naissent des soupçons tardifs, en apparence incompréhensibles. Chez Rousseau, il y a, en plus, un mélange d'orgueil et de timidité, qui lui fait redouter « la tyrannie vraie ou feinte ».

Tout cela est passionné, tout cela est exagéré par une imagination que la souffrance et la solitude assombrissent ; mais rien de tout cela n'est hallucinatoire, et surtout rien de tout cela n'a éclaté subitement à un moment donné de sa carrière.

C'est une opinion, et nous en laissons toute la responsabilité à qui l'a émise. Nous nous rapprocherions davantage de M. Joly, quand il fait de

Rousseau un *neurasthénique* : ainsi s'expliquent bien ces sautes d'humeur, ces singularités de caractère, et nous pourrions ajouter cette *agénésie* singulière, dont nous avons longuement parlé.

On retrouve aisément, dans le tableau clinique qui a été dressé de la neurasthénie par les divers auteurs qui ont étudié cette affection, beaucoup des symptômes accusés par Jean-Jacques[1].

Cette conception que nous avions émise dès 1897, nous avons été heureux de la voir adopter et magistralement confirmer par notre distingué confrère et ami le professeur Régis de Bordeaux.

Les origines de Jean-Jacques — écrit le docteur Régis[2] — montrent dans sa famille l'existence de l'arthritisme et de la névropathie. Cet arthritisme et cette névropathie, ainsi puisés dans l'hérédité, s'accusent nettement chez Jean-Jacques, et ce sont là, on peut le dire, les deux facteurs essentiels de son caractère et de son tempérament.

De sa névropathie, qui est incontestable, nous ne dirons rien ici, devant y revenir en détail plus loin.

Quant à son arthritisme, bien qu'il en ait beaucoup moins parlé dans ses écrits, il ressort manifestement aussi de sa sciatique, de ses crises néphrétiques, de ses accès de rhumatisme, et de tous ses autres accidents d'ordre digestif.

[1] V. notamment l'ouvrage du docteur LEVILAIN, *la Neurasthénie*; Paris, 1891; et celui du docteur MATHIEU, *la Neurasthénie*, 187.

[2] *Chronique médicale*, 1er février 1900; *Revue philomatique de Bordeaux et du Sud-Ouest* (3e année, n° 7, 1er juillet 1900).

Régis établit ensuite que J.-J. Rousseau a été à la fois un *neurasthénique* et un *artério-scléreux*, « ce qui l'explique tout entier ».

Commençons par la neurasthénie.

La neurasthénie de Jean-Jacques Rousseau, à peu près généralement admise aujourd'hui, fut une neurasthénie *constitutionnelle* ou de tempérament, tenant aux racines mêmes de l'individu et commençant dès l'enfance pour ne finir jamais.

Jean-Jacques appartient à la catégorie de ces neurasthéniques qui, tout en souffrant physiquement, « éprouvent surtout des tortures intellectuelles et morales, dans l'analyse et la peinture desquelles ils s'abiment tout entiers ».

C'est dire que les symptômes physiques de la neurasthénie ont été chez lui réduits au second plan. Il parle cependant à diverses reprises de maux de tête, de maux de reins s'étendant aux jambes, de faiblesse générale, d'atonie et de dilatation gastrique, d'insomnie, de spasme, etc., qui sont tout à fait caractéristiques.

Ne connaissant pas les liens qui pouvaient unir entre eux ces accidents si éloignés les uns des autres et si différents en apparence, il les attribuait, comme on le fit, du reste, pendant sa vie et même après sa mort, dans des écrits restés célèbres, à des maladies purement locales : ses troubles gastriques furent mis par lui sur le compte de la mauvaise eau qu'il buvait; dans ses troubles génito-urinaires, il vit la conséquence d'un calcul, que tous les spécialistes de l'époque, y compris le frère Côme, cherchèrent en vain, alors qu'il s'agissait tout simplement sans doute, comme l'a décelé l'autopsie, d'un état purement spasmodique.

Quant à son insomnie, c'est tout à fait celle des neurasthéniques, qui ne savent au juste s'ils dorment ou non, et qui vous affirment n'avoir pas fermé l'œil de la nuit, alors qu'ils n'ont fait qu'un somme. C'est là une particularité typique chez ce genre de malades, et qu'on retrouve chez Jean-Jacques[1].

« La caractéristique de l'état mental dans la neurasthénie, poursuit Régis[2], c'est ce que l'on appelle l'*adynamie psychique*, correspondant à l'adynamie musculaire ou amyosthénie, et se tra-

[1] Voici, à ce sujet, une anecdote rapportée par d'Escherny : « En compagnie du comte et d'une ou deux autres personnes, Rousseau avait passé la nuit sur la montagne, sans doute après avoir herborisé tout le jour. Le lendemain matin, comme selon l'usage, on se demandait si on avait bien dormi : « Pour moi, dit Rousseau, je ne dors jamais. » Un de ses interlocuteurs, le colonel de P..., l'arrête, et d'un ton leste et militaire : « Pardieu ! monsieur Rousseau, vous m'étonnez ; je vous ai entendu ronfler toute la nuit ; c'est moi qui n'ai pas fermé l'œil. Ce diable de foin qui ressue... » Ainsi, ajoute le narrateur, « Rousseau, par une faiblesse humaine bien innocente, prétendait à une insomnie permanente, comme à un état habituel d'infirmité et de souffrance ».

[2] *Chronique médicale*, 1ᵉʳ mars 1900.

duisant par une difficulté de l'attention et une faiblesse de la volonté, de l'imprécision dans la mémoire, de la fatigue rapide sous l'influence de l'effort. Bien que Rousseau n'ait pas insisté sur ces
particularités, elles se montrent cependant nettement chez lui[1]. »

La faiblesse de volonté n'est pas moins évidente chez
Rousseau, qui a toujours été un hésitant, un perplexe,
prenant des résolutions subites et comme impulsives,
mais y revenant après pour les regretter et en changer,
incapable en un mot de se décider fermement et sans
retour.

Rousseau avait également cette défectuosité de
mémoire si commune dans la neurasthénie.

A côté de l'adynamie se place l'*hypocondrie*,
comme stigmate psychique de la neurasthénie. A
cet égard, il est superflu de donner des preuves,
car Rousseau a été, on le sait, le type du *neurasthénique hypocondriaque*.

Toute sa vie, il a eu le souci excessif de sa santé; et
tous les accidents morbides qu'il a présentés, si légers
qu'ils fussent, soit du *côté du cœur*, soit du côté de la
vessie, soit du côté de l'oreille, soit du côté du cerveau,
devenaient inévitablement chez lui le point de départ
d'anxieuses et poignantes préoccupations, allant jusqu'à
la crainte de la mort...

[1] *Confessions*, liv. VI.

Mais les préoccupations hypocondriaques des neurasthéniques ont cela de particulier, on le sait, que pour si ancrées et si angoissantes qu'elles soient, il suffit d'une distraction susceptible de captiver le malade pour les faire s'évanouir. C'est exactement ce qui arriva à Rousseau, qui, pendant qu'il se rendait à Montpellier, s'éprit tout à coup de Mme de Larnage. C'en fut assez pour tout oublier.

L'accompagnement fréquent, sinon obligé, de cet état d'esprit du neurasthénique et en particulier de son hypocondrie, c'est la *misanthropie*, le *pessimisme* et le *désir de la mort*, allant parfois, bien que rarement, jusqu'au suicide. Le pessimisme et la misanthropie, chez Jean-Jacques, sont des plus évidents ; ils se manifestent à chaque page de ses écrits et dans chacun de ses actes, dans sa tendance à voir tout en noir, à s'assombrir et à s'inquiéter pour un rien, à ne considérer la vie et les hommes que par leur mauvais côté, à fuir ombrageusement toute société. Quant à son désir de la mort, il y fait allusion à diverses reprises.

Pour typiques que soient ces symptômes intellectuels de la neurasthénie, ils sont cependant, chez certains sujets, dominés par les symptômes d'ordre *émotif*. On peut même dire que la neurasthénie est, avant tout, une névrose de la sensibilité. Or, aucun neurasthénique, aucun pessimiste n'a offert cet excès de sensibilité à un plus haut degré que Jean-Jacques Rousseau, et ç'a été là, on peut le dire, la dominante de son tempérament.

Cette hyperesthésie de la sensibilité, cette vivacité d'impression explique sa timidité, son *éreutophobie* (peur de rougir), son amour des chimères et des fictions, sa misanthropie.

Il peut paraître étrange d'admettre que Jean-Jacques soit devenu défiant, ombrageux, persécuté, par suite de la délicatesse même de sa sensibilité et de son affectuosité ; cependant rien n'est plus vrai, et M. Hippolyte Buffenoir a eu raison d'écrire :

Doué d'une *sensibilité maladive*, porté par son premier mouvement à la sympathie et à l'affection envers tous les hommes, Jean-Jacques éprouvait bientôt une désillusion et un froissement, en constatant combien peu méritaient vraiment l'estime, et il se repliait sur lui-même et, dans son amertume, jetait l'anathème à la société tout entière.

Cette sensibilité a été, on peut le dire, la source première de toutes les obsessions de Jean-Jacques, *obsessions-impulsions* et *obsessions-inhibitions*.

Les actes impulsifs ont été chez Rousseau : la *fugue*, le *vol*, l'*exhibitionnisme*.

La *tendance au vol*, chez Jean-Jacques, n'a guère eu lieu que dans son enfance et sa jeunesse, car on ne saurait appeler ainsi les quelques indélicatesses légères de son âge mûr. Dans tous ses larcins, il se conduit comme un enfant tenté par un objet sans importance : fruit, friandise, vin, ruban brillant, il ne peut résister au désir de s'en emparer. Son désir satisfait, il donne ces objets plutôt qu'il n'en jouit, mais ne recule pas devant une accumulation de mensonges pour se disculper. C'est encore là une tendance impulsive, une véritable *kleptomanie*, comme la tendance à la fugue[1] est une *dromomanie*; et Rousseau, qui s'analyse fort bien, déclare qu'il est incapable de « vaincre ses tentations ». « J'aurais grand peur, dit-il, de voler comme dans mon enfance, si j'étais sujet aux mêmes désirs[2]. »

L'exhibitionnisme est bien connu, et nous avons fait sa large part dans notre observation.

Quant aux *obsessions-inhibitions*, nous n'avons qu'à rappeler les phobies, urinaire et génitale, sur lesquelles nous croyons superflu de revenir. Nous y joindrons, d'après Régis, les obsessions verbales et psychiques : toutes sous la dépendance d'une *hyper-émotivité neurasthénique.*

[1] A plusieurs reprises, Rousseau fut pris d'envies irrésistibles de voyager, de se déplacer. « La vie vagabonde, la vie ambulante est celle qu'il me faut », disait-il. Il semble qu'il y ait eu chez Jean-Jacques, « une véritable obsession consciente et intermittente, qui le poussait à tout abandonner, pour s'en aller, incertain du lendemain, entreprendre un *long voyage* ». SMIRIL, *th. cit.*, p. 34 ; cf. Régis, La dromomanie de Jean-Jacques Rousseau (*Chronique médicale*, 1er mars 1911).

[2] *Chronique médicale*, 15 mars 1900.

Les phénomènes d'inhibition émotive, que Jean-Jacques a éprouvés du côté de ses fonctions corporelles, il les a éprouvés également du côté de ses fonctions cérébrales proprement dites.

Ainsi, il a été atteint de cette forme de *phobie verbale*, signalée par le docteur Chervin, et dont le docteur Régis a observé de nombreux exemples chez les neurasthéniques émotifs, phobie qui consiste à ne savoir que dire, à bafouiller devant le monde, parfois même à rester coi et à en souffrir, au point de désirer s'anéantir et même mourir sur le coup[1]. Toute la vie de Jean-Jacques est pleine de faits de ce genre.

Cet exposé ne nous autorise-t-il pas à conclure que J.-J. Rousseau fut non seulement un neurasthénique, mais encore que sa neurasthénie fut une *neurasthénie psychique*, avec son hyperesthésie émotive, ses obsessions et phobies caractéristiques ?

Reste à montrer qu'à l'exception du délire, les autres accidents morbides présentés par Rousseau, inexplicables par la seule neurasthénie, deviennent compréhensibles par la coexistence de cette neurasthénie avec l'artério-sclérose.

Si l'on se rappelle que Rousseau a éprouvé des

---

[1] *Chronique médicale*, 1er avril 1900.

palpitations cardiaques, des « battements d'artères », des troubles cardio-vasculaires en un mot, s'accompagnant de vertiges, se produisant surtout la tête baissée, des bourdonnements d'oreilles, on reconnaîtra le syndrome clinique de la sclérose vasculaire, si bien décrit par le maître Huchard

Ici nous devons ouvrir une parenthèse.

On sait qu'à l'âge de vingt-quatre ans, Rousseau éprouva des phénomènes bizarres, qui l'effrayèrent beaucoup : ses artères se mirent à battre d'une si grande force que non seulement il sentait leur battement, mais qu'il entendait même et surtout celui des carotides. Ce bruit interne était tel, qu'il lui ôta la finesse d'ouïe qu'il avait auparavant et le rendit « non tout à fait sourd, mais dur d'oreilles ». Pendant trente ans, ces bourdonnements, dit-il avec quelque exagération, ne l'ont pas quitté une minute.

Notre confrère, le docteur Courtade, à qui on est redevable de plusieurs mémoires d'otologie historique, a bien voulu, à notre sollicitation, étudier les causes de surdité chez Rousseau et nous transmettre les résultats de ses recherches [1]. Passant en revue les diverses affections de l'oreille caractérisées par la rapidité de leur apparition et

[1] *Chronique médicale*, 15 novembre 1899.

qui s'accompagnent de bruits subjectifs et de surdité, il est arrivé, par exclusion, au diagnostic
de l'affection dont souffrait Rousseau. Pour Courtade, il s'agit, en l'espèce, d'un *épanchement labyrinthique*.

Des troubles cardiaques assez intenses pour produire
des crachements de sang et une sensation de battements artériels quand le malade se baissait, suffisent
amplement à expliquer l'apparition d'une lésion labyrinthique des deux oreilles, à un âge où elle survient rarement; il faut ajouter que, depuis plusieurs mois, Rousseau s'était fortement surmené pour apprendre seul le
jeu d'échecs, au point, dit-il, qu'il en était hébété. Ce
surmenage cérébral ne pouvait qu'ajouter son influence
fâcheuse à celle des troubles fonctionnels du cœur et
appeler la localisation de la congestion sur les centres
céphaliques et les oreilles, dont les connexions vascu-
laires et même pathologiques sont assez étroites.

Nous ne partageons pas l'opinion, si autorisée
soit-elle, développée avec beaucoup d'ingéniosité,
nous le reconnaissons, par notre ami Courtade.
Celle de Régis nous apparaît bien plus vraisemblable ; elle « se tient » mieux ; elle a pour elle le
mérite de la logique, unie à la clarté.

La neurasthénie liée à l'artério-sclérose permet
d'expliquer et les poussées congestives au cerveau, et les troubles cardio-vasculaires, et les

spasmes divers, et aussi la dureté d'oreilles, avec bourdonnement et battement isochrones aux pulsations artérielles.

Chez les neurasthéniques artério-scléreux, ou candidats à l'artério-sclérose, le bourdonnement d'oreilles offre des caractères qui sont précisément ceux que l'on retrouve chez Rousseau. « Dans les premiers temps surtout, il est intermittent et ne survient qu'à certains moments, par exemple sous l'influence d'une constipation, après les repas, la tête baissée, en un mot dans les états et attitudes favorisant la congestion encéphalique : quel que soit son caractère, sensation d'obstruction, bourdonnement, ronflement, tintement, chute de cascade, bruits de conque, etc., il est d'habitude à renforcement ; et si on le fait reproduire par le malade, on voit qu'il affecte souvent un type rythmé, isochrone aux battements artériels[1]. » Rousseau n'a omis qu'un détail, c'est de nous dire si le bourdonnement était unilatéral ou bilatéral ; s'il ne prédominait pas à gauche, comme on l'observe dans la plupart des cas.

Au résumé, pour nous comme pour Régis, les troubles de l'ouïe chez Rousseau étaient vraisemblablement dus à une *otite moyenne scléreuse*[2].

---

[1] *Chronique médicale*, 1ᵉʳ janvier 1900.

[2] Cette opinion a été assez vivement combattue par Cour-

manifestation locale d'une artério-sclérose généralisée.

Et ce qui nous porte à nous ranger à cet avis, c'est qu'ainsi s'expliquent non pas seulement les bourdonnements auriculaires, les vertiges, etc., mais encore cette *dyspnée d'effort* ou dyspnée de Corvisart, ce symptôme si typique d'artério-sclérose, consistant en ce que le « moindre

tade, dans sa réponse au docteur Régis (*Chronique médicale*, 1er février 1900, pp. 90 et suiv.). Le distingué spécialiste persiste à croire, en dépit des objections qui lui ont été opposées, que Jean-Jacques fut atteint d'épanchement labyrinthique, autrement dit de la maladie décrite sous le nom de *vertige de Menière* (Cf. *Gazette médicale de Paris*, 1861; *Annales des maladies du larynx, nez, oreilles*, 1899). En présence de ces deux doctrines contradictoires, nous avons prié notre collègue, le docteur Alb. Prieur, de soumettre le cas à un arbitre, et M. le docteur Gellé, dont tout le monde reconnaît la compétence, pour tout ce qui touche aux maladies de l'oreille, a bien voulu assumer cette tâche. M. le docteur Gellé s'est rangé, sans réserves, à l'avis de Régis, c'est-à-dire au nôtre. La surdité de Rousseau était, nous dit-il, un trouble fonctionnel, et non une lésion à grand fracas, comme l'est le vertige de Menière. « La vie de Rousseau nous montre l'évolution d'une névrose avec épuisement nerveux, d'une neurasthénie au cours de laquelle une lésion auriculaire ayant causé le choc labyrinthique, les troubles vertigineux, les bruits d'oreilles et les battements sont venus aggraver un état de santé déplorable et jeter le patient dans une démoralisation complète. » *La surdité de Jean-Jacques Rousseau*, par GELLÉ, dans la *France médicale* des 10 et 25 janvier 1901. Sur le même sujet, cf. *Archives internationales de laryngologie, d'otologie et de rhinologie*, septembre 1906, janvier-février 1907.

exercice cause un essoufflement accablant et que de temps en temps le sujet est forcé, pour respirer plus facilement, de suspendre sa marche, surtout quand il monte un escalier[1] ».

De même, les *crachements de sang*, qui affectèrent Rousseau, étaient, selon toute apparence, d'origine congestive.

Enfin, il n'est pas jusqu'à la *pollakiurie*, dont notre malade n'ait mentionné chez lui l'existence, pollakiurie nocturne, qui ne soit significative au point de vue de l'artério-sclérose[2].

Nous pouvons donc admettre, après analyse du travail si lumineux du professeur Régis, que Jean-Jacques Rousseau fut atteint d'*artério-sclérose neurasthénique*.

Quant à la variété d'aliénation dont le philosophe a offert les manifestations, le savant neurologue de Bordeaux n'a pas eu de peine à l'établir. Rousseau n'était pas un « vrai persécuté ». Il appartient à la catégorie de ces malades qui ont été désignés, par MM. Ballet et Séglas, sous le nom de *persécutés auto-accusateurs*, et par MM. Lalaune et Régis sous celui de *persécutés mélancoliques*[3].

[1] HUCHARD, *Traité clinique des maladies du cœur*, 3e édition, 105.
[2] *Chronique*, 1er avril 1900 (article du docteur Régis).
[3] Au diagnostic du savant professeur de Bordeaux, d'autres

Le franc persécuté est un être foncièrement susceptible, défiant, haineux, vindicatif, qui, en face d'injustices, d'hostilités, vraies ou supposées, se révolte, s'indigne et tend à se venger. Le mélancolique, au contraire, est un être doux, aimant, sensible, scrupuleux, qui, sous l'influence des mêmes causes, se déprime, s'affecte douloureusement et courbe plus ou moins la tête sous l'injure, qu'il se borne à repousser en innocent suppliant, quand il ne va pas jusqu'à l'accepter en coupable.

Or, que savons-nous de Jean-Jacques ? Qu'il possédait précisément, et au plus haut degré, les attributs intellectuels et moraux qui font les mélancoliques[1].

Un pareil trouble mental est-il incompatible avec l'artério-sclérose neurasthénique ? Assurément non. Cliniquement, en effet, « son délire n'a été que l'efflorescence mentale d'une *hyperesthésie neurasthénique*, orientée, par les circonstances mêmes, vers la suspicion maladive[2].

La preuve en est dans ce fait que, chez lui, la neurasthénie ne s'est pas effacée, ni même atténuée devant le délire, au moment de son éclosion. Au contraire, elle a

aliénistes ont fait des objections que nous ne discuterons pas, nous contentant de renvoyer ceux que la question intéresse à l'ouvrage des docteurs P. SÉRIEUX et CAPGRAS, *Les folies raisonnantes; le délire d'interprétation* (Paris, 1909), dont le chapitre IV est consacré en grande partie à Jean-Jacques Rousseau, considéré comme un « interprétateur du type résigné ».

[1] *Chronique médicale*, 15 juin 1900.
[2] *Chronique médicale*, 1er juillet 1900.

constamment marché de pair avec lui, en une évolution nettement commune, et jamais ces deux syndromes n'ont été l'un et l'autre aussi marqués qu'aux moments où les souffrances physiques se trouvaient à leur maximum.

Quant aux rapports du trouble mental de Rousseau avec l'artério-sclérose, ils résultent des particularités spéciales de son processus et de sa terminaison.

Comment, en effet, s'est achevée la mélancolie persécutée de Jean-Jacques ? Elle s'est achevée, ainsi que cela a généralement lieu dans les cérébropathies en rapport avec l'artérite chronique, par un apaisement et une diminution du délire, correspondant à un affaiblissement lentement graduel de l'intelligence, et cela jusqu'à l'ictus final.

L'apaisement et la diminution du délire, aux derniers temps de la vie de Jean-Jacques, sont indéniables. Très sensibles dans sa manière d'être, devenue calme, ils se manifestent avec la même évidence dans ses productions.

Rien n'est plus significatif à cet égard que la comparaison entre les *Dialogues* qui datent de 1775, et les *Rêveries*, qu'il écrivait encore à sa mort, en 1778. Autant les premiers sont passionnés, fiévreux, exaltés, sonnent la fêlure, comme dit M. Brunetière, autant les dernières sont touchantes et reposées dans leur sereine mélancolie. Dans cette œuvre, le plus humain et le plus délicat des chants du cygne, on trouve encore des idées de persécution, mais moins aiguës, moins intenses, avec quelque chose de tranquille et de rasséréné, comme le récit d'un vieillard qui évoquerait dans un lointain adouci les dramatiques événements de sa vie d'autrefois[1].

Une dernière question peut être posée : l'affection dont souffrit Rousseau était-elle curable ?

Avec l'arsenal dont dispose la thérapeutique moderne, nous pouvons répondre par l'affirmative. Un traitement et un régime spéciaux auraient sensiblement modifié l'état mental de Jean-Jacques, et son cas n'eût pas été au-dessus des ressources de nos psychiâtres.

Quant à son artério-sclérose, on en eût certainement pallié les divers symptômes, sans parvenir peut-être à remettre à une date bien lointaine l'échéance fatale réservée à ceux que l'usure artérielle achemine, par étapes, à un dénouement inévitable.

Il ressort, nous semble-t-il, de cette longue étude que, loin de jeter la pierre au philosophe de Genève, nous devons redoubler de gratitude envers lui, pour avoir usé sa santé à écrire les chefs-d'œuvre qui ont contribué à libérer l'esprit humain. Il nous faut juger ses défaillances avec d'autant plus d'indulgence que, par ses multiples infirmités, il a racheté plus cher la rançon de son génie.

[1] Docteur Régis (*Chronique médicale*, 1ᵉʳ juillet 1900).

A

LE « MASOCHISME » DE JEAN-JACQUES ROUSSEAU

(Extrait de *Psychopathia sexualis*, par M. Krafft-Ebing,
traduit par Émile Laurent.)

Par *masochisme*[1], j'entends cette perversion particulière de la *vita sexualis* psychique, qui consiste dans le
fait que l'individu est, dans ses sentiments et dans ses
pensées sexuels, obsédé par l'idée d'être soumis absolument et sans condition à une personne de l'autre sexe ;
d'être traité par elle d'une manière hautaine, au point de
subir même des humiliations et des tortures. Cette idée
s'accompagne d'une sensation de volupté ; celui qui en
est atteint se plaît aux fantaisies de l'imagination qui lui
dépeint des situations et des scènes de ce genre ; il cherche
souvent à réaliser ces images et, par cette perversion de
son penchant sexuel, il devient fréquemment plus ou
moins insensible aux charmes normaux de l'autre sexe,
incapable d'une *vita sexualis* normale, psychiquement
impuissant. Cette impuissance psychique n'a nullement
pour base l'*horror sexus alterius* ; elle est fondée sur ce

[1] Voir Féré, *Pathologie des émotions*, 445 (A. C.).

fait que la satisfaction du penchant pervers peut, comme dans les cas normaux, venir de la femme, mais non du coït.

Un fait intéressant et digne d'être noté, c'est qu'un des hommes les plus célèbres de tous les temps ait été atteint de cette perversion et en ait parlé dans son autobiographie, bien qu'avec une interprétation quelque peu erronée.

Il ressort des *Confessions* de Jean-Jacques Rousseau que ce grand homme était atteint de masochisme...

Rousseau raconte *in extenso* combien, avec ses grands besoins sexuels, il a souffert de cette sensualité étrange et évidemment éveillée par les coups de fouet, languissant de désirs et hors d'état de pouvoir les manifester. Ce serait cependant une erreur de croire que Rousseau ne tenait qu'à la flagellation seule. Celle-ci n'éveillait en lui qu'une sphère d'idées appartenant au domaine du masochisme. C'est là que se trouve en tout cas le noyau psychologique de son intéressante auto-observation. L'essentiel chez Rousseau, c'était l'idée d'être soumis à la femme. Cela ressort de ses *Confessions*, où il déclare expressément :

Être aux genoux d'une maîtresse impérieuse, obéir à ses ordres, avoir des pardons à lui demander, étaient pour moi de très douces jouissances.

Ce passage prouve donc que la conscience de la soumission et de l'humiliation devant la femme était pour lui la principale chose.

Il est vrai que Rousseau lui-même était dans l'erreur,

en supposant que ce penchant à s'humilier devant la
femme, n'avait pris naissance que par la représentation
de la flagellation, qui avait donné lieu à une association
d'idées.

N'osant jamais déclarer mon goût, je l'amusais du moins par
des rapports qui m'en conservaient l'idée.

Pour pouvoir saisir complètement le cas de Rousseau
et découvrir l'erreur dans laquelle il a dû tomber fatalement lui-même, en analysant son état d'âme, il faut comparer son cas avec les nombreux cas établis de *masochisme*, parmi lesquels il y en a tant qui n'ont rien à faire
avec la flagellation et qui, par conséquent, nous montrent
clairement le caractère original et purement psychique
de l'instinct d'humiliation.

C'est avec raison que Binet (*Revue anthropologique*,
XXIV, p. 256), qui a analysé à fond le cas de Rousseau,
attire l'attention sur la signification masochiste de ce
cas en disant :

Ce qu'aime Rousseau dans les femmes, ce n'est pas seulement
le sourcil froncé, la main levée, le regard sévère, l'attitude
impérieuse; c'est aussi l'état émotionnel dont ces faits sont la
traduction extérieure; il aime la femme fière, dédaigneuse,
l'écrasant à ses pieds du poids de sa royale colère.

L'explication de ce fait énigmatique de psychologie a
été résolue par Binet, par l'hypothèse qu'il s'agissait de
fétichisme, à cette différence près que l'objectif du fétichisme, l'objet d'attrait individuel (le fétiche), ne doit
pas toujours être une chose matérielle comme la main,

le pied, mais qu'il peut être aussi une qualité intellectuelle. Il appelle ce genre d'enthousiasme « amour spiritualiste », en opposition avec l'« amour plastique », comme cela a lieu dans le fétichisme ordinaire.

Ces remarques sont intéressantes, mais elles ne font que donner un mot pour désigner un fait; elles n'en fournissent aucune explication. Est-il possible de trouver une explication de ce phénomène ? C'est une question qui nous occupera plus loin...

Quelques pages plus loin, le même auteur reproduit l'observation d'un cas qui présente de grandes analogies avec celui de Rousseau.

Observation 72. — Mlle V. X..., trente-cinq ans, née d'une famille très chargée, se trouve depuis quelques années dans la phase initiale d'une *paranoia persecutoria*. Cette maladie a pour cause une *neurasthenia cerebrospinalis*, dont le point de départ doit être cherché dans une surexcitation sexuelle. Depuis l'âge de vingt-quatre ans, la malade était adonnée à l'onanisme. A la suite d'un espoir matrimonial déçu et d'une violente excitation sensuelle, elle en est venue à la masturbation et à l'onanisme psychique. Il n'y eut jamais chez elle d'affection pour des personnes de son propre sexe.

Voici les dépositions de la malade : « à l'âge de six à huit ans, l'envie m'a prise d'être fouettée. Comme je n'ai jamais été battue et que je n'ai jamais assisté à la flagellation d'autrui, je ne peux pas m'expliquer comment ce désir étrange a pu se produire chez moi. Je ne peux que m'imaginer qu'il est congénital. J'éprouvais un véritable sentiment de délice à ces idées de flagellation, et dans mon imagination, je me représentais combien ce serait bon d'être fouettée par une amie. Jamais la fantaisie ne m'est venue de me laisser fouetter par un homme. Je jouissais à l'idée seule, et n'ai jamais essayé de mettre à exécution mes fantaisies. A partir de l'âge de dix ans, j'ai perdu ces idées. Ce n'est qu'à l'âge de trente-quatre ans, lorsque j'eus lu les *Confessions* de Rousseau, que je compris ce que signifiait cette envie d'être flagellée, et qu'il s'agissait chez moi des mêmes idées morbides que chez Rousseau. Jamais, depuis l'âge de dix ans, je n'ai eu de pareilles tendances. »

Ce cas doit, évidemment, par son caractère primitif ainsi que par l'évocation de Rousseau, être classé comme cas de masochisme.

B

LA MALADIE DE JEAN-JACQUES ROUSSEAU

Par le professeur LALLEMAND (de Montpellier)[1].

... Les dernières observations que je viens de rapporter ont fait revivre dans ma mémoire beaucoup de traits singuliers, bizarres, dont j'avais été frappé dans ma jeunesse, en dévorant les ouvrages du citoyen de Genève; elles m'ont aussi rappelé les discussions acharnées, interminables, soutenues par ses partisans et ses détracteurs, touchant son caractère, ses actions et ses opinions. J'ai voulu relire, dans un but tout nouveau, ces écrits entraînants, et j'ai bientôt acquis la certitude que je ne m'étais pas trompé sur la véritable cause des promenades soli-

---

[1] Extrait des *Perles Séminales*, t. 2, par LALLEMAND, p. 265 à 292. Nous avons reproduit cette étude, si longue soit-elle, en raison de la notoriété de son auteur, de l'originalité de ses conceptions, et de la rareté de l'ouvrage qui les contient.

taires de Rousseau, de sa vie ambulante, de sa misanthropie sauvage et de ses étranges paradoxes contre la civilisation. Il m'a suffi, pour cela, d'ouvrir ses *Confessions*. J'y ai trouvé l'histoire détaillée, complète de sa maladie, quoiqu'il n'en ait pas eu la moindre idée, comme cela m'était arrivé dans une foule de mémoires à consulter, dont j'ai rapporté des extraits. Au reste, on va en juger.

En débutant, Rousseau nous apprend qu'il était né *infirme* et *malade*.

On espérait peu, dit-il, de me conserver. J'apportai les germes d'une incommodité que les ans ont renforcée.

Dans la seconde partie (livre VIII, page 143), il s'explique plus clairement :

Un *vice de conformation dans la vessie* me fit éprouver, durant mes premières années, une *rétention d'urine presque continuelle*; et ma tante Suzon, qui prit soin de moi, eut des peines incroyables à me conserver. Elle en vint à bout cependant; ma robuste constitution prit enfin le dessus, et ma santé s'affermit tellement, durant ma jeunesse, qu'excepté la maladie de langueur dont j'ai raconté l'histoire, et de *fréquents besoins d'uriner* que le moindre *échauffement me rendit toujours* incommodes, je parvins, etc.

Un peu plus loin, il ajoute :

A mon arrivée à Venise, la fatigue du voyage et les terribles chaleurs que j'avais souffertes, me donnèrent une *ardeur d'urine* et des *maux de reins*, que je gardai jusqu'à l'entrée de l'hiver...

Ce ne fut qu'après la détention de Diderot, que *l'échauffement* contracté dans mes courses de Vincennes, durant les terribles chaleurs qu'il faisait alors, me donna une violente *néphrétique*, depuis laquelle je n'ai jamais recouvré ma première
santé.

A la page suivante (144), il parle d'autres accidents de
même nature, qu'il éprouva vers l'âge de 40 ans.

Au moment dont je parle, m'étant peut-être un peu fatigué
au maussade travail de cette maudite caisse, je retombai plus
qu'auparavant et je demeurai dans mon lit cinq ou six semaines
dans le plus triste état qu'on puisse imaginer. Mme Dupin m'envoya le célèbre Morand, qui, malgré son habileté et la délicatesse de sa main, me fit souffrir des maux incroyables, et ne
put jamais venir à bout de me sonder. Il me conseilla de recourir
à Daran, dont les bougies plus flexibles parvinrent en effet à
s'insinuer ; mais, en rendant compte à Mme Dupin de mon
état, Morand lui déclara que dans six mois je ne serais pas en vie.

Cet accident décida Rousseau à refuser la place lucra-
tive qui lui était offerte, *afin de soigner sa santé en toute
liberté dans la retraite.*

Après le brillant succès du *Devin du village*, le roi fit
dire à l'auteur qu'il désirait le voir le lendemain sur les
onze heures. M. de Cury, chargé de ce message, lui fit
entendre qu'il s'agissait d'une pension. Cette nouvelle le
jeta dans une grande perplexité.

Ma première idée, dit-il, se porta sur un *fréquent besoin de
sortir*, qui m'avait fait beaucoup souffrir le soir même au
spectacle, et qui pouvait me tourmenter le lendemain, quand je
serais dans la galerie ou dans les appartements du roi, parmi
tous ces grands, attendant le passage de Sa Majesté.

Cette infirmité était la principale cause qui me tenait *écarté des cercles*, et qui m'empêchait d'aller m'enfermer *chez des femmes*. L'idée seule de l'état où ce *besoin* pouvait me mettre, était capable de me le donner *au point de m'en trouver mal*, à moins d'un esclandre auquel j'aurais préféré la mort, etc. (Page 174).

On sait que Rousseau finit par ne pas se rendre à cette invitation. Ce passage, en expliquant d'une manière bien simple sa détermination, montre aussi clairement de quelle infirmité il était attaqué, et quelle influence elle a exercée sur la plupart des actions de sa vie. Plus loin, il parle encore souvent des fréquentes attaques de son mal (livre IX, pages 253, 269; livre X, page 360).

A 50 ans, souffrant davantage, il se fit de nouveau sonder.

Au premier examen, dit-il (page 504), le frère Côme crut trouver une grosse pierre, et me le dit; au second, il ne la trouva plus.

Après avoir recommencé une seconde et une troisième fois avec un soin et une exactitude qui me firent trouver le temps fort long, il déclara qu'il n'y avait point de pierre, mais que *la prostate était squirrheuse et d'une grosseur surnaturelle...* C'est ainsi qu'après avoir été traité successivement pendant tant d'années, pour des maux que je n'avais pas, je finis par savoir que la maladie était incurable, etc.

Un peu plus tard, il prit l'habit d'Arménien.

Ce n'était pas, dit-il (livre XII, page 24), une idée nouvelle: elle m'était venue diverses fois dans le cours de ma vie, et elle me revint souvent à Montmorency, où le *fréquent usage des sondes*, me condamnant à rester souvent dans ma chambre, me fit mieux sentir tous les avantages de l'habit long, etc.

Rousseau étant mort à 66 ans, presque subitement, l'ouverture du corps fut faite avec un grand soin; mais on ne trouva aucune altération appréciable du côté des voies urinaires, et les médecins terminèrent leur rapport en émettant l'opinion, que

Les douleurs dans la région de la vessie, et les difficultés d'uriner que M. Rousseau avait éprouvées en divers temps, *surtout dans la première moitié de sa vie*, venaient d'un état *spasmodique des parties voisines du col de la vessie ou du col même…*

Puisqu'on n'a rien trouvé dans ces recherches, dirigées spécialement vers cet objet, il faut bien admettre, en effet, qu'il n'existait dans ces parties qu'un état nerveux particulier, une susceptibilité extraordinaire; et cette disposition était congénitale, car elle s'est manifestée immédiatement après la naissance. Voilà donc Rousseau dans les mêmes conditions, sous le rapport des organes urinaires, que beaucoup de malades dont il vient d'être question; voyons maintenant ce qui s'est passé du côté des organes génitaux, dont les liaisons avec les premiers sont si intimes.

J'avais senti le progrès des ans, dit-il (livre III, page 174); mon tempérament inquiet s'était enfin déclaré, et sa première éruption, *très involontaire*, m'avait donné sur ma santé des alarmes qui peignent mieux que toute autre chose l'innocence dans laquelle j'avais vécu jusques alors. Bientôt rassuré, j'appris ce *dangereux supplément* qui trompe la nature, et sauve les jeunes gens de beaucoup de désordres, aux *dépens de leur santé* et de leur *vigueur* et quelquefois de leur *vie*. Ce vice, que la *honte* et la *timidité* trouvent si commode, a de plus un grand attrait pour les *imaginations vives* : c'est de disposer, pour ainsi dire, à leur gré, de tout le sexe, et de faire servir à leurs plaisirs la beauté qui les tente sans avoir besoin d'obtenir son aveu. Séduit par ce funeste avantage, je *travaillai à détruire* la bonne constitution qu'avait établie en moi la nature, et à qui j'avais donné le temps de se bien former.

Ainsi, la puberté s'annonce par des *pollutions nocturnes, sans aucune provocation préalable*; bientôt elles sont suivies des plus graves *abus*.

Rousseau en indique parfaitement les funestes conséquences; mais il semble se complaire à les envelopper des formes oratoires les plus euphoniques, des images les plus séduisantes. Il revient dans plusieurs endroits sur ce triste sujet (voy. entre autres, livre IV, page 264; livre VII, p. 65); mais, nulle part, il n'en parle avec la foudroyante éloquence, que son indignation lui inspire habituellement pour flétrir des vices moins honteux.

A 32 ans, lorsqu'il était secrétaire d'ambassade à Venise, il n'y avait pas encore renoncé.

On conçoit l'impression que ces manœuvres ont dû produire sur des organes éminemment irritables, dont les contractions spasmodiques se sont annoncées dès l'enfance par de graves rétentions d'urine; dès la puberté, par des évacuations spontanées.

De 20 à 23 ans, Rousseau conçoit de nombreuses passions, entame une foule d'aventures sans leur donner suite; il reconduit à Fribourg la petite Merceret, suivante de Mme de Warens, couche dans la même chambre pendant toute la route, en reçoit des agaceries sans en profiter (page 288). Il termine aussi gauchement plusieurs autres intrigues. Enfin, Mme de Warens dont il était épris et avec laquelle il vivait dans la plus grande intimité depuis plusieurs années, se détermine, *pour le soustraire aux dangers de son âge*, à lui accorder ses faveurs, et l'en prévient huit jours à l'avance.

On croira, dit-il (p. 312), que ces huit jours me durèrent huit siècles : tout au contraire, j'aurais voulu qu'ils les eussent duré en effet. Je ne sais comment décrire l'état où je me trouvai ; plein d'un certain effroi mêlé d'impatience, redoutant ce que je désirais, jusqu'à chercher quelquefois tout de bon dans ma tête *quelque honnête moyen d'éviter d'être heureux...* Naturellement, ce que j'avais à craindre dans l'attente de la possession d'une personne si chérie, était de l'anticiper, et de ne pouvoir assez gouverner mes désirs et mon imagination pour rester maître de moi-même. On verra que, *dans un âge avancé, la seule idée de quelques légères faveurs qui m'attendaient près de la personne aimée, animait mon sang à tel point qu'il m'était impossible de faire* impunément *le court trajet qui me séparait d'elle.* Comment, par quel prodige, dans la fleur de ma jeunesse, eus-je si peu d'empressement pour la première jouissance ? Comment pus-je en voir approcher l'heure avec plus de peine que de plaisir ? Comment, au lieu des délices qui devaient m'enivrer, sentis-je de la *répugnance* et des *craintes ?*

Il n'y a point à douter que si j'avais pu me dérober à mon bonheur avec bienséance, je ne l'eusse fait de tout mon cœur... (p. 314). Ce jour, plutôt redouté qu'attendu, vint enfin. Je me vis pour la première fois dans les bras d'une femme et d'une femme que j'adorais. Fus-je heureux ? *Non*, je goûtai le plaisir. Je ne sais quelle invincible tristesse en empoisonnait le charme. (Page 316).

Peu de temps après cette singulière initiation, la santé de Rousseau s'altéra successivement. La manière dont il s'exprime à cet égard (livre V, page 352) est très remarquable; on y trouve les principaux traits déjà signalés par Hippocrate, comme caractéristiques de la consomption dorsale.

Je ne sais d'où vient qu'étant bien conformé par le coffre et ne faisant d'excès d'aucune espèce, je *déclinais à vue d'œil*; j'ai une assez bonne carrure, la poitrine large, mes poumons doivent y jouer à l'aise; cependant j'avais la *courte haleine*, je me sentais oppressé, *je soupirais involontairement*, j'avais des *palpitations*, je crachais du sang, la fièvre lente survint, et *je n'en ai jamais été quitte*. Comment peut-on tomber dans cet état à la fleur de l'âge, sans avoir aucun viscère vicié, sans avoir rien fait pour détruire sa santé ?

Cependant, l'air de la campagne ne me rendit pas ma première santé. J'étais languissant; je le devins davantage. Je ne pus supporter le lait; *il fallut le quitter*.

...Je me mis à l'*eau* et si peu discrètement qu'elle faillit me guérir, non de mes maux, mais de la vie... Je quittai *tout à fait le vin* à mes repas. Bref, je fis si bien, qu'en moins de deux mois *je me détruisis complètement l'estomac*, que j'avais eu très bon jusque-là. *Ne digérant plus*, je compris qu'il ne fallait plus espérer de guérir.

Dans ce même temps, il m'arriva un accident aussi singulier par ses suites que par lui-même. (P... 366.)

Un matin, que je n'étais pas plus mal qu'à l'ordinaire, en dressant une petite table sur son pied, je sentis dans tout mon cœur une *révolution subite et presque inconcevable*. Je ne saurais mieux la comparer qu'à une espèce de *tempête* qui, s'éleva dans mon sang et gagna dans l'instant tous mes membres. Mes artères se mirent à battre d'une si grande force, que non seulement je sentais leur battement, mais je l'entendais même, et surtout celui des carotides. Un grand *bruit d'oreilles* se joignit à cela ; et ce bruit était triple ou plutôt quadruple, savoir un bourdonnement grave et sourd, un murmure plus clair, comme d'une eau courante, un sifflement très aigu, et le battement que je viens de dire, et dont je pouvais aisément compter les coups... Ce bruit interne était si grand qu'il m'ôta la finesse d'ouïe que j'avais auparavant, et me rendit non tout à fait sourd, mais dur d'oreille, comme je le suis *depuis ce temps-là*.

Au bout de quelques semaines, voyant que je n'étais ni mieux, ni pis, je quittai le lit et repris ma vie ordinaire avec mon battement d'artères et mes bourdonnements, qui, depuis ce temps-là, c'est-à-dire depuis trente ans, ne *m'ont pas quitté une minute*.

J'avais été jusqu'alors grand dormeur. La *totale privation du sommeil* qui se joignit à tous ces symptômes, et *qui les a constamment accompagnés jusqu'ici*, acheva de me persuader qu'il me restait peu de temps à vivre (P. 368).

... Rien ne me procurait un soulagement réel ; mais, n'ayant pas de douleurs vives, je m'accoutumais à languir, à ne pas dormir, à penser au lieu d'agir, et enfin à regarder le dépérissement successif et lent de ma machine, comme un progrès inévitable que la mort seule pouvait arrêter (P. 377).

... Quand j'avais donné six coups de bêche, j'étais hors d'haleine, la sueur me ruisselait, je n'en pouvais plus.

Quand j'étais baissé, mes battements redoublaient, et le sang me montait à la tête avec tant de force qu'il fallait bien vite me redresser (P. 377).

Il faut que je ne sois pas né pour l'étude, car *une longue application me fatigue*, à tel point qu'il m'est impossible de m'occuper une *demi-heure de suite avec force* du même sujet, et surtout en *suivant les idées d'autrui...*

Si je m'obstine, je *m'épuise inutilement, les éblouissements* me prennent, *je ne vois plus rien* (P. 379).

... *La peur de l'enfer* m'agitait encore souvent... Toujours craintif, et flottant dans cette cruelle incertitude, j'avais recours, pour en sortir, aux expédients les plus risibles, et pour lesquels je ferais volontiers enfermer un homme, si je le voyais en faire autant. Un jour, rêvant à ce sujet, je m'exerçais machinalement à lancer des pierres contre des troncs d'arbre, et cela avec mon adresse ordinaire, c'est-à-dire sans presque en toucher aucun. Tout au milieu de ce bel exercice, je m'avisai de m'en faire une espèce de pronostic pour calmer mon inquiétude. Je me dis : « Je m'en vais jeter cette pierre contre l'arbre qui est vis-à-vis de moi : si je le touche, signe de salut ; si je le manque, signe de damnation. Tout en disant ainsi, je jette ma pierre d'une main *tremblante* et avec un *horrible battement de cœur*, mais si heureusement, qu'elle va frapper au beau milieu de l'arbre ; ce qui véritablement n'était pas difficile, car j'avais eu soin de le choisir fort gros et fort près. Depuis lors je n'ai pas douté de mon salut (P. 392).

Cependant ma santé ne se rétablissait point ; je dépérissais au contraire à vue d'œil ; j'étais pâle comme un mort et maigre comme un squelette ; mes battements d'artères étaient terribles, mes palpitations plus fréquentes ; j'étais continuellement oppressé, et ma faiblesse enfin devint telle que *j'avais peine à me mouvoir* ; je ne *pouvais presser le pas sans étouffer*, je ne pouvais *me baisser* sans avoir des vertiges, je ne pouvais soulever le plus léger fardeau ; j'étais réduit à *l'inaction la plus tourmentante* pour un homme aussi remuant que moi. Il est certain qu'il se mêlait à cela beaucoup de vapeurs. Les *vapeurs* sont les maladies des gens *heureux*, c'était la mienne : *les pleurs que je versais souvent sans raison de pleurer, les frayeurs vives au bruit d'une feuille ou d'un oiseau, l'inégalité d'humeur dans le calme de la plus douce joie,* tout cela marquait cet ennui du bien-être qui fait pour ainsi dire *extravaquer la sensibilité...* Quand j'aurais pu jouir délicieusement de la vie, ma machine *en décadence* m'en empêchait, *sans qu'on pût dire où la cause du mal avait son vrai siège* (P. 399).

Pour m'achever, ayant fait entrer un peu de *physiologie* dans mes lectures, je m'étais mis à étudier l'*anatomie*; et passant en revue la multitude et le jeu des pièces qui composaient ma machine, je m'attendais à sentir détraquer tout cela vingt fois le jour : loin d'être étonné de me trouver mourant, je l'étais que je pusse encore vivre, et je ne lisais pas la description d'une maladie que je ne crusse être la mienne... A force de chercher, de réfléchir, de comparer, j'allais m'imaginer que la base de ma maladie était un polype du cœur...

... Je tendis tous les ressorts de mon esprit pour chercher comment on pouvait guérir d'un polype au cœur, résolu d'entreprendre cette merveilleuse cure. Dans un voyage qu'Anet avait fait à Montpellier..., on lui avait dit que M. Fizes avait guéri pareil polype. Maman s'en souvint et m'en parla. Il n'en fallut pas davantage pour m'inspirer le désir d'aller consulter M. Fizes. L'espoir de guérir me fit retrouver du courage et des forces pour entreprendre ce voyage (P. 400).

En lisant les détails de cette maladie de langueur si extraordinaire, dont Rousseau cherche vainement à se rendre compte, il est impossible de ne pas reconnaître les symptômes généraux qui accompagnent presque toujours les pollutions diurnes; et rien n'est plus facile que de se rendre compte de leur apparition, quand on se rappelle l'affection congénitale des organes urinaires, l'apparition spontanée des pollutions nocturnes |dès le début de la puberté, la funeste habitude contractée bientôt après, les singulières inquiétudes qui précédèrent les premiers rapports sexuels, le peu de plaisir qu'ils lui procurèrent et la promptitude avec laquelle la santé se dérangea dès que cette liaison fut établie. Rousseau prétend, à la vérité, que Mme de Warens était très froide : il nous apprend même qu'elle avait un autre amant. Mais en fait d'excès, tout est relatif, et la suite de ses *Confessions* prouve assez que, sous ce rapport, il n'avait pas été favorisé de la *bienfaisante nature*.

Tous les médecins de Montpellier le traitèrent de *malade imaginaire*, comme cela se voit encore tous les jours en pareil cas : mais il sentait bien, lui, qu'il ne pouvait pas les croire sur parole, et il avait raison de s'en moquer, en disant :

Ces messieurs ne connaissaient rien à mon mal: donc je n'étais pas malade : car comment supposer que des docteurs ne sussent pas tout ?... (Page 418).

Si nous suivons Rousseau dans ses autres aventures amoureuses, nous le verrons toujours sous le même point de vue. Dans sa courte intrigue avec Mme de Larnage (livre VI, pages 402 et suiv.), ce fut elle qui fit tous les frais ; encore, toutes ses démarches et ses agaceries eussent été perdues, si elle n'avait pris le parti de brusquer le dénouement. Elle *usa sobrement de sa victoire*, dit Rousseau, et quatre ou cinq jours après, il fallut se séparer. Cependant il ajoute aussitôt (p. 411) :

J'avoue qu'il était temps... Malgré toute la *discrétion de la dame*, il ne me restait guère que la *bonne volonté*. Nous donnâmes le change à nos regrets par des projets pour notre réunion...

Cependant au moment de les mettre à exécution, il lui vint des *scrupules*, et il *brûla l'étape* pour se rendre près de Mme de Warens, dont il croyait être impatiemment attendu. En arrivant, il trouva la place prise par un garçon perruquier, stupide, mais robuste et actif. Mme de Warens l'instruisit de tout sans détour, lui offrant de partager : *trouvant, quant à elle, la chose toute simple*, lui reprochant *sa négligence dans la maison* et ses *fréquentes absences* (p. 426).

Sa mésaventure à Venise avec cette Zulietta dont il fait le portrait le plus séduisant et dont il a gardé le souvenir jusque dans ses derniers jours, est encore plus caractéristique (liv. VII, p. 72).

A peine eus-je connu, dans les premières familiarités, le prix de ses charmes et de ses caresses, que de *peur d'en perdre le fruit d'avance*, je voulus me hâter de le cueillir. Tout à coup, au lieu des flammes qui me dévoraient, je sens un froid mortel couler dans mes veines ; les jambes me flageolent, et prêt à me trouver mal, je m'assieds, et je pleure comme un enfant.

Malgré les explications que Rousseau se plaît à donner de cette catastrophe, on comprend pourquoi il s'écrie dans sa douleur : « Non, la nature ne m'a pas fait pour jouir » ; pourquoi Zulietta, femme experte s'il en fut, lui dit d'un ton froid et dédaigneux : Zanetto, *lascia le donne, et studia la matematica* (P. 74).

Après avoir brûlé pour beaucoup de femmes d'une ardeur subite, mais discrète et sans conséquence, après avoir eu Thérèse, à peu près comme Mme de Warens et Mme de Larnage, sans désir, sans amour et presque sans plaisir (livre IX, p. 220). Rousseau ne trouva pas le bonheur dans la possession, le chercha longtemps dans ses souvenirs, ou dans la création de beautés imaginaires, qu'il douait de toutes les perfections et qu'il préférait aux réalités. « J'ai souvent regretté, dit-il (liv. IX, p. 254), qu'il n'existât pas de Dryades; c'eût été infailliblement parmi elles que j'aurais fixé mon attachement. »

C'est dans cette disposition d'esprit qu'il connut Mme d'Houdetot et qu'il conçut pour elle cette malheureuse passion qui occupe une si grande place dans l'histoire de ses chagrins. Je n'essaierai pas d'en donner une idée; il serait, d'ailleurs, trop long d'en rappeler les principales circonstances; mais ceux qui les liront dans les *Confessions* pourront facilement s'apercevoir que l'imagination de l'auteur en faisait tous les frais. Mme d'Houdetot aimait Saint-Lambert dont Rousseau était l'ami; ils en parlaient ensemble et ils étaient heureux.

Tendres confidences l'un de l'autre, dit-il (liv. IX, p. 282), nos sentiments avaient tant de rapport, qu'il était impossible qu'ils ne se mêlassent pas en quelque chose; et toutefois, au milieu de cette dangereuse ivresse, jamais elle ne s'est oubliée un moment; et moi, du reste, je jure que si, quelquefois égaré par mes sens, j'ai tenté de la rendre infidèle, *jamais je ne l'ai véritablement désiré*. La véhémence de ma passion la contenait par elle-même. *Le devoir des privations* avait exalté mon âme. L'éclat de toutes les vertus ornait à mes yeux l'idole de mon cœur ; en souiller la divine image, eût été l'anéantir. J'aurais pu commettre le crime ; mais avilir ma Sophie ! Ah ! cela se pourrait-il jamais ! Non, non, je le *lui ai cent fois dit à elle-même, eussé-je été le maître de me satisfaire, sa propre volonté l'eût-elle mise à ma discrétion*, hors quelques courts moments de délire, *j'aurais refusé d'être heureux à ce prix... Je l'aimais trop pour vouloir la posséder.*

... Je rêvais en marchant à celle que j'allais voir, à l'accueil caressant qu'elle me ferait, au baiser qui m'attendait à mon arrivée.

Ce seul baiser, ce baiser *funeste*, avant même de le recevoir, m'embrasait le sang à tel point, que ma tête se troublait ; un éblouissement m'aveuglait, mes genoux tremblants ne pouvaient me soutenir ; j'étais forcé de *m'arrêter, de m'asseoir* ; toute ma machine était dans un *désordre inconcevable* : j'étais *prêt* à *m'évanouir.*

Instruit du *danger*, je tâchais, en partant, de me distraire et de penser à autre chose. Je n'avais pas fait vingt pas que les mêmes souvenirs et *tous les accidens qui en étaient la suite* revenaient m'assaillir sans qu'il me fût possible de m'en délivrer ; et de quelque façon que je m'y sois pu prendre, je ne crois pas qu'il me soit *jamais* arrivé de faire *seul* ce trajet *impunément.* J'arrivais à Eaubonne, *faible, épuisé, me soutenant à peine* (P. 284).

... Cet état, et surtout sa durée, pendant trois mois *d'irritation continuelle* et de privation, me jeta dans un épuisement dont je n'ai pu me tirer de plusieurs années, et finit par me donner une *descente* que j'emporterai ou qui m'emportera au tombeau. Telle a été la seule jouissance amoureuse de l'homme du tempérament le plus *combustible*, mais le plus timide en même temps, que la nature ait jamais produit. Telles ont été les derniers beaux jours qui m'aient été comptés sur la terre : ici commence le long tissu des malheurs de ma vie, où l'on verra peu d'interruption (P. 285).

Ces divers passages n'ont pas besoin de commentaires. Tout le monde comprendra facilement de quelle nature étaient les *accidents* qui arrivaient à Rousseau, lorsqu'il s'acheminait vers le lieu du rendez-vous ; comment ils devaient modifier ses sentiments, ses intentions ; pourquoi *ces trois mois d'irritation continuelle* ont jeté dans un *épuisement* irréparable l'homme le plus *combustible*, malgré la *privation* dont ces rapports incendiaires étaient accompagnés. Mais il est bon de remarquer que ces *accidents* quotidiens, *inévitables, diurnes*, au lieu d'indiquer une *vigueur inépuisable*, comme Rousseau se plaît à le croire, prouvent seulement une grande irritation, une susceptibilité extraordinaire de ses organes, disposition congénitale accrue par de funestes habitudes. Ces *accidents* étaient les seuls qui pussent le frapper. Pour observer les autres, il eût fallu des connaissances que personne ne possédait alors, et qui sont encore bien peu répandues aujourd'hui.

A partir de cette époque, les fonctions génitales cessèrent tout à fait. Voici la raison qu'en donne Rousseau : d'abord, sa passion pour Mme d'Houdetot lui fit négliger Thérèse ; ce qui explique parfaitement les *accidents* journaliers qui l'épuisaient. Plus tard, il renonça complètement à ses rapports avec cette dernière, dans la crainte d'en avoir d'autres enfants. « J'aimerais mieux, dit-il (livre XII, page 44), me condamner à l'abstinence que d'exposer Thérèse à se voir derechef dans le même cas. »

On aurait lieu de s'étonner de ce scrupule un peu tardif, s'il n'ajoutait immédiatement après : « J'avais d'ailleurs remarqué que *l'habitation des femmes empirait sensiblement mon état.* » Voilà le véritable motif de sa résolution, et l'on comprendra facilement pourquoi les rapprochements sexuels produisaient cet effet.

C'est également à cette époque, chose bien remarquable, que Rousseau fait remonter tous ses malheurs, et ce n'est pas sans raison, non qu'il ait eu plus à se plaindre du sort, ou de *ses ennemis*; sa santé s'altéra de plus en plus; son caractère s'aigrit, devint inquiet, susceptible, défiant, et la plus profonde hypocondrie répandit sur le reste de ses jours un voile épais de tristesse et d'amertume. *La maladie de langueur* dont il a été question d'abord, était due à la même cause. Mais il était jeune alors, il pouvait compter sur les ressources de son âge et de sa constitution; l'espérance l'accompagnait partout; il n'avait pas de hernie; il ne souffrait pas autant de sa vessie; son amour-propre n'avait pas été exalté par l'admiration publique, ni déchiré par la critique. Enfin, sa maladie n'était pas arrivée au même degré; elle ne pouvait donc produire alors cette misanthropie sauvage qui lui a été tant reprochée.

Entre ces deux époques principales, il est encore possible de suivre la lourde influence de cette affection méconnue, non seulement sur les fonctions génito-urinaires, mais encore sur tout le reste de l'économie.

J'ai fait remarquer, chez tous ceux qui sont tourmentés par cette cause occulte d'agitation et d'affaiblissement, un besoin irrésistible de manger, de changer de place; une sensibilité excessive, d'où naît une grande disposition à s'attendrir, à pleurer, ainsi qu'à s'irriter, à s'offenser. On a vu qu'ils étaient excessivement timides, sans cesse préoccupés de leur santé, qu'ils recherchaient la solitude et la liberté pour y rêver à loisir; qu'ils avaient une aversion profonde pour la société où ils se trouvaient mal à l'aise, pour ses exigences qui les gênaient. Rousseau s'est peint lui-même sous tous ces traits dans ses *Confessions*. Il regrette (livre IV, page 259) de n'avoir pas conservé de journal des nombreux voyages qu'il a faits *seul et à pied*.

La marche, ajoute-t-il, a quelque chose qui anime et avive mes idées: *je ne puis presque penser quand je reste en place; il faut que mon corps soit en branle pour y mettre* mon esprit. La vue de la campagne, la succession des aspects agréables, le *grand air*, le grand appétit, la *bonne santé que je gagne en marchant*, la liberté du cabaret, l'éloignement de tout ce qui me fait sentir ma dépendance, de tout ce qui *me rappelle ma situation*, tout cela dégage mon âme, me donne une plus grande audace de penser, etc.

C'est à ce besoin de mouvement et d'air libre qu'il attribue ses continuelles excursions, souvent très longues, ses promenades solitaires, dans lesquelles il a puisé l'amour de la botanique, comme tant d'autres de ces malades; ce qui est d'autant plus frappant qu'il paraissait moins disposé aux études positives.

C'est à la même cause qu'il faut rapporter ces continuels déplacements, cette vie inquiète, errante, aventureuse; cette préférence constante pour les voyages à pied, non seulement pour *marcher*, mais encore pour être *seul*. On voit à chaque page de ses ouvrages avec quelles délices il s'enfonçait pendant des journées entières, dans les sites les plus escarpés, les plus sauvages, recherchant toujours les endroits les moins fréquentés, et là, versant des larmes abondantes sans savoir pourquoi.

C'est une chose bien remarquable que cette disposition à pleurer : il est peu de pages de ses *Confessions* où il ne soit question de ces attendrissements poussés jusques aux larmes. Sans doute ces expressions ne doivent pas être prises toujours à la lettre; mais, le plus souvent, il n'est pas possible de s'y méprendre.

Il ne parle pas moins fréquemment de son excessive timidité, de la facilité avec laquelle il se déconcertait, perdant le fil de ses idées et le mot propre ; il peint souvent le dépit qu'il éprouvait d'avoir trouvé trop tard ce qu'il eût fallu dire, ce qu'il disait avec éloquence dès qu'il était seul. Il sentait parfaitement que cette excessive timidité l'empêchait de tenir dans la société la place que sa supériorité intellectuelle lui assignait. Il s'y voyait continuellement écrasé par des gens d'un mérite très mince, mais pleins d'aplomb, et son embarras était d'autant plus grand, que tous les yeux étaient fixés sur lui, qu'on était plus avide de l'entendre. Il se retirait avec la conscience de n'avoir pas répondu à l'attente générale.

Il avait un autre motif puissant pour ne pas aimer les réunions nombreuses, surtout celles des femmes, *c'était ce besoin pressant et fréquent d'uriner*, que j'ai si souvent fait remarquer chez ces malades.

La crainte seule de ce qui pouvait en résulter suffisait pour le mettre au supplice. On a déjà vu que c'étaient ces motifs qui l'avaient empêché de se rendre à l'invitation du roi, après le succès du *Devin du village*, à refuser un emploi très lucratif dans les finances, à s'habiller en Arménien, etc. Les autres singularités qu'on lui reproche sont aussi faciles à expliquer et ne tiennent pas davantage à un raffinement d'amour-propre : il ne faut voir dans ce mépris des entraves sociales qu'un besoin absolu d'indépendance, provenant de sa position comme malade.

Les contradictions continuelles qu'on lui a reprochées dans sa conduite publique et privée, dans ses actions les plus importantes comme dans les plus insignifiantes, dans ses paroles aussi bien que dans ses écrits ; ces bizarreries, ces contradictions sont inexplicables, j'en conviens, quand on n'envisage Rousseau que d'une manière *abstraite* ainsi qu'on l'a toujours fait ; rien n'est, au contraire, plus facile à concevoir, si l'on veut se figurer l'homme de génie luttant contre une maladie sourde, inconnue, essentiellement variable, qui fait osciller toutes ses fonctions et soumet tous ses organes, surtout le cerveau, à ses moindres caprices. J'ai rapporté vingt exemples semblables, parmi lesquels j'indiquerai particulièrement les nᵒˢ 50, 81 et 115, à cause de la haute capacité intellectuelle de ces malades.

Il n'y a pas eu plus de trames et de conspirations ourdies contre Rousseau, qu'il n'y en eut contre plusieurs malades fort obscurs, qui cependant y croyaient aussi fermement. S'il fut injuste envers ses anciens amis en les

accusant de perfidie, il n'y eut pas moins d'injustice à
l'accuser d'ingratitude et de fausseté. Les torts dont il se
plaignait furent imaginaires, ou fort exagérés, sans
doute; mais il n'a pas dépendu de sa volonté de voir
autrement, de croire autre chose, d'agir d'après d'autres
convictions. Il était le jouet de son imagination; mais ce
n'était pas volontairement qu'il lui faisait produire les
tristes fantômes qui l'agitaient : c'était bien certainement sa maladie qui le rendait mécontent de lui-même
et des autres, et il n'était pas en son pouvoir de s'en
rendre compte.

Il n'y a donc jamais eu chez lui ni calcul de brusquerie et de singularité, ni fausseté de cœur, ni affectation
de sensibilité, ni ingratitude de caractère. Abstraction
faite du génie, j'ai trouvé plus ou moins de tout cela
chez tous les malades tourmentés par ces fâcheuses évacuations, et j'ai toujours vu ces phénomènes disparaître
avec la cause qui agissait sur toute l'économie.

Ces conditions étant connues, examinons l'influence
qu'elles ont dû exercer sur les opinions de Rousseau.

Dans ses nombreuses excursions, dans ses promenades
solitaires de tous les jours, il se trouvait constamment
bien des promenades en plein air : toutes ses fonctions
s'exécutaient avec plus d'énergie et de liberté. Comme
tous ceux qui souffrent habituellement, il mit la santé
au-dessus de tous les biens ; se sentant faible, il dut
attacher un grand prix à la force physique. Il avait la
conception facile, mais un travail opiniâtre dans le cabinet lui était toujours nuisible : il devait donc *juger par
sentiment*, plutôt que par l'investigation laborieuse des

faits et arriver à cette conséquence bizarre : *L'homme qui médite est un animal dépravé*. Que rencontrait-il dans les champs? De *robustes* villageois, empressés à lui être utiles, de lui offrir l'hospitalité avec le *désintéressement* qu'on leur connaît. Il les vit donc toujours *bons, vertueux*. Que de raisons pour aimer la vie *champêtre*, pour croire aux *mœurs des champs !* De ces premières idées à la conception de l'homme, *sortant parfait des mains de la nature*, la transition n'était pas difficile.

D'un autre côté, que trouvait-il en rentrant dans Paris?

Des rues sombres, sales, bruyantes; un air épais, infect, privé des rayons vivifiants du soleil et du parfum des plantes. Dans ses relations littéraires, il rencontrait des amours-propres opposés au sien, des discussions plus ou moins aigres et pénibles ; dans le monde, il était froissé par mille entraves ; sa timidité ne lui permettait pas d'y briller par l'à-propos et la saillie ; il sentait qu'il n'y était pas apprécié à sa valeur. Rentré chez lui, plus susceptible, plus aigri contre la société, il n'en sentait que plus vivement les injustices et les abus. Son ressentiment lui rendait, dans la solitude, d'autant plus de hardiesse et de fierté, qu'il avait éprouvé plus d'embarras et de faiblesse au milieu du monde. C'est alors surtout qu'il devait regretter plus vivement ses plaisirs champêtres, si paisibles et surtout si salutaires. Ses prédilections devaient donc être pour tout ce qui le rapprochait de la *simple nature* ; son antipathie, contre les grandes villes, contre la civilisation et toutes ses conséquences.

C'est dans ces dispositions d'esprit que vint le surprendre le fameux programme de l'Académie de Dijon, sur l'influence des sciences et des arts relativement aux mœurs. Une pareille question ne pouvait le laisser indifférent, et son parti devait être bientôt pris.

Des discussions acharnées, interminables, se sont élevées sur les véritables motifs qui ont engagé Rousseau à se prononcer contre la civilisation ; et ce n'est pas sans raison qu'on a donné une grande importance à ces motifs, car ils peuvent seuls permettre d'apprécier la moralité des plus importantes actions de la vie de Rousseau. En effet, les idées qu'il a émises dans ce mémoire, se retrouvent ensuite dans tous ses ouvrages, et servent de base à sa conduite ultérieure. C'est le point de départ de sa gloire et de sa rupture avec ses anciens amis ; c'est la cause première de ses plus violents chagrins.

Ce que je viens de dire des antécédents de Rousseau permet de comprendre facilement pourquoi sa détermination fut si prompte et sa nouvelle direction si durable. Ses opinions avaient été préparées de longue main par l'état ordinaire de sa santé, auquel il faut attribuer ses habitudes, son genre de vie, son besoin de solitude, de mouvement et de liberté ; elles n'attendaient donc qu'une circonstance favorable pour bouillonner dans sa tête et faire explosion. Cette circonstance s'est présentée quand a paru le programme en question, et je ne vois rien d'extraordinaire dans les effets qu'il dit en avoir éprouvés ; il crut voir un *autre univers*, il devint un *autre homme*, il était *dans une agitation qui tenait du délire* (livre VIII, p. 122).

Une pareille effervescence est facile à concevoir dans

un homme d'une imagination aussi ardente, qui croit apercevoir une série de vérités nouvelles, importantes, appuyées par ses souvenirs et ses lectures. Mais cette émotion a-t-elle pu réellement être portée au point de lui faire répandre des larmes abondantes, sans qu'il s'en aperçût? (seconde Lettre à M. de Malesherbes). On n'en doutera pas, si l'on se rappelle tous les cas de cette nature que j'ai rapportés, et ce qu'il dit lui-même dans vingt endroits de ses *Confessions*, de sa disposition à s'attendrir et à pleurer.

Le parti qu'il prit fut trop commode à ses dispositions morales, pour avoir pu être le résultat d'un froid calcul ; sa détermination a été soudaine, mais non fortuite, et encore moins intéressée. Ses autres ouvrages sont empreints des mêmes opinions, parce que leur cause première n'a fait que se développer en lui. Il n'y a pas d'éloquence sans conviction : les sophismes d'un froid rhéteur peuvent embarrasser un instant, mais ils n'entraînent personne. Cependant qui fut jamais plus éloquent, plus séduisant que Rousseau, même dans la peinture de ses misères? Il était donc profondément convaincu. Ses illusions, ses paradoxes, ses chagrins tiennent à la même cause sans doute, mais cette cause première n'est pas le programme de l'Académie de Dijon : c'est la maladie qui l'a éloigné du monde, pour le plonger dans les mélancoliques égarements de la solitude, qui a fini par le jeter dans la misanthropie la plus sauvage, la plus malheureuse, et peut-être dans le suicide. J'ai retrouvé les mêmes besoins d'indépendance et de mouvement, la même susceptibilité, la même aversion pour la société, la même passion pour la solitude, la même méfiance des hommes, les mêmes plaintes contre eux, la même exaltation dans les idées, les mêmes erreurs enfin, chez une foule de malheureux tourmentés par la même maladie. Leurs goûts, leurs actions, leurs idées étaient les mêmes, quant au fond : plusieurs d'entre eux avaient également éprouvé, dès leur plus tendre enfance, des symptômes d'affection des voies urinaires, et en conservèrent quelque chose pendant tout le reste de leur vie.

On s'étonnera sans doute de voir Rousseau produire des chefs-d'œuvre dans un pareil état de santé. Mais j'ai déjà fait observer bien des fois, que ces maladies offrent des nuances infinies dans leur intensité, et l'on vient de voir, par de nombreux exemples, que celles qu'on peut appeler chroniques, constitutionnelles, sont les plus opiniâtres, mais les moins graves ; qu'elles suivent une marche essentiellement intermittente ; qu'une vie active, ambulante, peut en suspendre les fâcheux effets pendant plusieurs années, tandis qu'une existence sédentaire et des travaux intellectuels les exaspèrent constamment. (Voyez surtout les observations 114 et 115.)

Rousseau n'a donc différé de la plupart de ces malades, que par la supériorité de ses fonctions intellectuelles ; supériorité dont il est facile de se rendre compte, en jetant un coup d'œil sur le buste fait par Houdon, d'après un plâtre moulé sur nature, et en se rappelant ce que dit Mercier de la *beauté*, de la *forme antique* du *front* de son ami.

Ces considérations sur Rousseau sont peut-être bien étendues ; mais personne n'a exercé une influence plus directe, plus énergique sur notre immense Révolution ; personne n'a remué plus profondément toutes les sociétés modernes ; personne n'a conservé des admirateurs plus enthousiastes, des détracteurs plus acharnés. Il m'a paru d'un très grand intérêt de remonter aux causes de la maladie sourde qui a si grandement agi sur cette puissante organisation cérébrale ; de montrer l'étrange influence de cette affection méconnue, sur le caractère, sur les actions, sur les erreurs et les étonnantes aberrations de ce génie entraînant. Les détails minutieux contenus dans ses *Confessions* me permettaient de donner la démonstration complète de cet intéressant problème, et je n'ai pas voulu la tronquer.

Maintenant, j'espère qu'on pourra juger Rousseau comme il désirait l'être, *intus et cute*, mais beaucoup plus exactement qu'il n'a pu le faire lui-même.

Qui sait à combien d'autres grands hommes de pareilles études seraient applicables ! Si nous possédions des révélations aussi franches, aussi intimes, aussi complètes sur *Blaise Pascal*, par exemple, nous saurions peut-être pourquoi sa santé a toujours été chancelante depuis *l'époque de la puberté* ; pourquoi ses jambes étaient devenues si faibles ; pourquoi, pendant quatre ans, il perdit presque entièrement le sommeil et la faculté de travailler, sans que personne pût deviner quelle était sa maladie. On comprendrait peut-être ses bizarres hallucinations, ses terreurs paniques, ses dévotes macérations, et ses fréquents emportements pour la moindre cause.

L'étude des pollutions diurnes peut seule aider les phrénologistes à comprendre complètement les contradictions, les inégalités, les aberrations d'une foule d'existences incohérentes. Quand on connaîtrait parfaitement les fonctions des diverses parties du cerveau, l'influence réciproque qu'elles peuvent exercer l'une sur l'autre, etc., cela ne suffirait pas pour expliquer les changements subits observés dans une foule de caractères, la chute momentanée de bien des hautes intelligences, leur décadence anticipée, sans cause appréciable. Combien de gloires avortées, de carrières interrompues; combien de sourds désespoirs, de suicides inattendus cesseront d'être mystères impénétrables pour les familles et pour les médecins, quand on connaîtra mieux l'influence des fatigues excessives du cerveau sur la production des pertes séminales involontaires, et l'action plus puissante encore de ces évacuations énervantes sur les fonctions cérébrales!

Broussais, en terminant son cours de phrénologie, a signalé, avec la profondeur et la franchise du génie, la nécessité de tenir compte de l'action des autres organes sur l'encéphale. Cette vérité d'une immense portée ne doit plus être négligée des phrénologistes, s'ils veulent étudier sous toutes ses faces la question si importante et si compliquée dont ils sont saisis.

C.

LE MÉDECIN DE JEAN-JACQUES ROUSSEAU A MONTPELLIER

Ce Fitz-Moris, dont il est parlé dans les *Confessions*, n'est nullement nommé dans la *Correspondance*. Il n'est fait mention dans celle-ci que d'une maîtresse de pension appelée madame Mazet. Tout indique que cette dame était l'associée ou le prête-nom de Fitz-Moris dans l'exploitation de cet établissement, ou qu'elle lui succéda plus tard. Ce qui confirme cette opinion, c'est le passage suivant d'une lettre écrite de Montpellier par Rousseau, à la date du 4 novembre 1737 :

« ... J'ai eu le malheur, dans ces circonstances gênantes, de perdre mon hôtesse, madame Mazet, de manière qu'il a fallu solder mon compte avec ses héritiers. Un honnête Irlandais avec qui j'avais fait connaissance, a eu la générosité de me prêter soixante livres, sur ma parole, qui ont servi à payer le mois passé et le courant de ma pension. »

Les recherches auxquelles je m'étais livré pour retrouver les traces de ce Fitz-Moris à Montpellier, avaient été longtemps sans résultat, lorsque le hasard m'a fait découvrir, dans la bibliothèque de la Faculté de médecine de cette ville, une thèse en latin de 30 pages environ, imprimée en 1749 chez Jean Martel et contenant douze questions médicales, qui devaient être soutenues par Thomas Fitz-Maurice, docteur en médecine de Montpellier, dans les séances des 13, 14 et 15 mars 1749, devant l'Université de Montpellier, pour l'obtention de la chaire vacante par le décès du professeur Fitz-Gérald.

Le concours était présidé par le professeur Rideux. Les compétiteurs de Fitz-Maurice étaient : Hugues Gourraignes, Ch. Sérane, Honoré Petiot, François Lamure et François Imbert. Ce fut ce dernier qui l'emporta.

Nul doute que le Fitz-Maurice, auteur de la thèse en

question, ne fût le Fitz-Moris dont parle Rousseau. Douze
ans, en effet, s'étaient écoulés depuis 1737, époque à laquelle écrivait Jean-Jacques et où nous voyons ce Fitz-
Moris simple médecin et maître de pension, jusqu'en
1749 où nous le retrouvons docteur et aspirant au pro-
fessorat. A partir de là, rien ne nous apprend plus ce que
devint Fitz-Moris. Peut-être y a-t-il lieu de penser qu'é-
tranger d'origine et candidat malheureux dans ses pré-
tentions à remplacer le professeur Fitz-Gérald, son compatriote, il sera revenu se fixer en Irlande, son pays
natal...

Rousseau ne parle pas davantage de ses rapports avec
M. Fizes, l'habile praticien dont la réputation l'avait
attiré à Montpellier. Son nom y est à peine prononcé une
fois ; et c'est seulement par le récit d'un écrivain déjà
cité, et qu'une assez grande intimité lia plus tard à
Rousseau, que nous avons pu savoir ce qui se passa entre
ce dernier et M. Fizes, le jour de leur première entrevue.

« Dans sa jeunesse, rapporte Bernardin de Saint-Pierre,
Rousseau eut des palpitations si fortes, qu'on entendait
les battements de son cœur de l'appartement voisin.
« J'étais alors amoureux, me dit Rousseau ; je fus trouver à Montpellier M. Fizes, fameux médecin. Il me re-
garda en riant, et, en me frappant sur l'épaule : « mon bon
ami, me dit-il, buvez-moi de temps en temps un bon
verre de vin [1]. »

Ce genre de conseil et la manière dont il était donné,
n'ont pas lieu de surprendre de la part de M. Fizes. On

______

[1] BERNARDIN DE SAINT-PIERRE, *OEuvres complètes*, t. XI, p. 59.

sait, en effet, par tradition, à Montpellier, que le célèbre professeur de la Faculté, devenu plus tard premier médecin de M. le duc d'Orléans, se faisait remarquer tout à la fois par un tact médical extraordinaire et par une rondeur, une singularité de caractère non moins rares. Quatorze mois passés à la cour ne parvinrent pas à lui faire abandonner le laisser-aller de manières et de langage qu'il avait contracté avant d'y être appelé. Hors des écoles, où il parlait latin, Fizes ne parlait presque jamais que patois. Ses doctrines étaient loin d'être à la hauteur de sa pratique et de son talent d'observation. C'est de lui que le fameux Fouquet disait : « Je ne manque jamais une occasion d'acquérir les ouvrages de Fizes..., afin de les anéantir pour l'honneur de leur auteur [1]. » *Mémoires de l'Académie des sciences et lettres de Montpellier,* tome I, pp. 558-563.

D

J.-J. ROUSSEAU A BOURGOIN ET A MONQUIN
(Extrait de la *Correspondance* de Jean-Jacques Rousseau,
tome V.)

Lettre DCCCLXXI, à M. Du Peyrou.

Bourgoin, le 12 janvier 1769.

Permettez, mon cher hôte, que, dans l'impossibilité

---

[1] Voir *Dictionnaire de la médecine,* de Dezeimeris, t. II, 1re partie. — *Biographie médicale,* de Panckoucke, au mot *Fizes.* —

où me met un grand mal d'estomac, accompagné d'enflure, d'étouffement et de fièvre, d'écrire moi-même, j'emprunte le secours d'une autre main pour vous marquer combien je suis touché de la continuation de vos alarmes sur le triste état de Mme la commandante. Je vous avoue, depuis que j'eus l'honneur de la voir un peu de suite à Cressier, je jugeai sur plusieurs signes que son sang, très sain d'ailleurs, tenait d'une humeur scorbutique, et vous savez que c'est un des effets du scorbut de rendre les os très fragiles ; mais en même temps, cette humeur très abondante rend les calus très faciles à former. Ainsi le remède, à quelque égard, suit le mal ; il n'y a que des mouvements bien liants, bien doux, tels qu'elle sera forcée de les faire, qui puisse prévenir de pareils accidents à l'avenir. Son état forcé sera presque celui où elle serait obligée de se tenir volontairement à l'avenir pour prévenir d'autres fractures, quand même elle n'en aurait point eu jusqu'ici. Le mien, mon cher hôte, me dispense de tant de prévoyance, et je crois que la nature ou les hommes me laissent voir de plus près le repos auquel j'avais inutilement aspiré jusqu'ici. Accoutumé à l'air subtil des montagnes, je puis juger que l'air marécageux du pays que j'habite, et les mauvaises eaux qu'on est forcé d'y boire, ont contribué à me mettre dans cet état. Si j'avais plus de force et de moyens, que ma santé fût moins désespérée, je tâcherais d'aller travailler à la rétablir dans quelque habitation plus convenable à mon tempérament. Mais le mal me paraît sans remède ; je suis

Biographie universelle, de Michaud, même mot. — *Vie et principes de Fizes*, par Estève, médecin, Amsterdam, 1765.

très faible, c'est une très grande fatigue pour moi de me transplanter ; ainsi j'ignore encore si j'en aurai l'occasion, le courage, et si j'y serai à temps.

..... Il n'y a pas d'apparence, mon cher hôte, qu'il soit désormais beaucoup question de botanique ; ainsi vos plantes des Alpes et le livre que vous y vouliez joindre ne seront probablement plus de saison, quand même je resterais comme je suis, ce qui me paraît impossible, puisque je ne saurais actuellement me baisser, ni mettre mes souliers moi-même, ce qui n'est pas une bonne disposition pour herboriser. D'ailleurs la fièvre, et même assez forte, me rend si faible, qu'il faut dans peu qu'elle s'en aille ou que je m'en aille. Je ne puis vous dire encore lequel sera des deux.

Depuis cette lettre écrite, mon cher hôte, je me sens mieux, et assez bien pour pouvoir, sans beaucoup d'incommodité, y joindre un mot de ma main ; mais ma pauvre femme est à son tour tombée malade, et ma chambre est un hôpital. Comme je suis persuadé que réellement l'air de ce lieu nous est pernicieux à l'un et à l'autre, je suis déterminé, sitôt qu'elle sera en état de souffrir le transport, d'aller nous établir à une lieue d'ici, sur la hauteur, en très bon air, dans une maison abandonnée, mais où le gentilhomme à qui elle appartient veut bien me faire accommoder un petit logement...

Lettre DCCCLXXII, à M. Lalliaud.

Bourgoin, le 16 janvier 1769.

Je commence, Monsieur, d'entrevoir le repos que vous

m'annoncez, et que j'ai pressenti néanmoins avant vous : un grand mal d'estomac, accompagné d'enflure, d'étouffement et de fièvre, m'en montre la route, autre que celle que vous avez prévue, mais la seule par laquelle j'y puis parvenir. Cette bizarre maladie a des relâches, que je paie par des retours plus cruels ; et hier même, je me croyais guéri : j'ai changé cette nuit d'opinion ; je comprends que j'en ai pour le reste de la route, mais j'ignore si le trajet à faire sera court ou long. La seule chose que je sens, c'est qu'il sera rude, d'autant plus que l'impossibilité de me baisser, de me chausser, d'herboriser par conséquent, et l'extrême difficulté d'écrire, me condamnent à la plus insupportable inaction, ne pouvant pas supporter aucune lecture, ni feuilleter que des livres de plantes, qui vont ne me servir plus de rien. Je crois que l'attitude d'être continuellement occupé à coller des plantes, et courbé sur la caisse de mon herbier, a beaucoup contribué à détruire mon estomac ; et lorsque je reprends dans des moments la même attitude, la douleur et l'oppression, qui redoublent, me forcent bien vite à la quitter ; mais je crois que l'air et l'eau de ce pays marécageux m'ont fait plus de mal encore. Je ne m'en suis pas senti tout seul ; et ma femme, qui vient d'être aussi malade, en a éprouvé sa part. Cela m'a déterminé, me voyant totalement oublié, ou du moins abandonné, à accepter un petit logement sur la hauteur, à une lieue d'ici, dans une maison inhabitée, mais en très bon air, et je compte m'y transplanter aussitôt qu'il sera prêt, et que nous en aurons la force ; trop heureux si l'on m'y laisse au moins finir mes jours dans la longueur d'une oisiveté totale, ou mêlée uniquement de mes maux, plus supportables pour moi qu'elle.

Lettre DCCCLXXX, à M. Lalliaud.

Monquin, le 17 mars 1769.

J'ai reçu, Monsieur, avec votre dernière lettre, votre seconde prescription, dont je vous remercie, et dont je n'ai pas encore fait usage, faute d'occasion.

Je me trouve beaucoup mieux depuis que je suis ici : je respire et j'agis beaucoup plus librement, quoique l'estomac ne soit pas désenflé ; outre l'effet de l'air et de l'eau marécageux, je crois devoir attribuer en grande partie mon incommodité au vin du cabaret, dont j'ai apporté avec moi une vingtaine de bouteilles, et dont j'ai senti le mauvais effet toutes les fois que j'en ai bu. Tous les cabaretiers falsifient et frelatent ici leurs vins avec de l'alun ; et rien n'est plus pernicieux, surtout pour moi...

Lettre DCCCLXXXI, à Mme Latour.

A Monquin, le 23 mars 1769.

Le changement d'air m'a fait beaucoup de bien, chère Madame, et je me trouve beaucoup mieux, quant à la santé, que quand j'ai quitté Bourgoin.

Cependant mon estomac n'est pas assez rétabli pour que je puisse écrire sans peine ; ce qui m'oblige à ne faire que de courtes lettres autant que je puis, et seulement pour le besoin...

E

J.-J. ROUSSEAU AUX EAUX DE POUGUES

Notre ami, le docteur Janicot, en nous transmettant la note de M. Usquin, l'a accompagnée de la lettre suivante :

MON CHER CABANÈS,

Inclus la note que m'adresse M. Usquin, bibliophile consciencieux, très versé dans l'histoire nivernaise. Voici ce que, dans un « Guide de Pougues, » nous disions de Rousseau :

J.-J. Rousseau se hasarda incognito à Pougues. Contrairement aux prescriptions de la Faculté, il y élabora beaucoup de bile, et deux fois surtout. La première, pour avoir trouvé fermée, après l'heure réglementaire, la grille de la fontaine; la seconde, pour avoir reçu dans les jambes le bâton égaré de jeunes galopins en querelle.

Un homme de lettres a, par procuration, versifié sa mauvaise humeur, car « Jean-Jacques n'entendait rien à cette mécanique », suivant son expression.

Le philosophe se glissa à Pougues en 1776 — 1778, pour M. Usquin, qui doit être mieux renseigné, — au plus fort de sa misanthropie, engagé par le prince de Conti. Il se terrait au fond du jardin de l'hôtel, au rez-de-chaussée d'un pavillon triste et mesquin qui, aujourd'hui, fait partie de la propriété de M. Usquin, un de ces robustes vieillards, débris du précédent siècle, comme Pougues en compte plusieurs. Ce réduit, toujours debout mais délabré, était fort bas de plafond et blanchi au lait de chaux, percé d'une fenêtre avare et d'une porte étroite, par laquelle Sa Misanthropie Rousseau allait manger chez Sa Bienfaisance Conti. Son domestique occupait la mansarde au-dessus. Lui couchait, non dans un lit, mais dans un hamac, dont les quatre crampons ont été emportés par quatre féroces collectionneurs anglais.

Rousseau arriva en loup, repartit en loup, boudant plus que jamais l'humanité et miné par cette humeur noire dont il mourut un an plus tard.

C'est mon collaborateur pour ce guide, Aimé Giron, qui écrivit ces lignes, quand nous le fîmes en 1880.

M. Usquin, père de l'auteur de la lettre, avait alors, je crois, quelque chose comme 86 ou 87 ans. Il avait entendu raconter, dans son enfance, tout ce qu'il nous disait, par des gens du pays qui avaient vu Rousseau et qui étaient alors des jeunes hommes ou des hommes faits. Le réduit où couchait le philosophe a été, depuis longtemps, transformé en cellier. Il est vraisemblable que Rousseau essaya de soigner à la source Saint-Léger la maladie de vessie qui, si je ne me trompe, l'emporta peu de temps après. Peut-être avait-il aussi une dyspepsie d'urinaire. Ce que la tradition a retenu, c'est qu'il allait régulièrement à la source jusqu'au jour où des gamins lui envoyèrent par mégarde un bâton dans ses jambes grêles. Et voilà.

Bien à vous,

JANICOT.

Le passage sur Rousseau est à la page 37 du *Guide aux Eaux de Pougues*. La rue où se trouvait le réduit en question porte toujours le nom de *Rue J.-J. Rousseau*. On voyait très bien, en 1880, quand nous fîmes ce ce *Guide*, les trous des quatre gros pitons du hamac.

F

OPINION DU DOCTEUR SOEMMERING SUR LA MALADIE DE J.-J. ROUSSEAU

Je crois pouvoir ajouter à cet exemple celui de J.-J. Rousseau. On sait que ce grand écrivain fut affecté, pendant les premières années de sa vie, d'une rétention d'urine presque continuelle, dont il se ressentit à peine dans sa jeunesse, mais qui reprit plus tard son premier caractère, et le tourmenta dès lors jusqu'à la fin de ses jours. Cette maladie augmentait sous l'influence des affections morales, qu'une imagination toujours active multipliait sans cesse. Les efforts des plus habiles chirurgiens échouèrent dans cette circonstance. A peine Daran parvint-il, au moyen de ses bougies, à soulager un peu le malade.

Les fatigues corporelles, en émoussant momentanément une trop grande susceptibilité nerveuse, procuraient seules à Rousseau quelques heures de sommeil; et cet infortuné conserva jusqu'au tombeau sa cruelle infirmité.

Voici l'extrait du procès-verbal que dressèrent *MM. Le-*

bègue de Presle, *Bruslé de Villeron, Casterès, Chenu et Bouret*, médecins appelés, le 13 juillet 1778, pour faire l'ouverture du corps :

« En procédant à l'examen des parties internes du bas-ventre, nous avons cherché avec attention à découvrir les causes des douleurs des reins et des difficultés d'uriner que Rousseau avait éprouvées en différents temps de sa vie, et qui se renouvelaient quelquefois lorsqu'il était longtemps dans une voiture rude ; mais nous n'avons pu trouver, ni dans les reins, ni dans la vessie, ni dans les uretères, ni dans l'urèthre, non plus que dans les organes et canaux séminaux, aucune partie, aucun point qui fût maladif ou contre nature.

« Il est évident qu'ici la cause de la rétention d'urine était une *affection spasmodique de l'urèthre*. »

(*Maladies de la vessie et de l'urèthre chez les vieillards*, de Sœmmering ; traduction française, p. 174.)

G

OPINION DU DOCTEUR AMUSSAT SUR LA MALADIE
DE J.-J. ROUSSEAU

... Malgré l'opinion des cinq médecins qui ont fait l'autopsie ; malgré l'autorité de Sœmmering, qui croit que J.-J. Rousseau n'avait qu'un *rétrécissement spasmodique*, je pense, d'après les documents et les faits analogues que j'ai observés, qu'il avait au moins une inflammation chronique de la membrane muqueuse de l'urèthre. Il est vrai que Sœmmering confond l'inflammation avec le spasme, ainsi que ceux qui l'ont copié, en citant J.-J. Rousseau comme l'exemple le plus remarquable *d'un rétrécissement spasmodique*.

On peut me dire que je n'ai pas vu, et que c'est oser beaucoup que d'infirmer le jugement de cinq médecins qui ont assisté à l'autopsie, et je sens toute la force de cette allégation, car je me range moi-même en général du parti de ceux qui ont vu les faits. Cependant, dans ce cas, je dois dire que l'erreur est facile, et je m'explique : les tissus morts laissent souvent échapper ce qu'ils auraient montré pendant la vie, c'est-à-dire le sang et les autres fluides qui gonflent les membranes muqueuses enflammées; et je maintiens qu'il faut avoir observé avec une grande attention ce genre de maladies, pour ne pas commettre d'erreurs dans l'examen d'organes profondément cachés, difficiles à observer, et qu'on explore pour l'ordinaire trop superficiellement, comme je le prouverai tout à l'heure.

Je ferai pourtant observer que Rousseau a eu de la peine pour uriner pendant toute sa vie, et surtout pendant la dernière moitié de sa vie; qu'il a eu de fréquentes rétentions d'urine; que les chirurgiens les plus célèbres de son temps ont eu beaucoup de peine à le sonder, et qu'enfin il a fait longtemps usage des bougies de Daran, qui sont irritantes et déterminent à la longue l'inflammation et l'induration de la membrane muqueuse de l'urèthre.

Citons des exemples analogues à celui de J.-J. Rousseau ; ce sont les seuls arguments que je veux maintenant produire en faveur de mon opinion...

Les exemples que je viens de citer particulièrement, celui de J.-J. Rousseau est le dernier, ne sont pas nombreux, surtout depuis qu'on ne fait plus guère usage des bougies de Daran ; mais ils suffisent pour prouver qu'on peut confondre une maladie organique de la membrane muqueuse de l'urèthre avec le spasme.

... De ce que l'urèthre est facile à sonder après la mort, tandis qu'il y avait difficulté, impossibilité même pendant la vie, il ne faut pas conclure qu'il existait seulement un rétrécissement spasmodique, comme dans l'exemple de J.-J. Rousseau ; car un examen attentif prouve que ce changement provient de l'effet cadavérique sur les tissus enflammés, et surtout de la section de l'urèthre dans toute son étendue. (Extrait de la *Gazette médicale de Paris*, 13 février 1836.)

G'

ROUSSEAU, HYSTÉRIQUE SIMULATEUR
Par M. Espinas, professeur à la Sorbonne.

... Obligé par les opinions discordantes de l'*Emile* et les contradictions de certaines d'entre elles avec les *Lettres sur la vertu et le bonheur* de rechercher si Rousseau a pu déguiser la vérité, nous rencontrons des faits qui ne nous obligent pas moins à répondre par l'affirmative. Notre premier mouvement en présence de ce résultat a été de dire simplement :

Rousseau ment, il a menti bien des fois. Puis il nous a semblé
que cette expression (devant laquelle nous n'aurions pas reculé,
si nous l'avions crue entièrement juste) devait être atténuée.

Il est vrai que le menteur d'habitude est toujours ou presque
toujours une intelligence faussée sur quelque point et une
conscience trouble, et que le mot de mensonge n'aurait plus
guère d'emploi, si on devait le réserver pour les allégations
fausses réitérées se produisant en plein équilibre mental et
moral. Cependant, il y a des cas où l'altération de la vérité
prend un caractère spécial et ne se prête plus aux appellations
ordinaires. Ce sont les cas semi-pathologiques qui sont fréquents dans la névrose «protéiforme» par excellence, à savoir
l'hystérie.

Invoquer l'hystérie ou quelque autre névrose voisine pour
expliquer les mensonges de Jean-Jacques, ce n'est pas lancer
à sa mémoire une injure gratuite, c'est au contraire chercher
dans sa constitution physique et psychique la seule cause d'atténuation que comporte sa singulière absence de scrupules.

Il est toujours délicat de faire, comme on dit, un diagnostic
rétrospectif. Nous laisserons à de plus habiles que nous le soin
de décider en dernier ressort sur le nom ou les noms que doit
porter la maladie. En voici du moins les principaux symptômes :

« Un matin que je n'étais pas plus mal qu'à l'ordinaire...
(Rousseau avait vingt-quatre ans), je sentis dans tout mon
corps une révolution subite et presque inconcevable. Je ne
saurais mieux la comparer qu'à une espèce de tempête qui
s'éleva dans mon sang et gagna à l'instant tous mes membres.
Mes artères se mirent à battre d'une si grande force que non
seulement je sentais leur battement, mais que je l'entendais
même et surtout celui des carotides. Un grand bruit d'oreilles
se joignit à cela et ce bruit était triple ou plutôt quadruple,
savoir : un bourdonnement grave et sourd, un murmure plus

clair comme d'une eau courante, un sifflement très aigu et le battement que je viens de dire dont je pouvais aisément compter les coups sans me tâter le pouls, ni toucher mon corps ni mes mains. Le bruit interne était si grand qu'il m'ôta la finesse d'ouïe que j'avais auparavant et me rendit non tout à fait sourd, mais dur d'oreilles, comme je le suis depuis ce temps-là. »

Plus tard (à trente-sept ans), sur le chemin de Vincennes, il aura un accès semblable. « Je sentis ma tête prise par un étourdissement semblable à l'ivresse. »

Il aura alors une violente palpitation, de l'étouffement et se laissera tomber sous un arbre de l'avenue, où il restera une demi-heure, mouillant sans le savoir le devant de sa veste de larmes ou de salive.

Pour en revenir à la première crise, il croit dans les jours suivants que sa vie est menacée; mais il ne souffre pas, il éprouve seulement de l'inquiétude et de l'insomnie.

Ces états violents ressemblent peut-être plus à des phénomènes neurasthéniques qu'à de l'hystérie. Mais ce qui est proprement hystérique, ce sont ces envies irrésistibles de « marcher, ce besoin d'aller et de venir », cette « fureur des voyages » qui le prennent tout à coup, à plusieurs reprises, pendant sa jeunesse et qui ressemblent de très près à ce que nous avons observé chez un sujet nommé Albert X..., connu au service de Charcot, qui a été étudié minutieusement à Bordeaux par les docteurs Pitres et Tissié. « Dès lors, dit Rousseau, à propos de sa fugue avec Bâcle, je ne vis plus d'autres plaisir, d'autre sort, d'autre bonheur, que celui de faire un pareil voyage » (partie I, livre III, des *Confessions*). Deux fois encore, il décrit en termes enthousiastes la « jouissance » qu'il ressent à marcher. « La vie vagabonde, la vie ambulante est celle qu'il me faut. » Pendant ses marches, il n'a aucun souci de ses conditions d'existence, quelque précaires qu'elles soient; il passe au

besoin les nuits étendu sur un banc ou par terre, tout entier à
une sorte d'extase (partie I, livre IV). Trait caractéristique, il
ne sent pas la fatigue, il maigrit, il est affamé, il est heureux ;
il a devant les yeux des « chimères magnifiques ». De ces
voyages, l'un (celui de Lyon à Annecy) se fait dans un tel état
d'inconscience qu'il ne lui laisse aucun souvenir (I, III). Il sait
qu'il est parti et qu'il est arrivé, voilà tout. Tout le caractère
de Rousseau porte la marque de l'hystérie ; il a des embrase-
ments de passion, tantôt pour une chose, tantôt pour une
autre ; souvent, c'est lui qui le dit, pour « des riens », pour
« les choses du monde les plus puériles, mais qui m'affectaient
comme s'il se fût agi de la possession d'Hélène ou du trône de
l'univers. » (I, V.) « D'ardentes fantaisies » le précipitent dans
l'étude de la musique, ou des échecs, ou d'une chimie et d'une
astronomie qui ne sont que le jeu d'un instant. De même ses
affections sont d'une vivacité extrême et il est prompt aux
effusions mouillées de larmes. Mais ces ardeurs tombent vite ;
il se lasse et se rebute aussitôt, entre en langueur, pleure, s'inquiète, se froisse, se répand en reproches amers, et cherche un
objet nouveau pour son enthousiasme toujours prêt à s'enflammer. Il est l'inconstance même. Dans les bras de Mme de Warens,
il rêve une vraie « maîtresse ». Celle-ci n'est plus que sa maman. On voit qu'au fond il est impatient de la quitter. Ainsi
plus tard pour Thérèse, à l'Hermitage, il la possède « à discrétion ». Son « cœur » ne cherche plus autre chose. Alors se
manifeste chez lui cette extraordinaire faculté d'auto-suggestion et de réalisation des images, qui est un des traits les
mieux marqués du caractère hystérique. Parlant de cette évocation perpétuelle de personnes de l'autre sexe, de ce « sérail
d'houris » par où il débute, avant de réaliser jusqu'au point
que nous ne pouvons pas dire, l'image plus précise encore de
Mme d'Houdetot, nous avons prononcé le nom d'hallucinations
érotiques. Notre critique s'en indigne. Rousseau écrit : « Exal-

tation, ivresse, extases, extravagances, transports érotiques » :
où est la différence ?

Nouvelle cause d'instabilité : ainsi allumés par l'image
actuelle, les désirs sont soudains et irrésistibles ; et, déjà
vieux, Rousseau avoue qu'il est incapable de « vaincre ses
tentations » : « J'aurais grand'peur de voler comme dans
mon enfance, si j'étais sujet aux mêmes désirs. » (I, VI.) « En
toute chose la gêne et l'assujettissement lui sont insupportables. » Toute fixation est pour lui une chaîne, tout engagement une tyrannie. A moins de n'exiger de lui aucun effort,
comme la musique à copier (et encore sa copie est-elle
pleine de fautes, on ne peut s'en servir), tout travail régulier,
contrôlé, obligatoire l'excède. Il quitte des emplois lucratifs
« sans sujet, sans raison, sans prétexte, avec d'autant plus de
joie qu'il en a eu à les prendre » quelque temps auparavant.
Le nombre de lieux où il s'est installé et qu'il a fuis (le départ
de Montmorency mis à part), n'a d'égal que le nombre de
genres de vie et d'arrangements qu'il a adoptés pour les quitter
peu de temps après [1].

Si on considère la neurasthénie comme le terrain commun
d'où peuvent naître diverses névroses, on ne sera pas surpris
de voir chez Rousseau, à une série de phénomènes hystériques
greffés peut-être sur la neurasthénie, succéder une série de
phénomènes qui se rattachent plutôt à l'hypocondrie et qui le
conduiront peu à peu au délire des persécutions. C'est d'abord

[1] Voir aussi la page sur la crainte de l'enfer, et le caillou jeté
par Rousseau contre un arbre avec l'idée superstitieuse qu'il
sera damné s'il manque le but. Mais il se met tout près et
triche avec le sort. — Le besoin d'attirer l'attention par ses cos-
tumes et en général par des marques extérieures est un phénomène qui se rencontre souvent chez les hystériques. De
même, le mélange de sensualité et de religiosité (le ménage à
trois et la messe).

le polype au cœur pour lequel il va se faire soigner à Montpellier, en partie sujet réel d'inquiétude, en partie prétexte honnête pour quitter Mme de Warens, polype dont Mme de Larnage le guérit rapidement. Puis vinrent, dès 1750, d'autres misères, dont on ne sait pas sûrement si elles étaient causées par l'état des organes ou par des phénomènes d'ordre psychique, comme cela arrive parfois dans ces sortes d'affections. Le témoignage des médecins qui firent l'autopsie de Rousseau est nettement favorable à la seconde hypothèse[1]. Dès les *Confessions* (II, VII), dès le séjour à Montmorency, la persécution apparaît par intermittences ; en Angleterre, elle s'établit tout à fait, et ira croissant jusqu'à la fin.

Qu'un homme dont l'esprit était ainsi placé sur les confins de l'état normal et de l'état pathologique, fût vaniteux, cela est presque inévitable. En le niant, M. Dreyfus-Brisac nie l'évidence. Nous ne ferons pas à nos lecteurs l'injure de leur rappeler les faits par où se révèle la vanité de Rousseau. L'auteur des *Confessions* n'est assurément pas modeste, quand il fait au public l'exhibition de ses nudités morales, comme il avait fait à des jeunes filles l'exhibition de sa nudité physique, et déclare en même temps qu'il est le plus vertueux des hommes. Et cet orgueil devient attristant, quand Rousseau s'imagine que Choiseul ne fait occuper la Corse que pour l'empêcher de recevoir des lois de la main du philosophe. L'orgueil et la persécution, même au début de celle-ci, s'accompagnent souvent (Régis, *Manuel*, p. 244).

[1] Cf. CHUQUET, *J.-J. Rousseau*. L'esprit avec lequel M. Chuquet, dans son excellent ouvrage, a raconté la vie de Rousseau, ne nous paraît pas différer du nôtre. — Cette forme de l'hypocondrie, signalée par le docteur Guyon (*Leçons cliniques*, 1881), a été étudiée par le docteur Janet (*Les troubles psychopathiques de la miction* ; thèse, 1890).

Personne ne s'étonnera qu'un tel homme n'ait jamais résisté à la tentation d'adopter dans ses écrits comme dans sa vie le rôle qui devait le plus flatter son amour-propre. Sa résistance devait être d'autant plus faible que sa personnalité était sujette à des variations qui montrent le saisissement hystérique à l'œuvre. Sa tête était alors « hors de son diapason » normal. « Il y a des temps, dit-il, où je suis si peu semblable à moi-même qu'on me prendrait pour un tout autre homme de caractère tout opposé. » J'avais « des moments de délire inconcevable, où je n'étais plus moi-même ». C'est une chose digne de remarque qu'il présente ces explications chaque fois qu'il a à excuser un mensonge. Laissons-lui donc, bien que vers 1760 ces sortes de saisissements à l'approche de l'auto-suggestion semblent avoir disparu et qu'il ne lui restât plus que le pli artificieux du caractère hystérique, laissons-lui le bénéfice des circonstances atténuantes qu'il réclame et disons — c'est de la vraie nuance — qu'en altérant la vérité, il simule ou feint, plutôt qu'il ne ment. C'est tout ce que nous pouvons faire pour lui... (*Revue internationale de l'Enseignement*, 15 février 1896).

II

ROUSSEAU ET LES FEMMES [1]

Par M. Fabre des Essarts.

... Nous ne croyons pas, pour notre part, que l'abandon que Rousseau aurait fait de ses enfants soit la cause unique de la haine dont il est l'objet de la part des

[1] Cf. *J.-J. Rousseau et ses amies*, par Léo CLARETIE; Paris, Léon Chailley, 1896.

femmes. Il est une chose — un crime? — qu'en général
elles pardonnent moins que tout autre : c'est la timidité
en amour. Il y a la plupart du temps, chez elles, un peu
de ce culte pour *l'homme hardi qui bat et fouaille*, dont
parle le poëte Barbier. Or, Rousseau fut un passionné
timide. Certes, il avait toutes les sèves, toutes les ardeurs,
toutes les puissances ; mais la méfiance de lui-même, et
je ne sais quel éréthisme bizarre l'empêchaient de dépen-
ser, à bon escient, la plus légère parcelle de ces trésors.
Il était donné à Mme de Warens seule de bien comprendre cette incompréhensible nature, à la fois exaltée
et concentrée, sensuelle et platonique, — volcan et glacier, — énigme vivante dont le mot sera sous peu nettement mis en lumière par un travail que nous préparons
depuis de longues années. Bornons-nous aujourd'hui au
rapide aperçu qui va suivre.

Pour qui admet le dogme platonicien de la préexis-
tence, toutes ces anomalies s'expliquent très clairement.

Supposez qu'avant de devenir le fils de l'horloger de Genève, Jean-Jacques ait été, dans un mode d'être antérieur,
quelque voluptueuse sirène de Grèce ou d'Asie Mineure,
vous jugez de ses cruelles perplexités, en rentrant dans
la vie terrestre, sous la matérialité d'un sexe nouveau
pour lui. Ses pauvres yeux de myope errent douloureusement, comme cherchant une orientation perdue.

Avant de devenir homme, il dut passer, selon les lois
sérielles, par la phase androgynique. Un de ses fanatiques admirateurs, M. Castellant [1], possède une délicieuse

---

[1] M. Auguste Castellant, homme de lettres, demeurant au
Plessis-Belleville (Oise), met, en ce moment, la dernière main

miniature de Rousseau adolescent, — œuvre sans doute de quelque maître hermétique, — qui le représente sous la forme d'un éphèbe idéal. C'est aussi mystérieux et insaisissable que l'hermaphrodite du Louvre. On ne peut se prononcer sur le sexe :

> Es-tu Diane ou Salmacis?
> Devant ton front, beauté subtile,
> Le poëte flotte, indécis,
> Entre Lycoris et Bathylle[1] !

La théorie que nous émettons ici nous paraît pleinement expliquer et justifier tout ce qu'il y eut d'inexplicable et d'injustifiable dans l'existence intime de Jean-Jacques. L'étude que le docteur Roussel consacre, dans le volume de M. Grand-Carteret, à ces étranges mystères, est à coup sûr fort consciencieuse et intéressante à plus d'un égard. Mais elle ne s'écarte guère d'une savante pathologie. Nous sommes en face de l'une de ces idiosyncrasies qui échappent aux investigations de l'art médical.

Tout ce que le docteur Roussel nous dit de l'état des organes de Rousseau, de ses affections morbides, de ses

à une *Histoire de la vie, des œuvres et de l'influence de Jean-Jacques Rousseau jusqu'à nos jours.*

Il serait reconnaissant à quiconque lui ferait quelque révélation ou lui communiquerait quelque renseignement à peu près inconnu, concernant une œuvre si complexe de sa nature et à laquelle il a jugé à propos de donner un développement considérable.

[1] *Humanité, les Ioniennes*, I, par FABRE DES ESSARTS; Alphonse Lemerre, éditeur.

lésions internes est insuffisant pour nous éclairer. Le cas est décrit, analysé, mais non expliqué.

La distinction des sexes résulte des proportionnalités de deux éléments que nous nommerons dorien et ionien, ou, si l'on veut, solaire et lunaire, ou, enfin, pour employer une terminologie plus vulgaire, mâle et femelle.

Il existe des lois de combinaisons si précises, si mathématiques, que le moindre écart détermine rupture d'équilibre, inharmonie et mille désastreuses conséquences.

Expliquons-nous par des chiffres — les proportions réelles sont à trouver : imaginons que, pour constituer l'être mâle, il faille trois quarts d'élément dorien, un quart d'élément ionien, et que ce soit l'inverse qui donne l'être femelle. Réalisez ces proportions dans un être concret et vous vous trouverez en face d'un équilibre stable.

Supposez maintenant une individualité en dehors de ces proportions, par exemple :

$$\text{Dorien} = 3/5$$
$$\text{Ionien} = 2/5$$

Nous aurons encore un mâle, puisqu'en somme l'élément dorien sera en prédominance. Mais cet élément figurera dans une proportion inférieure à la proportion normale. L'être ainsi constitué se trouvera hors de la norme et du nombre, hors de l'harmonie. Ce sera un homme-femelle, un homme monté en mode ionien.

Admettez le cas inverse, c'est-à-dire une individualité dans la constitution de laquelle il entrera :

$$\text{Ionien} = 3/5$$
$$\text{Dorien} = 2/5$$

Ici, c'est l'élément féminin qui prédomine, mais également en proportion anormale. Nous aurons dans ces conditions une femme-mâle, une femme montée en dorien. Ici et là, rupture complète d'équilibre. Ainsi organisé, on est fatalement fou ou malade.

En résumé, l'individu perdra de sa virtualité sexuelle, à mesure que la quantité d'élément antihomique augmentera. Conclusivement, si les deux éléments sont à doses absolument égales, on a l'androgyne, cas fort rare, contesté par la science officielle, mais possible, nécessaire à la série, historiquement prouvé, du reste; témoin Tirésias, dans l'antiquité; le chevalier d'Eon, dans les temps modernes. L'androgyne constitue dans l'ordre statique l'équilibre indifférent.

Quant à ces infortunés déséquilibrés sur lesquels la foule jette en passant sa méprisante pitié, il leur est possible de rentrer dans la sphère d'équilibre. Comment? En s'associant à un être qui, déséquilibré, comme eux, mais en sens inverse, vienne, par voie de fusion, établir la compensation nécessaire. Que l'homme-femelle s'unisse à la femme-mâle, et la résultante sera un accord absolument musical.

Mais qui songe à ces choses? Enfantin en avait la vague divination, lorsqu'il conçut l'ingérence du couple-prêtre dans les intimités conjugales. Il pensait — et non sans quelque raison — que l'homme-prêtre, ou la femme-prêtre, suivant le cas, pouvait apporter au sein d'une union discordante les éléments propres à rétablir l'harmonie. Son tort fut de croire que les effets de cette intervention pouvaient persister après le départ du pontife, et de ne pas comprendre que, celui-ci éloigné, l'élément compensateur disparaîtrait, et que la cacophonie récidiverait comme devant.

Appliquons à Rousseau ce qui vient d'être dit. Supposons qu'au cours de ses vies antérieures, il ait été femme, et qu'en venant sur la planète, il ait conquis une quantité d'élément dorien suffisante pour le faire sortir de la sexualité féminine, mais insuffisante pour faire de lui un mâle normal. Le voilà, *ipso facto*, jeté hors de toutes les voies logiques ! Oh ! ces déclassés de l'ordre sexuel ! Qui dira leurs souffrances ? Elles sont bien autre chose que celles des déclassés de l'ordre social sur lesquels on a fait tant de romans. Le roman du déclassé de l'ordre sexuel est écrit, lui aussi ; il s'appelle : les *Confessions de Jean-Jacques Rousseau !*

Ce malheureux eut la rare bonne fortune de rencontrer une fois, et presque au début de sa jeunesse, une femme qui eut ce côté *hardi*, cette sonorité virile, qui lui manquait. L'Égérie des Charmettes [1], tant qu'il vécut avec elle, le maintint dans la résonance harmonique. Nulle part il ne fut heureux comme auprès d'elle. On se souvient de son attendrissement lorsque, vingt ans après leur séparation, il aperçut la fleur qu'elle aimait.

Ces hommes ioniens sont, en général, peu sympathiques aux femmes. Celles-ci, dans leur inexorable logique, repoussent tout ce qui n'est ni régulier, ni normal, ni pondéré. Elles n'ont que faire de ces deux êtres détraqués,

---

[1] Cf. Th. Dufour, *Jean-Jacques Rousseau et Mme de Warens*, d'après des pièces inédites. (A. G.)

qui ont toutes leurs faiblesses, tous leurs caprices, leurs nerfs, leurs pâleurs, leurs évanouissements, leurs sensibilités. A tout prix, elles veulent être dirigées, commandées, battues au besoin, répétons-le. Elles sentent que ces organismes montés en mode ionien exercent plus de culte passif que d'impérieuse maîtrise. Elles haussent leurs blanches épaules et passent outre.

On a jusqu'ici négligé de rapprocher par le côté intime le maître du disciple, Rousseau de Robespierre. En ceci, comme pour le reste, ils se ressemblent prodigieusement, ces deux grands névrosés, ces deux sublimes myopes ! D'ailleurs, mêmes haines à tous deux de la part des femmes. Danton, oni ! Ce fut un hardi, celui-là ! Son attitude devant les hétaïres de la Halle suffit pour absoudre Septembre. Mais ne nous parlez pas de ce petit être nerveux, qui fit du reste tomber quelques têtes innocentes, mais qui fut surtout exagérément timide avec la femme...

Et voilà pourquoi Maximilien et Jean-Jacques continueront à être en opprobre à la meilleure partie de notre espèce.

Les choses changeront le jour où la femme définitivement émancipée, voudra comprendre qu'elle n'est point faite pour subir une inflexible domination, pour être la servante nécessaire de l'époux, mais pour le compléter, pour s'associer à lui, le grandir, le transformer, lui être au besoin une éducatrice, une sœur d'élection, une mère, s'il le faut.

I

LES ENFANTS DE ROUSSEAU

Par le docteur Caffe.

... Rousseau était donc affligé d'une dysurie et d'une prostatite chronique ; les anatomistes micrographes savent que les zoospermes chez ces malades sont féconds ; les animalcules spermatiques, baignés par la sécrétion trop abondante de la prostate, sont infiltrés et hydrocéphalés principalement, ou ont cessé de vivre ; de là une stérilité certaine. M. le docteur Caudmont a pu, dans une circonstance analogue, se prononcer hardiment, et les aveux de la fille-mère confirmèrent son diagnostic médico-légal.

Thérèse Levasseur, femme de basse extraction, sans cœur, sans esprit, sans instruction quelconque, était bien capable de toutes espèces d'infidélités réitérées, Rousseau ne l'ignorait pas ; ce fut un de ses chagrins. Il faisait plus que douter de sa paternité ; ce sont peut-être les enfants de Thérèse qu'il déposa aux Enfants-Trouvés et non les siens.

On sait que, pendant les derniers temps de la vie de Rousseau, et après lui, Thérèse vivait publiquement avec un Irlandais nommé Johnson, palefrenier de M. le comte de Girardin, avec lequel elle dissipa en orgies plus de 50.000 francs provenant de la vente posthume des ouvrages de Rousseau, et de dons volontaires qu'elle n'eut

jamais honte d'implorer en invoquant le grand nom de
Rousseau. La conduite notoirement scandaleuse de Thérèse Levasseur, entre autres avec le palefrenier Johnson,
la fit chasser d'Ermenonville peu de temps après la mort
de celui dont elle souillait le nom.

Au reste, si mon savant confrère, M. Frédéric Dubois,
veut poursuivre, dans les enfants supposés de Rousseau,
l'accusation de suicide, la *Suisse illustrée* lui en donne
une récente occasion. Mon parent et ami, M. J. Dessaix,
le neveu du général Dessaix, qui fut d'abord docteur en
médecine et devint gouverneur de Berlin sous le premier
empire français, J. Dessaix reproduit, dans le *Léman*,
l'épisode suivant :

« Tout le monde sait que J.-J. Rousseau, déterminé
par les bizarres raisonnements qu'il a rapportés dans les
Confessions, fit exposer à la porte d'un asile de la pitié
les enfants nés de son mariage. On trouva sur deux de
ces enfants des cartes hiéroglyphiques, qui devaient faciliter les moyens de les reconnaître.

« La destinée d'un de ces infortunés a été éclaircie par
un riche colon, M. D..., qui, dans une visite qu'il fit à
l'hospice des Enfants-Trouvés, fut frappé de la beauté et
de la grâce de l'enfant. Il lui témoigna le désir de l'avoir
auprès de lui, et après les formalités d'usage, il obtint la
permission de l'emmener. On lui remit en même temps
une carte chargée de caractères inconnus, trouvée dans
le berceau, lors de l'exposition.

« L'enfant, à qui M. D... donna le nom de Germain,
fut placé par lui dans une pension. Il était parvenu à sa
dix-huitième année, lorsque son bienfaiteur se rendit

dans cette maison pour l'en retirer. Frappé des charmes de la nièce de l'instituteur, M. D... devint subitement épris de Marie, et déjà il était déterminé à lui donner sa main, lorsqu'il apprit avec autant de surprise que de douleur l'amour de Germain pour la jeune personne.

« Ne se sentant pas le courage de sacrifier son bonheur à celui de son fils adoptif, et persuadé que l'absence guérirait facilement Germain, il lui ordonna de voyager.

« Le jeune homme obéit, il parcourut diverses contrées, et, poussé par la curiosité alors assez générale, il voulut visiter Ermenonville, où J.-J. Rousseau s'était retiré depuis quelque temps. En parcourant les lieux où Rousseau allait souvent herboriser, Germain perdit son portefeuille. Jean-Jacques le trouva, et, l'ayant ouvert pour y chercher quelques indications, quel fut son étonnement d'y trouver cette carte hiéroglyphique, tracée de sa main et attachée par lui au bras de son enfant ! En ce moment, Germain revenait sur ses pas pour réclamer l'objet perdu par lui. Jean-Jacques le considéra un moment, puis le serrant avec force contre sa poitrine :

— « Jeune homme, lui dit-il, tu vois en moi le plus coupable des hommes, mais ce coupable est ton père. Si tu te sens le courage de lui pardonner, reviens ici demain à la même heure. »

« Il fut exact au rendez-vous ; mais, le lendemain... Rousseau n'était plus. Cette scène touchante lui avait causé une impression au-dessus de ses forces.

« La plus noire mélancolie s'empara de Germain. Au lieu de se rendre près de M. D..., il reprit pendant plusieurs années le cours de ses voyages, et lorsqu'enfin il fut rappelé à Paris, la première chose qu'il apprit fut que Marie, toujours si chère à son cœur, était depuis longtemps la femme de M. D... Dans l'excès de son désespoir, il retourna à Ermenonville, et se tua sur le tombeau de son père. Cet événement tragique fut à cette époque le sujet de toutes les conversations, quoique personne n'en connût la véritable cause. Mais, comme il arrive souvent en pareil cas, on entoura ce fait de circonstances romanesques.

« On assure que deux jours après cette catastrophe, deux jeunes femmes se rendaient à l'*Ile-des-Peupliers*. La plus jeune paraissait vivement affectée du sort de l'infortuné. *Elle baisa avec transport la figure livide de Germain et coupa une mèche de ses cheveux.* Elles se retirèrent ensuite sans se faire connaître.

« Quelques années plus tard, une de ces deux femmes revint à Ermenonville, s'arrêta près du tombeau et y déposa le quatrain suivant :

> Loin que mes justes pleurs tarissent,
> Le temps ajoute à ma douleur,
> Et plus tes cendres refroidissent,
> Plus je sens consumer mon cœur.

« Cette femme était Marie D... ! »

(*Journal des connaissances médicales pratiques.* 1866, n° 34.)

J

FAITS HISTORIQUES

(*Extrait* de la *Génération*, par Girou de Buzareingues, pp. 283
et suivantes.)

L'histoire nous fournit une infinité d'exemples de la ressemblance morale du père avec la fille [1], et de la mère avec le fils.
Qu'il me soit permis d'en rappeler ici un petit nombre des plus
frappants.

Pythagore laissa plusieurs enfants ; mais il ne confia ses
ouvrages qu'à sa fille Damo.

Cléobule de Rhodes fut un des sept sages de la Grèce ; sa
fille Cléobulie était très savante.

Antipater, gouverneur de la Macédoine, l'un des plus sages
politiques de son temps, consultait sa fille Phila dans les
affaires de la plus haute importance.

« L'opinion populaire, dit M. Richerand, que les filles ressemblent généralement au père, tandis que les enfants mâles
offrent le plus souvent les traits de leur mère, porte sur un
trop grand nombre de faits, pour qu'il soit possible de la regarder comme tout à fait fausse. Est-ce la raison pour laquelle
tant d'hommes illustres par leur génie et par de nombreux
succès dans les sciences et dans les lettres ont transmis leur
nom à des fils incapables d'en soutenir l'éclat ? » *Nouveaux
Éléments de Physiologie*, huitième édition, t. II, p. 420.

Les historiens vantent la beauté de Démétrius Poliorcète et
de sa fille Stratonice. Les observations sur la ressemblance
du père avec la fille, et de la mère avec le fils par les traits
de la face, sont triviales, et il nous semble inutile de s'y arrêter.

Aristippe, chef de la secte cyrénaïque, eut un disciple célèbre dans sa fille Areté, qui elle-même se vit revivre dans son fils Aristippe.

Platon descendait de Solon par les femmes.

La fille de Lélius parlait aussi élégamment que son père.

Hortensia, fille du célèbre orateur Hortensius, plaida, avec beaucoup de talent et d'éloquence, la cause des dames romaines devant les triumvirs.

Tullie sut embellir les jours de Cicéron.

La fille de Molière avait beaucoup d'esprit.

Alexandre le Grand ne ressembla jamais à Philippe. S'il se montra l'élève d'Aristote dans les belles actions de sa vie, il redevint le fils d'Olympias lorsqu'il tua Clitus, lorsqu'il fit mourir Callisthène.

C'est dans le cœur de Craséticlée et de Cléomène, son fils, que la vertu des anciens Spartiates trouva un dernier asile. On ne sait lequel on doit le plus admirer du généreux dévouement de cette mère ou du patriotisme de ce fils, digne émule de Lycurgue, dont il entreprit de rétablir les lois qu'avait méprisées Léonidas, son père.

La mère des Gracques était fille de Scipion.

Porcie, qui s'enfonça un fer dans une cuisse, voulant s'éprouver elle-même, et qui se suffoqua avec des charbons ardents pour ne pas survivre à Brutus, était fille de Caton qui déchira ses entrailles plutôt que d'obéir à César.

Les mères de Cornélie, de Porcie et de Tullie n'eurent ni le caractère ni l'esprit de leurs filles; c'est dans leurs fils qu'elles purent se reconnaître.

Tibère craignit Livie.

Sur ce qu'on se plaignait à Caligula de ce que sa fille, âgée de deux ans, égratignait les petits enfants qui jouaient avec elle et tentait même de leur arracher les yeux, il répondit en riant : *Je vois bien qu'elle est ma fille.*

On ne sait qui l'on doit haïr ou mépriser le plus, d'Agrippine ou de Néron.

Marc-Aurèle est le premier qui ait élevé un temple à la Bienfaisance : il prétendait qu'il avait reçu de sa mère son penchant à cette vertu. Ce n'est pas de lui, mais de Faustine, que Commode tenait son goût pour les plus infâmes débauches.

Scémie, déshonorée par ses mœurs, présida le ridicule Sénat de femmes qu'elle avait institué. Héliogabale, son fils, après avoir épousé une vestale, se déclara femme, et, comme telle, il épousa un de ses officiers et un de ses esclaves.

Ababeker, premier calife et successeur de Mahomet, fut célèbre par ses conquêtes et par l'Alcoran, son ouvrage ; sa fille se montra digne d'un tel père.

Ulun, mère de Gengis-Kan, le guida dans ses premiers exploits contre les Tartares qui voulaient se soustraire à sa domination.

On fait descendre Tamerlan de Gengis-Kan par les femmes.

Clotaire II fit traîner par un cheval indompté Brunehaut, que Frédégonde avait horriblement persécutée.

Charlemagne fermait les yeux sur les désordres de ses filles, parce que leurs fautes étaient les mêmes que les siennes.

La fille de Louis le Hutin devint mère de Charles le Mauvais.

Le duc de Bourbon, oncle maternel de Charles VI, avait la tête presque aussi faible que son neveu.

Le trop fameux Jean Sans-Peur, duc de Bourgogne, fut impérieux et fier comme Marguerite de Brabant, sa mère.

Louis XI tenait de sa mère le goût des pèlerinages, des vœux et autres dévotions singulières.

Charles le Téméraire ressemblait à sa mère, tant par le moral que par le physique. Il avait reçu d'elle son caractère soupçonneux et méfiant, qui contrastait avec la franche loyauté de Philippe le Bon, son père. Il lui devait aussi un teint brun, des cheveux et des yeux noirs et le regard vif. (*Histoire des ducs de Bourgogne*, par M. de Barante.)

Charles VIII fut bon comme Charlotte de Savoie, sa mère, laquelle était bonne et faible comme Louis, duc de Savoie, son père.

Mme de Beaujeu fit mettre le duc d'Orléans, son beau-frère, dans une de ces cages de fer qui furent inventées sous le règne de Louis XI.

Alphonse IX, roi de Castille, célèbre par son zèle pour la religion et son ardeur à combattre les infidèles, fut père de Bérangère, de Blanche et d'Urraque. La première devint mère de saint Ferdinand; la seconde donna le jour à saint Louis, à Robert, comte d'Artois, à Alphonse, comte de Toulouse, qui suivirent saint Louis en Afrique, et à Charles d'Anjou, qui porta jusqu'à la cruauté son zèle pour la religion; la troisième, enfin, fit prendre l'habit monastique à son fils Sanche, quoique appelé au trône de Portugal.

La reine Claude fut aussi bonne que le Père du peuple et le sien.

Catherine de Médicis conçut et prépara la Saint-Barthélemy, Charles IX tira sur les protestants, et Henri III fit assassiner les Guises.

Marguerite de Valois rappela, par ses galanteries, celles de l'amant de Diane de Poitiers.

Éléonore, reine de Navarre, fut aussi ambitieuse que Jean II, son père. Elle donna le jour à Gaston, qui mourut dans un tournoi. Catherine, fille de Gaston, et mère de Henri II, disait à son époux, Jean d'Albret, qui, par sa faiblesse, avait perdu la Navarre : *Don Jean, si nous fussions nés, vous, Catherine et moi Don Jean, nous n'aurions jamais perdu la Navarre.*

C'était de Henri II que Charles-Quint entendait parler lorsque, après avoir traversé la France, il prétendait n'y avoir trouvé qu'un seul homme.

Jeanne d'Albret, sa fille, *avait*, d'après d'Aubigné, *l'esprit puissant aux grandes affaires, et le cœur invincible aux grandes adversités*. Elle fut mère de notre Henri IV.

Louis XIII et Gaston furent presque en tout semblables à Marie de Médicis; tandis que Henriette de France, digne fille de Henri IV, se fit remarquer par son infatigable courage à secourir l'infortuné Charles Ier, renfermé dans Oxford.

On aime à retrouver dans Charles II des traits de ressemblance avec son aïeul maternel : même clémence, même tournure d'esprit, même penchant à la galanterie.

C'est d'Anne d'Autriche que Louis XIV tenait sa fierté, et le goût du Masque-de-Fer pour le beau linge ajoute à l'autorité du sentiment qu'il était fils de cette reine, pour laquelle il n'y eut jamais de linge assez fin.

Le Régent avait l'originalité d'esprit de sa mère. Les mœurs de la duchesse de Berri, sa fille, furent aussi dissolues que les siennes.

C'est à Marie-Charlotte Leckzinska, et non à Louis XV, que ressemblait le Dauphin.

Les historiens attribuent les extravagances d'Éric XIV, fils du célèbre Gustave Wasa, à un *transport au cerveau*, qu'il tenait de sa mère.

Christine, fille de Gustave-Adolphe, fut une femme très singulière.

Don Pèdre le Cruel fut porté au premier crime par sa mère, qui exigea de lui le sacrifice de Léonore de Guzman, sa rivale. Don Pèdre ne sut jamais pardonner.

Édouard III, roi d'Angleterre, ressemblait à Isabelle, sa mère, fille de Philippe le Bel, auquel elle ressemblait.

On ne peut qu'être frappé de la ressemblance des rois d'Angleterre Henri II, Henri VI et Henri VIII, plus spécialement, avec leurs aïeuls maternels Henri Ier, Charles VI et Édouard IV, qu'avec leurs propres mères.

Henri VI, prince imbécile comme son aïeul maternel Charles VI, eut pour femme Marguerite d'Anjou, qui ressemblait à René d'Anjou, son père, lequel eût été un héros s'il avait été heureux. De ce mariage naquit l'infortuné Édouard, digne fils de sa mère.

Henri VIII fit mourir sur l'échafaud deux de ses épouses. Son fils Édouard fut un enfant doux et faible; ses deux filles, Marie et Élisabeth, furent aussi cruelles que leur père.

Cromwell partageait les terreurs de sa mère. Sa femme n'était pas méchante; ses deux fils, Richard et Henri, furent doux et humains; mais ses filles, et surtout l'aînée, furent enthousiastes comme lui.

Ce n'est qu'à partir du dixième ou du onzième siècle, que l'histoire entre dans quelques détails de la généalogie des hommes qui n'ont rien fait de bien remarquable : c'est pourquoi mes extraits remontent rarement au-dessus de cette époque.

Ayant de fortes raisons de croire que souvent on n'a fait aucune mention des enfants morts jeunes, je ne puis être satisfait du résultat de mes recherches; cependant, tel qu'il est, il peut, par la masse des faits qu'il présente, être de quelque poids et concourir à prouver que les faits que j'ai observés moi-même sont autant de conséquences des lois générales.

J'ai réuni dans un même tableau les personnages qui ont eu plus de filles que de garçons, et dans un autre ceux qui ont eu plus de garçons que de filles.

Dans la première de ces deux séries, qui se compose de deux cent dix-huit pères, et qui m'a donné sept cent douze filles et trois cent vingt-deux garçons, figurent les noms les plus historiques, tels que Auguste, Mahomet, Gustave Wasa, Gustave-Adolphe, Pierre le Grand, Charlemagne, Hugues Capet, Louis le Hutin, Charles V, roi de France, Louis XI, Jean Sans-Terre, Édouard IV, Henri VIII, Cromwell, Alphonse VIII, don Pèdre

le Cruel, Ferdinand le Catholique, Charles-Quint, Charles le
Mauvais, Alphonse Henriquez, roi de Portugal, Amédée V, dit
le Grand, Victor-Amédée, Roger 1er, comte de Sicile, Tan-
crède, etc.

Dans la seconde série, qui se compose de cent soixante-cinq
pères ou mères, et qui m'a donné six cent quatre-vingt-deux
garçons contre deux cent neuf filles, figurent les femmes les
plus remarquables et les hommes les plus pacifiques, les plus
faibles, les plus timides : on y rencontre souvent les surnoms :
le Bon, le Juste, le Pacificateur, le Sage, le Père du peuple, le
Père de la patrie, le Débonnaire, le Gros, le Gras, le Renforcé;
on y trouve aussi, il est vrai, quelques personnages marquants
par leur caractère et leurs actions, mais ils y sont beaucoup
plus rares que dans la première série.

Dans le premier tableau, sur deux cent dix-huit mariages, il
y a quarante-sept familles de six enfants et au-dessus, qui
m'ont donné cent trente-huit garçons et deux cent quarante-
quatre filles : la prédominance des filles est donc moindre
chez les familles nombreuses de cette série que chez les
autres.

Dans le deuxième tableau, sur cent soixante-cinq mariages,
il y a cinquante-quatre familles de six enfants et au-dessus.

L'influence des grossesses nombreuses sur la production des
mâles, modifie donc, dans la première série, l'influence des
pères; et les familles nombreuses sont en bien plus grand
nombre dans la deuxième série que dans la première.

Parmi les enfants naturels, la première série offre dix-neuf
filles et huit garçons, même rapport que parmi les enfants
légitimes ; tandis que la deuxième série offre vingt-huit garçons et seize filles sur quarante-quatre enfants naturels, c'est-
à-dire un nombre de filles relativement plus grand que parmi
les enfants légitimes.

Dans la première série, il y a, du premier lit, deux cent

trente-huit filles ; du deuxième lit, cinquante-neuf garçons et cent vingt et une filles, et des troisième, quatrième lits, etc., dix-sept garçons et trente-quatre filles, d'où il suit que la prédominance des filles y devient moindre, à mesure que les pères vieillissent.

Dans la deuxième série, il y a, du premier lit, quatre cent quatre-vingt-quatorze garçons et cent trente-neuf filles ; du deuxième lit, cent trente-six garçons et cinquante et une filles ; et des troisième, quatrième lits, etc., vingt-quatre garçons et quatre filles. Ici la prédominance des garçons est plus grande dans les troisième et quatrième lits que dans les deux premiers, et moindre dans le deuxième que dans le premier.

Enfin, le total des garçons fourni par les deux séries est à celui des filles : : 25 : 23, et celui des enfants naturels, seulement : : 36 : 35.

Ces tableaux m'ont fourni les observations suivantes :

1° Les hommes d'un grand caractère, qu'ils aient été vertueux ou pervers, ont eu plus de filles que de garçons (cent soixante-dix-huit faits).

2° Les hommes faibles de caractère ont eu plus de garçons que de filles (soixante-neuf faits).

3° Ceux qui se sont mariés jeunes ont eu plus de filles que de garçons (vingt-trois faits).

4° Ceux qui se sont mariés dans un âge avancé ont eu plus de garçons que de filles (quinze faits).

5° Ceux qui ont eu plusieurs femmes ont eu un plus grand nombre relatif de garçons des deuxième, troisième lits, etc., que du premier.

6° Ceux qui ont épousé des femmes d'un grand caractère ont eu plus de garçons que de filles (vingt-trois faits).

7° Ceux qui ont épousé des veuves ont eu plus de filles que de garçons.

8° Lorsque le chef d'une maison a, par son influence personnelle, déterminé dans sa famille un nombre d'enfants d'un même sexe plus grand que celui de l'autre sexe, la même prédominance s'est soutenue pendant quelques générations ; mais elle s'est affaiblie et a enfin cessé par le fait des femmes, surtout lorsque, par leur constitution, elles devaient influer beaucoup sur le sexe de leurs enfants (trente-quatre faits).

9º Les hommes du Midi, qui ont épousé des femmes du Nord, ont eu plus de filles que de garçons, lorsqu'aucune autre circonstance n'a dû influer sur le sexe des enfants ; et les hommes du Nord qui ont épousé des femmes du Midi ont eu plus de garçons que de filles (douze faits).

10º Les hommes grands de taille, ou gros et gras, ont eu plus de garçons que de filles (dix faits).

K

LA GENÈSE DE LA FOLIE DE ROUSSEAU
Par Saint-Marc Girardin.

Les soucis que causa à Rousseau l'impression de l'*Émile* ont une grande importance dans sa vie, car c'est à ce moment et à ce propos qu'il ressentit la première atteinte de la triste et fatale manie qui le tourmenta le reste de sa vie et l'obséda chaque jour davantage. Cette première fois, il reconnut et il s'avoua sa maladie, n'étant pas encore assez mal pour n'avoir plus conscience de lui-même.

Personne n'a mieux défini sa maladie que Rousseau lui-même. Il y avait quelques retards dans l'impression de l'*Émile*. Ces retards excitaient les ombrages de Rousseau.

Plus j'avais à cœur, dit-il, la publication de mon dernier et meilleur ouvrage, plus je me tourmentais à chercher ce qui pouvait l'accrocher ; et, toujours portant tout à l'extrême, dans la suspension de l'impression du livre j'en croyais voir la suppression... J'écrivais lettres sur lettres à l'imprimeur Guy, à M. de Malesherbes, à Mme de Luxembourg ; et les réponses ne venant point, ou ne venant pas quand je les attendais, *je me troublais entièrement ; je délirais.* Malheureusement j'appris dans le même temps que le Père Griffet, Jésuite, avait parlé de l'*Émile,* et en avait rapporté des passages. A l'instant, mon *imagination part comme un éclair* et me dévoile tout le mystère d'iniquité : j'en vis la marche aussi clairement, aussi sûrement que si elle m'eût été révélée ; je me figurai que les Jésuites, furieux du ton méprisant sur lequel j'avais parlé des collèges, s'étaient emparés de mon ouvrage, que c'étaient eux qui en accrochaient l'édition..., que prévoyant ma mort prochaine dont je ne doutais pas, ils voulaient retarder l'impression jusqu'alors, dans le dessein de tronquer, d'altérer mon ouvrage, et me prêter, pour remplir leurs vues, des sentiments différents des miens. Il est étonnant quelle foule de faits et de circonstances vint dans mon esprit se calquer *sur cette folie* et lui donner un air de vraisemblance ; que dis-je ? m'y montrer l'évidence et la démonstration.

Voilà une véritable clinique de la maladie de Rousseau faite par lui-même. Cette disposition à prendre ombrage de tout, à grouper les circonstances les plus insignifiantes et à les reporter à je ne sais quel complot imaginaire ; cette sagacité maladive de l'esprit qui fait qu'il interprète tout en mal [1] ; cette clairvoyance dans le faux,

[1] N'est-ce pas là le *délire d'interprétation* qui sera décrit plus tard par les docteurs Sérieux et Capgras ? (A. C.).

cette promptitude de conjectures, ce don de produire autour de soi un mirage fatal et de vivre dans le milieu qu'on a créé comme dans la réalité, tels sont les traits principaux de ce délire mélancolique qui remplit la fin de la vie de Rousseau et dont nous trouvons ici le premier accès. Quand il écrivait le livre XI des *Confessions*, Rousseau était dans un moment lucide; il avouait sa maladie en la racontant, il était à la fois l'observateur et le sujet de l'observation, le médecin et le malade. Plus tard, en revisant son manuscrit, comme la maladie ne lui laissait plus de trève, il eut soin d'ajouter en note qu'il n'était pas malade, que ses soupçons étaient justes, et qu'il était véritablement victime d'un affreux complot et non point de son imagination. Que croirons-nous : le récit du livre XI des *Confessions*, qui est le fait du médecin, ou la note de la revision, qui est la note du malade ? Nous retrouvons dans sa correspondance de 1761 les mêmes traits de maladie et les mêmes aveux de folie. Nous pouvons même y suivre de plus près ses rapides passages du délire à la raison, de la maladie à l'observation et au repentir. Tantôt il est tout entier à ses soupçons :

Mon livre est perdu, écrit-il à Mme la duchesse de Luxembourg le 13 décembre 1761 ; je ne doute nullement que les Jésuites ne s'en soient emparés avec le projet de ne point le laisser paraître de mon vivant... Il faudrait un mémoire pour vous exposer les raisons que j'ai de penser ainsi. Ce qu'il y a de très sûr, au moins, c'est que le libraire n'imprime ni ne veut imprimer ; qu'il a trompé M. de Malesherbes, qu'il vous trompera, et qu'il se moque de moi avec l'impudence d'un coquin qui n'a pas peur et qui se sent bien soutenu.

Tantôt il reconnaît son aveuglement, sa folie, et dans son chagrin, il va jusqu'à vouloir se tuer, si bien que nous retrouvons ici cette pensée du suicide qui a fini par le perdre :

C'en est fait, cher Moultou, écrit-il le 23 décembre 1761 à un de ses amis de Genève, nous ne nous reverrons plus que dans le séjour des justes. Mon sort est décidé par les suites de l'accident dont je vous ai parlé ci-devant; et, quand il en sera temps, je pourrai, sans scrupule, prendre chez milord Édouard les conseils de la vertu même. Ce qui m'humilie et m'afflige est une fin si peu digne, j'ose dire, de ma vie, et du moins de mes sentiments. Il y a six semaines que je ne fais que des iniquités, et n'imagine que des calomnies contre deux honnêtes libraires, dont l'un n'a de tort que quelques retards involontaires et l'autre un zèle plein de générosité et de désintéressement, que j'ai payé, pour toute reconnaissance, d'une accusation de fourberie. *Je ne sais quel aveuglement, quelle sombre humeur, inspirée dans la solitude par un mal affreux*, m'a fait inventer, pour en noircir ma vie et l'honneur d'autrui, ce tissu d'horreurs, *dont le soupçon, changé dans mon esprit prévenu presque en certitude*, n'a pas mieux été déguisé à d'autres qu'à vous.

La lettre qu'il écrit le même jour à M. de Malesherbes n'est pas moins désespérée. Il voit, il reconnaît son délire, et, comme l'Ajax antique, une fois sorti de son accès, il se fait honte à lui-même.

Depuis plus de six semaines, dit-il à M. de Malesherbes, ma conduite et mes lettres ne sont *qu'un tissu de folies*, d'impertinences. Je vous ai compromis, Monsieur; j'ai compromis Madame la maréchale de la manière la plus punissable. Vous

avez tout enduré, tout fait pour *calmer mon délire*; j'ouvre
en frémissant les yeux sur moi...

Quand on observe avec attention l'état d'esprit de
Rousseau, tel qu'il se laisse voir dans sa *Correspondance*,
depuis ce premier accès de sa maladie jusqu'à la publication de l'*Émile*, on voit encore de temps en temps
reparaître ses défiances, sinon son délire, et l'on comprend alors le mélange qui se fait perpétuellement chez
lui entre le caractère et la maladie, mélange singulier,
mais fréquent chez les personnes dont la raison est troublée. Il y a beaucoup de leur caractère dans leur maladie
et beaucoup aussi de leur maladie dans leur caractère,
c'est-à-dire que quand elles sont malades, comme l'était
Rousseau, d'après son aveu, dans les deux derniers mois
de 1761, il semble qu'elles ne le sont que par l'exagération de leur caractère. Le penchant qu'elles avaient s'est
poussé jusqu'à la folie, mais il n'a pas changé pour cela
de nature. Et de même, quand elles recouvrent la santé,
elles gardent encore l'empreinte de leur maladie, dé-
fiantes et ombrageuses, si leur folie était la jalousie. De
cette façon, la seule différence qu'il y avait pour ces personnes entre l'état de maladie et l'état de santé est pour
ainsi dire le degré du mal et la distance de la modération à l'accès. C'est ainsi que nous voyons Rousseau,
même quand il a recouvré la raison, retomber encore
dans les soupçons, et craindre je ne sais quelles embû-
ches de la part des imprimeurs et des libraires de l'*Émile*,
jusqu'à ce qu'enfin l'*Émile* soit publié. Alors Rousseau,
reconnaissant non plus seulement qu'il a été malade,

mais qu'il a été à grand tort soupçonneux, défiant, écrit le 30 mai 1762 à son ami de Genève, M. Moultou :

> Enfin mon livre paraît depuis quelques jours, et il est parfaitement prouvé par l'événement que j'ai payé les soins officieux d'un honnête homme des soupçons les plus odieux. Je ne me consolerai jamais d'une ingratitude aussi noire, et je porte au fond de mon cœur le poids d'un remords qui ne me quittera plus.

> Heureux, si seulement ce remords lui avait servi d'avertissement contre son caractère, et de préservatif contre sa maladie !... (SAINT-MARC GIRARDIN, *Jean-Jacques Rousseau, sa vie et ses ouvrages*, édition Charpentier, tome II, pp. 280-285.)

I.

LA FOLIE DE ROUSSEAU, D'APRÈS UN CONTEMPORAIN

(Extrait du *Journal de Paris*, an VI, tome II, nᵒˢ 259, 260 et 261.)

Tous mes lecteurs ont entendu parler de l'abominable aventure dont il a été si cruellement la victime à la butte de Mesnil-Montant. Il fut rencontré par le chien danois de M. de Saint-Fargeau qui, voulant rejoindre le carrosse de son maître, avoit dans sa course la vitesse d'une balle de fusil. Il passe entre les jambes du malheureux Rousseau, qui tomba le visage sur le pavé, sans avoir eu le temps de se garantir avec ses mains. La chute fut d'autant plus malheureuse qu'il descendoit la butte, et par conséquent qu'il tomba de plus que de sa hauteur. Je cours chez lui le lendemain matin. En entrant, je fus saisi d'une odeur de fièvre véritablement effrayante. Il étoit dans son lit. Je l'aborde; jamais sa figure ne sortira de ma mémoire. Outre l'enflure de toutes les parties de son visage, qui, comme l'on sait, en change si fort le caractère, il avoit fait coller de petites bandes de papier sur les blessures de ses lèvres; ces blessures étoient en long, de façon que ces bandes alloient du nez au menton. Mon effroi fut proportionné à l'horreur de ce spectacle. Après m'avoir rendu compte de l'accident, je vis avec grand plaisir qu'il excusoit le chien; ce qu'il n'eût pas fait, sans doute, s'il eût été question d'un homme : il auroit vu infailliblement dans cet homme un ennemi qui, depuis longtemps, méditoit ce mauvais coup; il ne le vit dans le chien qui, me dit-il, a cherché à prendre la direction propre à m'éviter; mais voulant agir aussi de mon côté, je l'ai contrarié; il faisoit mieux que moi, et j'en suis puni. J'observai, car cela est nécessaire pour le but que je me propose, qu'il n'étoit pas possible de se trouver dans un état plus affligeant et plus dangereux, puisque la fièvre attestoit que la chute avoit causé, dans toute la machine, un ébranlement général; mais l'accident étoit, comme je l'ai dit, occasionné par un chien; il n'y avoit pas moyen de lui prêter des vues malfaisantes et des projets médités; dans cet état, Rousseau restoit ce que naturellement il étoit lorsque la corde de ses ennemis n'étoit point en vibration. Jamais, de mon côté, je ne fus moins disposé à rire. Jamais Rousseau n'avoit eu plus de raison de s'affliger ; cependant, le cours de la conversation nous amena tous deux à des propos si gais, que le malheureux, dont le rire rouvroit toutes les plaies couvertes par les petites bandes de papier, me demanda grâce, mais avec des instances réitérées. J'en sentis moi-même et l'importance et la nécessité, et tout cessa par ma retraite...

Je terminerai cette pénible révélation au seul trait suivant ; les deux suffiront pour constater, d'une manière positive, l'état déplorable dans lequel il étoit tombé. A mon arrivée, il prend l'attitude que j'ai décrite précédemment. Savez-vous, me dit-il, pourquoi je donne au Tasse une préférence si marquée? — Non, lui dis-je, mais je m'en doute. Le Tasse réunissant à l'imagination la plus féconde et à la richesse de la poésie la plus brillante, l'avantage d'être venu après Homère et Virgile, a profité des beautés de l'un et l'autre de ces grands hommes, comme il en a évité les défauts. — Il y a bien quelque chose de cela, me répondit-il, mais sachez qu'il a prédit mes malheurs. (Lecteurs, comme vous pouvez le remarquer, toujours des malheurs.) Je fis un mouvement, il m'arrêta. Je vous entends, dit-il, le Tasse est venu avant moi ; comment a-t-il eu connaissance de mes malheurs ? Je n'en sais rien, et probablement il n'en savait rien lui-même ; mais enfin il les a prédits...

Comme il a vécu longtemps dans cet état, il a été assez généralement reconnu qu'il étoit devenu fou. Mais ses amis et ses ennemis se sont également trompés sur la cause de sa folie. Ses amis ont prétendu que les persécutions que lui ont suscitées ses amis réels, tels que les philosophes et tous ceux qui avoient lieu d'être mécontents de lui, avoient fini par mettre le feu dans un cerveau déjà susceptible d'un tel embrasement. Ses ennemis ont dit que l'orgueil seul lui avoit tourné la tête. Je les crois tous dans l'erreur. Les persécutions et les sarcasmes d'un grand nombre de philosophes proprement dits, et de littérateurs, ont certainement servi à convaincre ce malheureux que sa chimère étoit une réalité, puisqu'il pouvoit se prouver à lui-même que réellement il avoit des ennemis; mais très certainement ses ennemis réels, car il en a eu beaucoup, ne lui ont pas donné sa chimère, elle venoit de plus loin. À l'égard de l'orgueil, je n'en ai pas remarqué un seul trait dans le cours de douze années, et si l'on y fait attention, il y a une mauvaise foi bien caractérisée dans le reproche qu'on lui fait d'avoir demandé qu'on lui élevât une statue; mais je sors, non pas de mon sujet à la vérité, mais de mon plan.

Il est certain qu'il avoit, en naissant, le germe de cette affreuse maladie, qui, comme toutes les autres, a eu ses périodes, son commencement, son milieu et sa fin. Dans la supposition même où, suivant sa marche et ses progrès, on ne remonterait pas à cette source, un fait dont tout Paris a été le témoin, on doit compléter la preuve.

Après la mort de Jean-Jacques, un de ses cousins germains, fils du frère de son père, et portant conséquemment le même nom, né en Perse, est arrivé à Paris, sans avoir jamais communiqué avec lui, puisqu'il quittoit la Perse pour la première fois. Son habit persan et son nom le firent bientôt remarquer. Il avoit d'ailleurs beaucoup d'esprit, il savoit un grand nombre de langues, et l'on rapporta de lui que, pour réponse à quelqu'un qui le louoit sur le nombre de langues qu'il avoit apprises : « Je les donnerois bien toutes volontiers, dit-il, pour ne savoir et ne parler que celle de mon cousin. »

M. Delessert m'invite un jour à dîner avec lui, et nous place à ses deux côtés. Je ne pouvois, conséquemment, le voir que de profil, mais ce profil étoit si ressemblant, que mes yeux ne pouvoient s'en détacher. Enfin, je demande tout bas à M. Delessert, s'il n'y trouve pas beaucoup de ressemblance. « Elle est telle à mes yeux, me dit-il, qu'il me fait peur, et que je suis tenté de croire que c'est Rousseau lui-même qui se sera fait enterrer pour venir ensuite écouter ce qu'on dit de lui. » Il ne le croyoit pas, sans doute, puisqu'il étoit d'ailleurs plus grand, et qu'à l'examen il y avoit des différences sensibles dans la figure; mais ce premier mouvement prouve que l'expression des yeux et de ce qu'on appelle physionomie étoit absolument la même, et c'est cette espèce de ressemblance qui seule en mérite le nom.

Cet homme resta quelque temps à Paris et repartit pour la Perse, chargé d'une mission de la part du gouvernement. Il étoit, avec sa femme, dans une voiture à quatre roues, traînée par six chevaux de poste. Parvenu à la forêt de Fontainebleau en plein jour, il se met à la portière et crie au postillon d'arrêter. Le postillon, étourdi probablement par le bruit des roues sur le pavé et des pieds de ses six chevaux, n'entend point et continue sa route. Alors Rousseau s'adresse aux passans, qui font arrêter le postillon. Il pousse de grands cris et accuse le postillon de s'entendre avec des brigands pour le faire égorger dans la forêt. Les passans qui n'y voyoient aucune apparence, puisque le postillon suivait le pavé de la grande route, restoient froids : « Vous ne voyez donc pas, leur disoit-il, qu'il m'a déjà détourné du grand chemin, et qu'il veut me faire égorger ? » Il ne fut pas possible de lui faire entendre raison. Il fut ramené à Paris et repartit ensuite, mais sans la mission qui lui avoit été donnée.

Voilà un fait isolé, mais d'autant plus marquant, car on ne peut douter qu'en le suivant on n'en eût découvert beaucoup d'autres. C'est un trait de folie dans le genre de ceux de Rousseau. Tous deux croyent à des brigands ou ennemis qui veulent les perdre, et tous deux ne voyent dans les autres que des complices et des agens. Si l'on joint à cela l'expression étonnante des regards et de la physionomie qui les fait confondre l'un et l'autre, et le degré de leur consanguinité, il n'est plus douteux que tous deux charrioient dans leur sang le même principe de maladie.

Rousseau eut en Angleterre, longtemps avant que je le connusse, une attaque du même genre et de la même force ; c'est de sa propre bouche que je tiens le fait que je vais citer ; il est d'ailleurs d'autant plus précieux, que c'est la seule fois que je l'aye vu avoir quelque soupçon de sa maladie et la caractériser lui-même sous le nom de folie. Nous avions fait la partie, lui et moi, d'aller en batelet à Meudon avec sa femme et la mienne, et d'y dîner. Elle fut exécutée. En causant à table, il nous raconta qu'il avoit fui de l'Angleterre plutôt qu'il ne l'avoit quittée. Il se mit dans la tête que M. de Choiseul, alors ministre de France, le faisoit chercher, ou pour lui mettre ses ennemis en avant, ou pour quelqu'autre mauvais tour, je ne me le rappelle pas bien; mais sa peur fut telle qu'il partit sans argent et sans vouloir embarrasser sa marche d'effets ou de paquets qui ne fussent pas de première nécessité. C'est dans cette occasion qu'il brûla la nouvelle édition d'*Émile*, dont j'ai parlé, et qu'il m'avoua regretter beaucoup. Il payoit avec un morceau de cuiller ou fourchette d'argent, qu'il cassoit ou faisoit casser, dans les auberges.

Il arrive au port; les vents étoient contraires; il ne voit, dans cet événement si ordinaire, qu'un complot et des ordres supérieurs pour retarder le départ, et cela pour un but quelconque, qu'il interprétoit toujours dans le sens de sa manie d'ennemis [1]. Quoiqu'il ne parlât pas la langue, il se met cependant sur une élévation et harangue le peuple, qui ne comprenoit pas un mot de son discours. Que mes lecteurs ne perdent pas de vue que c'est de Rousseau lui-même que je tiens tous ces détails. Enfin, le vent le permet et l'on part. Il m'ajoute qu'il ne peut me dissimuler, ni se dissimuler à lui-même, que c'étoit une attaque de folie. « Elle étoit telle, que j'allois jusqu'à soupçonner cette digne femme, en me montrant la sienne, d'être du complot et de s'entendre avec mes ennemis... »

CORANCEZ.

[1] Encore le délire d'interprétation !

LA « LÈPRE » DE MARAT

Mû par le seul désir d'éclairer d'un rayon de vérité une physionomie à dessein mutilée, nous avons tenté ailleurs [1] d'établir un lien entre l'état pathologique et le caractère, tour à tour pitoyable et féroce, de celui qui aimait à se dire l'*Ami du peuple*.

Qui ne sait aujourd'hui quelle influence certaines affections inflammatoires, et, entre toutes, les dermatoses, exercent sur l'être moral et ses déterminations ? Qu'on ne voie pas là un désir de réhabilitation ; tout au plus en pourrait-on induire une atténuation de responsabilité.

On restait déconcerté par ce mélange de cruauté froide et de sensibilité exaltée ; on se pénètre d'indulgence, quand on a mis à nu les tares pathologiques. Encore une fois nous n'excusons pas,

[1] *Marat inconnu*, par le docteur CABANÈS. Paris, Genonceaux, 1891, in-12 ; nouvelle édition, refondue et notablement augmentée, chez l'éditeur Albin Michel, 1911.

nous constatons ; et la constatation, hors de toute discussion, que nous faisons, c'est que Marat était réellement un malade.

Elles sont multiples, les maladies qui provoquent ces incessantes démangeaisons dont était tourmenté Marat ; ce *prurigo* qui nécessitait une immersion plus ou moins prolongée de son corps dans l'eau de la baignoire, autour de laquelle le couteau de l'assassin a créé une légende.

Pourquoi le malade restait-il plongé dans l'eau des journées entières, sans parvenir à éteindre le feu dont il était incendié ? Est-ce, comme l'ont insinué, avec plus de perfidie que de justice, les ennemis du démagogue, une maladie de jeunesse vicieuse qui aurait amené à sa suite de tels désordres ? Cette hypothèse ne saurait arrêter le clinicien, qui n'ignore pas que ces sortes d'affections se singularisent surtout par leur indolence, indolence qui, si souvent, nous illusionne sur leur gravité.

Le *scabies*, la *gale*, — pour l'appeler par son nom, — épargne toujours la face, même quand elle est invétérée, quand elle dure pendant des années.

La *phtiriase*, ou *maladie de Scylla*, ne saurait être mise en cause : elle commence par le dos et le cou, et non par le scrotum et le périnée ; or, nous apprenons d'un contemporain de Marat, dont il

était l'ami et quelque peu le médecin, de Souber-
bielle, que l'*Ami du peuple* était dévoré d'une horrible dartre de la région périnéo-scrotale.

Cette localisation a-t-elle une signification que
nous puissions interpréter ? Sans aucun doute. Le
prurigo scroti, les diverses variétés de *lichen*,
l'*eczéma lichénoïde*, s'observent dans ces régions.

Le groupe des *lichens* est si touffu, il confine à
tant d'espèces voisines, qu'il est presque impossible d'en distraire une variété pour la singulari-
ser. Tout ce qu'on sait, c'est que, sauf dans des
cas exceptionnels, les démangeaisons sont généralement modérées : ce n'était pas le cas chez
notre malade.

Le *prurigo de Hébra* se caractérise bien par des
poussées éruptives, accompagnées de démangeaisons contre lesquelles tout traitement est impuissant. La scrofule ou l'arthritisme en sont, d'après
Besnier, les deux grandes sources héréditaires
constitutionnelles, et l'on a tout lieu de penser
que Marat était de nature arthritique[1].

Nous avons prouvé[2] qu'il avait offert des symptômes indéniables d'épuisement nerveux, de ce
qu'on décrit aujourd'hui sous le titre de *neuras-*

[1] En 1774, au moment où il composait les *Chaînes de l'Escla-
vage*, il était très sujet aux migraines ; il prenait alors jusqu'à
vingt tasses de café par jour.

[2] Dans notre *Marat inconnu*.

thénie (il était épuisé par les veilles et un excès
de travail cérébral). Or, la neurasthénie et l'arthritisme sont reliés entre eux par une parenté
étroite : on pourrait donc en inférer que Marat
était atteint de *prurigo de Hébra*, si cette maladie n'était relativement peu fréquente.

Ce qui s'observe plus communément, c'est
l'*eczéma*, qu'il soit ou non lichénoïde, et, pour
notre part, nous inclinerions plutôt vers cette
conjecture [1].

C'est aussi l'avis de notre distingué confrère le
docteur Barthélemy, qui a bien voulu nous communiquer ses impressions à ce sujet.

Avec toute la rigueur scientifique qu'on était en
droit d'attendre d'un ancien chef de clinique de
l'hôpital Saint-Louis, d'un des élèves préférés du
professeur Fournier, M. Barthélemy a discuté
sous toutes ses faces le problème dont nous poursuivons la solution.

« Qu'il s'agisse, dit-il, de lichen ou d'eczéma,
ces deux affections sont la résultante de l'altération de la crase sanguine, par les produits de
fermentation élaborés dans l'organisme, par la
production exagérée des matières extractives, par
le défaut d'élimination et d'épuration, par l'accu-

[1] Signalons, en passant, qu'au mois de juillet 1791, Marat eut
de la céphalalgie, accompagnée de fièvre, et que sa tête enfla :
il eut probablement, à cette époque, un *érysipèle de la face*.

mulation des acide urique, butyrique, etc... Bref,
ce sont des conséquences des auto-intoxications.
Ce sont des *toxidermies*. »

Comment se produisent ces toxidermies ? « Il y
faut des écarts habituels de régime, une déso-
béissance prolongée aux lois de l'hygiène générale, de l'hygiène alimentaire, de l'hygiène cutanée. »

Pour qui a étudié avec soin le personnage, il
est clair que Marat vivait dans des conditions
d'hygiène déplorables. Travaillant sans relâche,
prenant ses repas à intervalles irréguliers, à
peine consacrait-il quelques rares instants aux
soins de sa toilette. Tous les historiens s'accordent à signaler les négligences voulues de son
accoutrement extérieur. « Marat était, disent-ils,
d'une saleté répugnante dans ses habits et dans sa
personne. »

En outre, vivant dans un état de fièvre perpétuelle, il ne s'interrompait d'écrire que pour absorber à la hâte des aliments insuffisamment mas-
tiqués et, par suite, insuffisamment digérés :
d'où « l'insomnie, le teint plombé », les inquiétudes, l'agitation fébrile, les troubles gastriques
et leurs conséquences. Qu'il soit venu, à la suite,
de l'eczéma, accompagné ou non de lichen, il n'y
a pas lieu d'en être surpris.

« L'estomac ne supportait plus les liquides »,

dit un de ses biographes : « n'est-ce pas, ajoute logiquement M. Barthélemy, la *dyspepsie des liquides*, de Chomel, la *dilatation d'estomac*, de Bouchard ? Traduisez encore une fois : *arthritisme* ou mieux *eczéma*, chez un arthritique ou un herpétique. »

Un symptôme qui mérite, selon nous, de retenir l'attention du pathologiste, c'est la soif, cette soif ardente, que le malade ne réussissait qu'à grand'peine à apaiser par des boissons émollientes, adoucissantes, telles que de l'eau « mélangée de pâtes d'amandes et de terre glaise », dont il absorbait plusieurs tasses dans la journée. Cette soif continuelle doit-elle être rapportée à un vice de nutrition ; ne serait-elle pas plutôt un signe de *diabète* ? En faveur de cette dernière hypothèse, nous pouvons évoquer un souvenir.

Notre regretté confrère et ami le docteur Robinet nous conta un jour tenir de l'un des descendants de Harmand (de la Meuse) ou d'un député, en tout cas, qui siégeait à la Convention derrière Marat, que celui-ci grignotait presque constamment, pendant les séances, des gâteaux et autres sucreries ; pour qui sait que les diabétiques sont très friands de ce qui est pour eux le fruit défendu, ce menu détail a son importance.

Autre particularité, Marat sautillait en marchant, nous a révélé Fabre d'Églantine. Ne serait-

ce pas que le frottement des bourses lui causait
une telle démangeaison, qu'il était obligé d'écarter
les jambes en se dandinant; ou plus simplement,
qu'il était atteint de *psoriasis plantaire*, affection
qui pouvait et devait l'empêcher de poser l'un de
ses pieds à terre ? Il est vrai que le psoriasis plantaire est rare; il est vrai qu'il coïncide exception-
nellement avec l'eczéma, mais il accompagne fréquemment le diabète et, le plus souvent, il est le
lot des arthritiques.

En résumé, la « lèpre hideuse », que le peintre
David rapportait avoir vue sur le corps de Marat,
l'avant-veille de sa mort ; l'affection squameuse
et vésicante qui obligeait le malheureux à avoir
recours aux manœuvres hydrothérapiques que
l'on sait, était, selon toutes probabilités, un *eczéma*
généralisé. S'il ne nous est pas permis d'être plus
affirmatif, la faute en est surtout à l'insuffisance
de documents qui nous auraient permis d'établir
notre diagnostic avec plus de précision et de cer
titude.

LA VRAIE CHARLOTTE CORDAY

I. — *Les Amoureux de Charlotte.*

La plupart des historiens ont voulu voir dans
l'assassinat de Marat un crime passionnel : la vengeance aurait, à les entendre, armé le bras de la
jeune fille, qui rendait le dictateur de la Convention responsable de la mort d'un de ses amants ;
car on lui en a prêté plusieurs, faute de preuves
suffisantes pour lui en attribuer un seul [1].

Tandis qu'elle était encore au couvent de l'Ab-
baye-aux-Dames, Charlotte Corday se serait — dit
la légende — rencontrée maintes fois avec le
jeune Henri de Belzunce, major en second du ré-

[1] Une amie d'enfance de Charlotte, qui a publié d'intéressants
Souvenirs (cf. *Revue hebdomadaire*, mars 1898) sur l'héroïne,
qu'elle avait personnellement connue, se souvenait d'avoir eu
un portrait d'elle, qui la représentait « en costume de simple
ouvrière, coiffée d'un petit bonnet rond ; on en faisait une espèce
de grisette, qui avait voulu venger son amant, que Marat,
disait-on, avait fait monter à l'échafaud ».

giment de Bourbon-Infanterie, alors en garnison à Caen. Les relations des deux jeunes gens auraient été facilitées par l'abbesse, dont l'officier était le propre neveu. Peu d'années après, M. de Belzunce était massacré par la populace et son corps odieusement profané; ce meurtre aurait été le résultat des prédications de Marat, dans sa feuille sanglante, *l'Ami du Peuple*.

La vérité historique contrarie, cette fois encore, la légende : l'attentat contre Belzunce fut consommé le 12 août 1789, exactement un mois avant l'apparition du premier numéro de *l'Ami du Peuple*. L'abbesse de Caen qui n'était, disons-le en passant, qu'une parente éloignée du major Henri de Belzunce, était morte le 3 février 1787, et M. de Belzunce ne vint à Caen qu'au mois d'avril 1789.

Il n'existe, du reste, aucune preuve certaine de la liaison du jeune homme avec Charlotte Corday. Tout nous autorise, au contraire, à penser que la jeune fille, qui s'était distinguée de bonne heure par un républicanisme ardent, n'aurait pas sacrifié sa foi politique à un caprice passager; alors surtout que ce caprice avait pour objet un gentilhomme aussi arrêté dans ses convictions royalistes que l'était M. de Belzunce.

Il nous sera aussi aisé de faire justice de l'opinion, plus ou moins accréditée, qui prête à Charlotte Corday des sentiments d'une tendresse particulière pour le Girondin Barbaroux. Certes, Barbaroux avait des avantages physiques qui avaient pu faire impression sur la jeune fille : ses traits étaient réguliers, ses yeux pleins de feu, sa physionomie, pour tout dire, ne manquait pas d'attraits, bien que certains nous le dépeignent comme un bellâtre « bouffi, commun et essoufflé », à la face « ultra-rubiconde et passablement bourgeonnée ».

Nous avons un témoignage désintéressé, celui de son collègue Louvet : Barbaroux, qui avait, à cette époque, vingt-huit ans, jouissait de l'embonpoint d'un homme de quarante ; il pouvait réussir à captiver les cœurs, mais dans un monde où les succès étaient faciles.

Il menait une vie de dissipation et de plaisirs. Il vivait à l'hôtel sous le même toit qu'une peu farouche marquise, qu'on ne connaissait que sous le nom de Zélis ou Zélia, qui se plaisait, malgré les titres de noblesse les plus authentiques, à afficher des idées très avancées.

Quelque velléité qu'il en eût, Barbaroux n'aurait pas trouvé une occasion discrète de faire sa cour à Mlle de Corday. Dans la petite ville de province qu'était Caen, la chose n'eût pas manqué d'être rapidement ébruitée [1].

[1] Il n'est pas douteux que Charlotte eut plusieurs entrevues

On a également prêté à Charlotte, comme
fiancé, Boisjugan du Maingré, gentilhomme fu-
sillé en 1792, comme émigré, les armes à la
main. M. de Boisjugan avait pu connaître Charlotte chez sa tante, Mme de Brétheville; mais
qu'il y ait eu un projet de mariage entre eux,
aucun témoignage sérieux n'est venue le confirmer.

Pour ce qui est de la fable d'un jeune homme
qui serait allé mourir à Vibraye (Sarthe), du désespoir d'avoir appris la mort de Charlotte, nous
en connaissons maintenant l'origine. M. de la Si-

avec Barbaroux, mais ces entrevues ont toujours eu lieu devant
témoins, presque en public : il y avait toujours grande affluence
dans les salons de l'Intendance. Les premières rencontres auraient eu lieu vers le 29 juin; Barbaroux était à Caen
depuis le 15. Huit ou dix jours après, Charlotte Corday se
présentait de nouveau à l'Intendance, où étaient les députés
réfugiés. Cette seconde entrevue peut se placer du 28 au
30 juin. Le troisième eut lieu le 5 juillet 1793 : la date n'
est écrite de la main même de Charlotte, dans sa lettre à Barbaroux. « La pensée de frapper Marat était conçue depuis le
2 juin, mais le moment de l'exécution n'était pas encore
arrêté dans son esprit : elle déclare elle-même que ce *qui la
décida tout à fait, ce fut le courage avec lequel les volontaires
s'enrôlèrent après la revue du 7 juillet...* Une grande revue de
la garde nationale de Caen avait été passée sur le cours dit de
la Reine par le général Wimpfen, et à la suite un bataillon de
volontaires devait être formé pour rejoindre à Évreux l'armée
fédéraliste. » *Dossiers du procès criminel de Charlotte Corday
devant le tribunal révolutionnaire*, par C. VATEL, avocat, 1861.

cotière, mort depuis quelques années, l'a mise le premier en circulation et c'est sur son récit que l'historien des *Girondins* a brodé.

Une vieille domestique, écrit M. de la Sicotière, entra un jour au Mans dans un riche cabinet de peinture; une copie du tableau d'Henri Scheffer s'y trouvait; à sa vue, la vieille servante s'arrêta, puis rappelant ses souvenirs :

— Voilà Charlotte Corday ! dit-elle en montrant la pâle et noble figure de l'héroïne.

— Comment le savez-vous ? lui demanda son maître.

Alors la vieille femme raconta une étrange histoire : vers l'époque où mourut Charlotte Corday, un jeune homme était venu habiter Vibraye avec sa mère ; il était originaire de Normandie et portait le nom de Franquelin. Ce jeune homme était en proie à une incurable mélancolie ; il ne tarda pas à y succomber. La femme, jeune alors, qui le servit, le voyait souvent contemplant une miniature, qui ne le quittait pas, ou lisant des lettres qu'il arrosait de ses larmes ; elle se hasarda un jour à l'interroger.

— Ce portrait, lui répondit-il, est celui d'une femme que j'ai aimée, de Charlotte Corday ; ces lettres sont les siennes, et, quand je serai mort, je veux que lettres et portrait soient ensevelis avec moi.

Il mourut, et sa dernière volonté fut obéie[1]. Ainsi aurait été emporté dans la tombe le secret de l'amoureux de Charlotte!...

Pardonnons au poëte d'avoir idéalisé le témoignage d'une commère, qui, grâce à lui, passera à la postérité. Nous aurions plus d'hésitation à nous prononcer sur le personnage qui va maintenant entrer en scène.

Quand Charlotte Corday écrit à Barbaroux, la veille de son supplice, elle lui recommande de ne pas manquer de faire part de sa lettre au « citoyen Bougon ».

Bougon, ou Bougon-Longrais, procureur-général-syndic du Calvados, magistrat aimable autant que grave, avait, dit-on, pénétré assez avant dans l'intimité de Mlle de Corday. Celle-ci lui aurait écrit pas moins d'une vingtaine de lettres, « toutes relatives à des sujets de littérature et de politique » ; on le présume, du moins, car cette correspondance n'a pas été retrouvée. Quoi qu'il en soit, la lettre adressée à Barbaroux par Charlotte semble n'attester que de l'« amitié » pour Bougon ; mais comme elle la savait destinée à être lue par tous les « amis qui en demanderaient communication », elle a bien pu s'observer. Elle dit, dans cette lettre, que si elle n'a pas écrit

_____

[1] *La Mosaïque de l'Ouest et du Centre*, t. II (1845-46), 360.

directement à son correspondant, c'est « qu'elle n'est pas sûre qu'il soit à Évreux » ; et surtout qu'elle redoute qu'il ne soit trop « affligé de sa mort » : ce sont les motifs qu'elle donne, il en est peut-être d'autres ou plutôt un autre qu'elle n'ose avouer [1].

Tout bien examiné, nous sommes persuadé

---

[1] « Je suis convaincu que si Charlotte de Corday a *distingué*, a préféré quelqu'un, ce n'est ni Belzunce, ni Barbaroux, ni Boisjugan de Mingré, ni tout autre, mais seulement Bougon-Longrais. Encore n'irais-je pas au delà de la nuance d'une sympathie affectueuse. » VATEL, *Bibliographie dramatique de Charlotte de Corday*, t. I, CCXI. Dans la lettre si connue, écrite par Charlotte Corday à Barbaroux de sa prison, il est question du citoyen Bougon (Bougon-Longrais) à qui l'héroïque fille envoie un souvenir dans ce moment suprême. Cette lettre étant destinée, dans la pensée de Charlotte Corday, à être publiée, on comprend la réserve avec laquelle elle s'exprimait, mais il était aisé de lire entre les lignes que Bougon était loin de lui être indifférent. Il est, du reste, prouvé aujourd'hui que Charlotte a été en relations épistolaires assez suivies avec Bougon-Longrais, lequel possédait une vingtaine de lettres de son amie, au moment où il fut mis en état d'arrestation, à Rennes. Il n'est pas moins certain, si l'on s'en rapporte au texte d'une lettre adressée par le même Bougon à sa mère, le 5 janvier 1794, et publiée pour la première fois par Vatel (*ouvrage cité*, CCXIII-CCXV), que Bougon-Longrais avait pour Charlotte plus que de l'amitié, une affection réelle. Ces sentiments ont-ils été partagés par Charlotte ? On en aura peut-être la preuve le jour où l'on aura retrouvé une lettre vendue aux enchères en 1868, à Londres, et adressée par Charlotte Corday à Bougon-Longrais (*l'homme qu'elle aimait à Caen*, disait le catalogue). Cette lettre provenait de la collection de sir Henri Nottingham.

que Charlotte Corday a été victime d'une calomnie.

Le titre d'*amoureux* de Charlotte, mais d'amoureux dans le sens le plus élevé du mot, il en
est un qui peut le revendiquer mieux que tout
autre.

L'histoire dit qu'un « amour enthousiaste, fré-
nétique, immatériel, comme tout amour sans espoir, avait suivi Marie de Corday par delà le tombeau. Elle était morte sans avoir pu le soupçonner[1] ».

Un jeune Allemand rêveur, délégué à Paris par
la ville de Mayence, en qualité de député extraordinaire à la Convention, le docteur Adam Lux —
à la fois docteur en médecine[2] et docteur en philosophie — avait suivi la charrette qui portait
Charlotte jusqu'à la place de la Révolution. Il ne
s'était arraché du lieu de l'exécution qu'en mur-
murant ces mots devant la foule ébahie : « ... *Plus
grande que Brutus !* »

On a diversement jugé cet acte de fanatisme,
que quelques-uns n'ont pas hésité à mettre sur le
compte d'une déviation mentale. Un ami d'Adam
Lux, le docteur Wetekind, écrivait, à ce sujet,

[1] Chénon de Villiers, *Marie-Anne-Charlotte de Corday*, 129.
[2] Il n'avait pas exercé la médecine, par suite d'une aversion
marquée pour les études anatomiques, auxquelles répugnait sa
nature délicate.

dans une feuille du temps ces lignes très explicites :

Il y a dans les prisons de la Conciergerie un Allemand qui mérite la pitié des patriotes, parce que la tête lui a tourné et qu'il est devenu absolument *fou*... Une autre circonstance a complété cette folie. Lux aimait beaucoup sa femme, et quoiqu'il ait un tempérament extrêmement ardent, il a vécu depuis qu'il est séparé d'elle dans une chasteté sévère. Cette nouvelle situation a augmenté le trouble de ses sens, et la vue de Charlotte Corday, la seule femme qu'il ait peut-être remarquée depuis qu'il est à Paris, ayant fait sur lui une impression physique extrêmement forte, a porté au comble la confusion et la noire mélancolie qui régnaient dans son âme... Son imagination frappée troublait sa raison et il sentait sans raisonner... Je tiens tous ces faits d'un médecin de Mayence qui connaît Lux, qui plaint son sort et croit qu'il vaut mieux l'enfermer dans un hôpital jusqu'à sa guérison, ou le faire passer en Amérique, que de le guillotiner[1].

Adam Lux protesta avec indignation contre les allégations du docteur Wetekind. Il écrivit au *Journal de la Montagne*, qui enregistra sa réclamation le 26 septembre 1793, qu'il n'était pas assez fou « pour vouloir vivre, » et que c'était faire preuve de sagesse que d'aller au-devant de la mort. On le laissa languir quelque temps dans les

---

[1] *Revue moderne*, 1866, t. XXXIX, 126-127. Il n'est pas inutile de noter qu'une des filles d'Adam Lux se suicida.

prisons de la Force[1], et ce n'est que le 14 brumaire (10 octobre) 1793, qu'il comparut devant le tribunal révolutionnaire.

Le même jour, à cinq heures du soir, Adam Lux subissait sa peine sur l'échafaud où avait péri l'objet de son culte. On rapporte qu'en sortant de la Conciergerie, il s'écria, dans un élan inspiré : « Enfin, je vais mourir pour Charlotte Corday ![2] »

[1] Nous avons découvert aux Archives Nationales cette lettre que nous avons tout lieu de croire inédite :

Lettre d'Adam Lux au citoyen Fouquauld (sic)
Juge du Tribunal révolutionnaire.

Aux prisons de l'hôtel de Force le 20 sept. 1793.

Citoyen,

Je ne l'ignore pas que c'est une immensité des travaux qui vous occupe. Mais étant aux prisons depuis deux mois, j'ai l'honneur de vous faire résouvenir de moi, en vous priant de décider s'il y a lieu d'accusation contre moi et d'accélérer mon jugement.

Adam Lux,
Député ext. de Mayence.

[2] CHÉRON DE VILLIERS, *op. cit.*, 423.

II. — *Charlotte Corday était-elle jolie?*

Une femme qui inspire une telle passion, qu'on
sacrifie sa vie à son seul souvenir, excite toujours la curiosité, à défaut de la sympathie. A
travers les brumes de la légende, elle nous apparaît
d'une beauté idéale, quasi surhumaine. Les
peintres, pas plus que les poètes, se garderaient
de détruire nos illusions.

Il n'est guère de personnage qui ait tenté davantage le pinceau de l'artiste et la plume de l'historien que celui de Charlotte Corday; mais combien nous ont rendu ses traits, sans les idéaliser
ou les défigurer [1]?

A plus d'un siècle de distance, les controverses
renaissent : on tombe aussi peu d'accord sur son
portrait physique, que sur le mobile et la valeur

[1] « Après le beau portrait gravé par Tassaert, d'après Hauër,
nous en avons beaucoup d'autres qui sont faits d'après nature ou
d'après reproductions immédiates, ceux d'Alix en couleur, de Mariage Lelu, de Bonneville, de Queverdo et d'autres. Ces portraits ne
nous trompent pas, car leurs principaux caractères, la douceur
des traits, l'abondance des formes, jointes à la force, à la

morale de son acte. Doit-on le qualifier crime ou folie sublime? Sur ce point, le procès est loin d'être jugé [1].

Ceux qui ont pu la voir de près nous vantent « son visage ovale, son œil bleu et pénétrant », son « nez bien fait », sa « bouche belle et

décence de l'expression, sont confirmés par le témoignage des journalistes qui l'ont vue, les uns en beau, les autres en laid.

Dans les *Anecdotes de la Révolution*, où sa beauté est fort exactement décrite : « Stature forte et pourtant élégante et légère ; pas un mouvement en elle qui ne respirât la grâce et la décence, etc. » ; dans la *Chronique de Paris*, qui l'a peinte dans la charrette et sur l'échafaud même : « Ces mouvements avaient cet abandon voluptueux et décent qui est au-dessus de la beauté » ; dans la *Gazette nationale*, qui parle par ordre et avec le cynisme de la haine : « Maintien hommasse, peau blanche et sanguine et une évidence (*sic*) fameuse ». Le plus sincère des historiens de la Révolution et celui qui a le mieux connu ses femmes lui reconnaît « une richesse de hanches et de seins que les femmes ont rarement », *Histoire de l'art pendant la Révolution*, par J. RENOUVIER, 1863, 2ᵉ partie, 455.

Pour avoir une idée de la variété des portraits de Ch. Corday, voir le très attachant opuscule de M. Abel DECAUVILLE-LACHÉNÉE, *Charlotte Corday et ses portraits*, Caen, 1896, et la *Chronique médicale*, 1ᵉʳ octobre 1899, 619. Nous devons communication du curieux portrait qui figure sur la couverture de ce volume à M. Estoup, libraire, rue de la Grande-Chaumière, à Paris. Il est, croyons-nous, des moins connus. Nous avons donné, dans la première édition du *Cabinet secret*, 2ᵉ série, 1897, trois autres portraits de Charlotte : en bonnet blanc, en chapeau haut de forme et en chemise rouge. Ce dernier portrait, bien postérieur à l'époque du supplice de Charlotte Corday, est très sujet à caution.

[1] *Chronique médicale*, 15 juillet 1899, 465.

bien garnie », ses « cheveux châtains », ses « mains et ses bras dignes de servir de modèle ».

D'autres, renchérissant, s'extasient sur son teint, qui « avait le transparent du lait, l'incarnat de la rose et le velouté de la pêche. Le tissu de sa peau était d'une rare finesse; on croyait voir circuler le sang sous un pétale de lis.

Elle rougissait avec une facilité extrême et devenait alors vraiment ravissante. Ses yeux, légèrement voilés, étaient bien fendus et très beaux; son menton, qui avait quelque chose de ce qu'on appelle un menton de galoche[1], ne nuisait pas à un ensemble charmant et plein de distinction.

L'expression de ce beau visage était d'une douceur ineffable, ainsi que le son de sa voix. »

La voix de Charlotte avait un timbre particulière-

[1] Peut-on considérer cette proéminence du maxillaire comme un stigmate de dégénérescence ? Il en est qui n'hésiteraient pas à répondre affirmativement. Il y aurait à rechercher si les autres enfants des époux d'Armont (cinq, au dire de Mme Loyer de Marommes), dont le dernier mourut peu de temps après sa naissance, ne présentaient pas aussi des signes de dégénérescence. Tout ce qu'on sait à cet égard, c'est que la mère de Charlotte Corday était borgne, comme son frère et du même œil que lui, et qu'elle mourut en couches, à l'âge de 40 ans. La sœur cadette de Charlotte, plus jeune qu'elle de deux ans, était bossue. Elle-même se tenait mal : sa tête se penchait légèrement en avant, malgré toutes les observations qu'on pouvait lui faire. (Souvenirs de Mme de Marommes, *Revue hebdomadaire*, loc. cit.) Sur la famille de Charlotte Corday, cf. l'*Intermédiaire des chercheurs*, 1879, 1886 et 1887.

ment agréable. « Jamais on n'entendit un organe plus harmonieux, plus enchanteur [1]. »

Tout autre elle nous apparaît sous la plume d'un démagogue du temps. « Cette femme, qu'on a dit tant jolie, n'était point jolie; c'était une *virago* plus charnue que fraîche, sans grâce, malpropre, comme le sont presque tous les philosophes et beaux esprits femelles. La figure était dure, insolente, *érysipélateuse* et sanguine... » Ce dernier détail est à noter, surtout rapproché de ce témoignage d'une octogénaire, qui avait connu Charlotte, témoignage consigné dans une note au crayon, découverte dans les papiers de M. Georges Mancel, ancien bibliothécaire à Caen [2] : « Mlle de

[1] « Sa voix enfantine, écrit M. DE SÉGUR (*Les Femmes*, t. III), se trouvait toujours en harmonie avec la simplicité de ses dehors et l'imperturbable sérénité de son visage.

[2] La femme Herlaut, condamnée à mort en 1812, à la suite des émeutes de Montaigu, et graciée, donnant des détails sur cette émeute à M. Georges Mancel, bibliothécaire de la ville de Caen, fut amenée à parler de Charlotte Corday. Ses paroles furent recueillies textuellement par M. Mancel, le 10 mai 1852. Cette femme avait alors 76 ans. Voici sa déclaration :

« Charlotte ou Mlle de Corday, novice (sic) à l'abbaye aux « Dames, m'a appris pour la première fois à manier le bloquet « à dentelle, lorsque j'avais six ans; elle était gravée, plutôt « grande que petite, et pas belle; mais elle avait un air si « doux, si doux, qu'avant qu'elle ait parlé, on l'aimait déjà; « c'était un ange du bon Dieu. » *Papiers inédits de Vatel*. On peut rapprocher de ce témoignage cet extrait d'un ouvrage estimé : « Une vieille religieuse de l'abbaye de Sainte-Trinité

Corday était *gravée*, plutôt grande que petite et *pas belle*; mais elle avait un air si doux, si doux, qu'avant qu'elle eût parlé, on l'aimait déjà : c'était un ange du bon Dieu !! »

Ces contradictions ne seraient pas sans troubler notre jugement, si nous n'avions, pour l'appuyer, des documents plus probants.

A s'en rapporter à un des biographes les plus véridiques de Charlotte Corday, qui publiait son livre à une époque où vivaient encore nombre de gens qui avaient connu la jeune fille, il ne paraît pas douteux qu'elle fût réellement belle.

de Caen), qui vit encore (1849), et qui a connu Charlotte, rapporte qu'elle se jeta d'abord avec ferveur dans la dévotion ; mais que déjà elle faisait remarquer un fonds d'orgueil et d'obstination qui lui attirèrent des réprimandes. Elle apprit dans la maison à écrire, à faire de la tapisserie, à dessiner; elle parvint à acquérir beaucoup d'habileté dans ce dernier genre de travail et plus tard Charlotte dessina très bien. » LAIRTULLIER, *les Femmes célèbres de la Révolution*, t. I, 158.

* « La vénération était grande dans le pays pour le nom de Corday, je m'en étais aperçu dans mes nombreuses excursions autour du château. Mme Jules de Corday me dit que cela tenait à une sorte de superstition dans le pays. Mme de Corday était une Mauvers. Sa mère était elle-même une Chézot, et les Chézot descendaient des Bailleul, descendants des rois d'Écosse. Or, le préjugé populaire voulait que les rois eussent le privilège de guérir les écrouelles : on venait donc se faire toucher par Mme de Mauvers et sa sœur. On faisait aussi toucher les enfants qui avaient le *carreau*. » Extrait d'une lettre à Ch. Vatel, inédite (*Bibl. de Versailles*).

Tous les historiens de Charlotte Corday, écrit M. de Montpeyremar, sont d'accord sur la beauté de la jeune fille, sur la couleur de ses yeux bleus et pénétrants, sur le parfait de son nez et de sa bouche, sur la régularité de ses traits doux et cependant sévères, sur le gracieux de sa tenue, mais ils diffèrent entre eux sur la taille, petite selon les uns, grande selon les autres. Si nous en croyons M. Hauër, Charlotte Corday était grande, plutôt fortement que faiblement constituée. Quant à la couleur de ses cheveux, il ne peut plus s'élever de doute [1] : elle était *blonde*.

[1] La preuve que des doutes peuvent s'élever, c'est que même des contemporains de Charlotte, qui l'avaient de leurs propres yeux vue, ne pouvaient arriver à s'entendre sur ce point : « Je me souviens qu'un jour, a relaté M. Ratisbonne, j'arrivai aux bureaux de rédaction du journal (*les Débats*), au milieu d'un colloque fort animé, dont la vivacité m'étonna un peu, mais que je me gardai bien d'interrompre. Il s'agissait de savoir si *elle* était blonde ou si *elle* était châtain. Les deux interlocuteurs étaient M. Barrière et le vénérable M. Delécluze. *Elle* était Charlotte Corday, *que tous les deux se rappelaient avoir vue à Paris dans leur enfance.* » V. également le *Figaro* du 24 août 1868. Mme la marquise de Saint-Léonard, née de F., âgée de 87 ans, écrivait à Vatel, le 11 octobre 1862 : « Mlle de Corday était grande, sans que sa taille pourtant s'élevât au dessus de la moyenne; elle était grasse, sans l'être excessivement ; elle était brune et ressemblait au médaillon que voici. Elle se tenait mal, la tête penchée sur la poitrine, ce qui la faisait regarder en dessous. Mon père lui disait incessamment : « Ma cousine, votre menton s'attachera à votre poitrine, montrez donc vos yeux, ils sont assez beaux pour cela. » D'une autre lettre, trouvée dans les cartons de Vatel, nous extrayons ce post-scriptum, qui confirme que Charlotte Corday était plutôt de haute

Sur la taille de Charlotte Corday, on sera promptement fixé : il suffit de s'en référer au signalement indiqué par son passe-port [1], ainsi libellé :

Laissez passer la citoyenne Marie[2] Cordet, natif du Mesnil-Imbert, domiciliée à Caen, district de Caen, département du Calvados, âgée de vingt-quatre ans, taille de cinq pieds un pouce, cheveux et sourcils châtains, yeux gris, front élevé, nez long, bouche moyenne, menton rond, fourchu, visage ovale, etc.

Cette pièce officielle, en dépit de son laconisme, est l'exactitude même. Il n'y a pas apparence qu'il y ait eu erreur sur la taille : c'est une mensuration qui peut s'obtenir avec une rigueur mathématique.

Pour ce qui est de la couleur des cheveux, nous devons nous en fier également à la pièce officielle, encore que, sur ce point, il convienne de donner

stature: « P. S. — Charlotte Corday était une forte belle femme d'environ 5 pieds 2 pouces anciens ; elle était un peu pâle de figure. Il y a un assez grand nombre de portraits de cette fille ; mais Mlle de Corday (Mlle Augustine de Corday, propriétaire du château de Glatigny, parente de Charlotte), qui a connu l'original, n'a jamais vu de portrait exact de notre héroïne. »

[1] Nous en avons donné le fac-simile photogravé, dans la *Chronique médicale*, 1ᵉʳ janvier 1897, p. 28.

[2] Son véritable nom de baptême était, en effet, *Marie*.

quelques explications. Ici, nous reprenons le récit de M. de Monteyremar.

C'est au tribunal qu'Hauër dessina Charlotte Corday. Ce fut pendant les débats et non à la prison, que la jeune accusée, profitant d'une interruption d'audience, coupa une boucle de ses cheveux et l'offrit à son peintre, plus ému, plus attendri qu'elle, en lui disant : « Je ne sais, monsieur, comment vous remercier du vif intérêt que vous semblez me témoigner et du soin que vous avez pris de tracer mon portrait. Je n'ai que cela à vous offrir, veuillez le prendre et le conserver comme souvenir.

Sur le portrait d'Hauër[1], Charlotte est représentée avec des cheveux blonds. Le peintre avait fait don à un ecclésiastique, l'abbé Dinomé, alors vicaire à la cathédrale de Blois, d'une partie de la boucle que Charlotte lui avait remise. L'abbé Dinomé assurait que ses cheveux, « dont l'authenti-

---

[1] La *Revue du Loir-et-Cher* (août 1901) a publié un intéressant article sur le peintre de Charlotte Corday. Hauër, officier de la section du Théâtre-Français, avait été appelé au tribunal par ses fonctions de garde national. C'est en voyant la jeune fille que l'idée lui vint de prendre sur un carré de papier, avec son mauvais crayon, les traits de ce beau modèle (DE MONTEYREMAR, *Ch. de Corday*, 115-116). Ce fut bien plus tard qu'aidé de cette esquisse et de ses souvenirs, Hauër composa le portrait qui se voit au Musée de Versailles. Ce portrait fut acheté, en 1839, moyennant 600 francs, dix ans après la mort du peintre, par la direction des Musées, aux héritiers de Mme Hauër (DE MONTEYREMAR, *br. cit.*, 117).

cité était incontestable, et que malheureusement
l'ignorance d'une domestique lui avait fait perdre,
était *blonds*, d'un beau blond, c'est-à-dire ni
rouges, ni cendrés ».

Notre ami G. Lenotre, qui excelle à faire revivre, avec son prestigieux talent d'évocateur, le
Paris révolutionnaire, a eu la bonne fortune de
retrouver Mme Hauër, la propre belle-fille du
portraitiste de Charlotte Corday. D'après cette vénérable dame, ce n'est pas au tribunal, mais bien
dans la prison, peu d'instants avant d'aller au supplice, que Charlotte aurait offert la fameuse
mèche au peintre, qu'on l'avait autorisée à faire
venir dans son cachot [1].

Ces cheveux restèrent longtemps en possession
de l'artiste, jusqu'au jour où il les perdit dans un
déménagement. « Je n'ai jamais entendu dire,
ajoutait Mme Hauër, qu'une boucle de ses cheveux
ait été donnée à personne autre [2]. Mon mari l'au-

[1] Georges Duval, dans ses *Souvenirs de la Terreur*, publiés
en 1840, affirme avoir connu Hauër et avoir vu chez lui non seulement le portrait, mais encore la boucle de cheveux de Charlotte de Corday. « Ce portrait, dit-il, que j'ai *vu*, et que la liste
civile a récemment acheté pour le Musée de Versailles, ne ressemble aucunement aux autres portraits de Charlotte, qui la
représentent avec des cheveux noirs, tandis qu'ils étaient
blonds cendrés. » La mèche de ses cheveux, aujourd'hui encore
en possession de sa famille, en fait foi. (T. III, chap. XXXVIII,
537.)

[2] Chéron de Villiers (p. 55 de son livre sur Charlotte Corday)

rait su ; et comme cette perte était un véritable
regret pour lui, il aurait certainement demandé à
la personne qui en aurait eu de lui en redonner.
Les cheveux de Charlotte étaient *blond cendré*.
Mon mari les a vus et tenus souvent. »

Hauer n'était pas le seul à les avoir vu blonds ;
nous n'en voulons d'autres preuves que ces deux
témoignages, extraits des papiers inédits de Vatel ; d'abord celui d'une dame Bignou, demeurant
à Rouen, place du Champ-de-Mars, alors âgée de
soixante et un ans (lettre du 11 septembre 1862,
adressée à Vatel) :

... Elle avait une peau blanche et rose, et les *cheveux
blonds*. Lorsqu'on nous montrait les portraits connus de
Charlotte Corday, ma mère s'écriait : c'est étonnant, je
ne reconnais nullement là Mlle de Corday. On en fait une
femme brune, noire, grosse et froide ; mais c'est incompréhensible. Ce n'était pas cela du tout. Elle était *blonde*,
fraîche et belle...

Le second témoignage émane d'une dame
Louise-Françoise Pesnel, veuve Cauchois, née à
Lacombe en mars 1774. Nous le transcrivons, sans
y rien changer.

... Elle (Ch. Corday) ressemblait beaucoup à son père,

assure avoir vu une boucle des cheveux de Charlotte chez
une certaine Mme Forget, mais cette dame la tenait du peintre
« qui a fait le dernier portrait de Marie de Corday ».

elle était de gentille hauteur, bien faite et bien campée, d'une figure allongée et pâlotte, elle était *blonde*, de ma couleur. Elle était souvent coiffée avec une coëffe ronde et un ruban autour de la tête. Ses cheveux plats ou tressés tombaient en aval de son dos; elle était poudrée, mais peu, parce qu'elle était *bien blonde*.

Mais voici une contemporaine de Charlotte, Marie-Anne Gilette, née le 5 novembre 1774, à Saint-Jean-de-Caen, âgée, au moment où elle écrit, de quatre-vingt-huit ans moins un mois (elle avait seize ans en 1790), qui prétend que Charlotte Corday était... *châtain*.

... J'ai vu Mlle de Corday plus de cent fois. Elle n'était pas blonde, elle n'était pas brune, elle était *châtain*; sa figure était assez large, elle avait de beaux yeux, un beau regard. Son nez n'était pas aquilin, elle avait une peau superbe, des couleurs bien fraîches; en somme, c'était une jolie personne, mais elle n'avait pas l'air de le savoir; elle n'était pas grimacière à simagrées; elle était simple et mise sans aucune recherche.

Enfin, d'une lettre adressée à Vatel par M. Cosnard-Desclosets, nous extrayons ce passage:

... Elle (Ch. Corday) était grande et forte, ce qui n'excluait pas la distinction : ses traits étaient irréguliers, mais elle avait un teint admirable — je conserve ce mot à dessein. *Ses cheveux étaient châtain clair*. Elle avait les yeux bleus et très expressifs; ses mains étaient très fortes.

Il résulte de ces divers avis, que Charlotte avait une nuance de cheveux se rapprochant plutôt du blond, du blond cendré, contrairement à l'opinion généralement reçue, contrairement aux lithographies populaires, qui la figurent presque toutes avec des cheveux d'un noir foncé.

M. Vatel a fait la remarque que, dans le tableau de Hauër, *la Mort de Marat*, Charlotte Corday était *poudrée*. Dans l'œuvre de ce même artiste, *Charlotte Corday devant le Tribunal révolutionnaire*, elle a également les cheveux poudrés.

Charlotte avait, en effet, l'habitude de se poudrer, mais très légèrement. Nous citerons, à l'appui, une *déposition* qui, en l'espèce, a bien sa valeur : celle du perruquier même qui a coiffé Charlotte, le jour où elle accomplit l'acte qui devait l'immortaliser.

Ce perruquier était un nommé « Charles-Alexandre Person, demeurant à Paris, barrière d'Italie, ancien perruquier-coiffeur de l'École polytechnique et du collège d'Henri IV[1] ». Nous le laissons parler.

---

[1] Les deux lettres qui suivent, extraites du fonds Vatel con-

Je suis né en 1787. En 1805, j'étais garçon perruquier, rue des Vieux-Augustins; mon patron était un nommé Férieux; il avait une petite boutique dans cette rue; le matin, il allait chez quelques pratiques; le soir, il était employé dans une maison de jeu au Palais-Royal, n° 129. Voici ce que je lui ai entendu dire.

servé à la Bibliothèque de Versailles), montrent quel soin le consciencieux érudit mettait à s'entourer des renseignements, si minimes fussent-ils, qui pouvaient lui servir à éclairer la biographie de son héroïne. La première de ces lettres, porte la signature d'un historien estimé, l'auteur d'études sur Mme Roland, M. Dauban.

Monsieur,

Le perruquier dont je vous avais parlé s'appelle Person. Il habitait rue Descartes, 42. Il s'est retiré aujourd'hui Barrière Fontainebleau, près les fortifications. On n'a pu me dire son numéro, mais on m'assure que cet homme est fort connu dans le quartier, et qu'il vous sera très facile de le retrouver. Je tiens ce renseignement du perruquier successeur de Person, et je vous le transmets tel quel.

Tout à vous,
Dauban.

27 août 1864.

L'autre lettre qui émane d'un personnage sur lequel nous ne possédons aucune information, M. Félix Jubé, n'est pas d'un moindre intérêt :

Paris, 30 septembre 1867.

Monsieur,

J'ai eu le regret de ne pouvoir répondre plus tôt à la lettre dont vous avez bien voulu m'honorer. Ce n'est qu'hier seulement que j'ai pu avoir la certitude de l'existence de M. Person, dans toute la plénitude de ses facultés. Son domicile est toujours le même, à la *Maison-Blanche*, en face le bureau de la sta-

Dans la matinée du jour où Marat fut assassiné, il fut demandé dans un hôtel voisin de sa boutique, situé dans la rue des Vieux-Augustins, entre la rue Pagevin et la rue Montmartre, à droite. Il s'y rendit, et il trouva une jeune personne seule dans sa chambre; *il la coiffa et la poudra*; en la coiffant, il avait remarqué sur la commode un couteau avec sa gaine.

Le soir, on apprit la mort de Marat, et le lendemain, la justice étant descendue dans l'hôtel, il sut que la jeune citoyenne qu'il avait coiffée était Charlotte Corday. Je tiens cela de lui-même; il ne m'en dit pas davantage.

Il ne me dit ni si elle était blonde, ni de quelle couleur était sa robe, ni si elle était calme ou agitée. Il se borna à ce que je vous ai rapporté. Ce n'était pas un homme lettré; il n'y avait pas grande conversation à avoir avec lui; ce qui paraissait l'avoir frappé le plus, ce sur quoi il insistait, c'est qu'il l'avait frisée *et lui avait mis un œil de poudre*, et qu'il avait vu le couteau sur la commode[1].

tion de la ligne des omnibus de la Pointe Saint-Eustache à la Maison-Blanche. J'aurais voulu pouvoir vous dire, Monsieur, que je l'avais vu, et bien heureux de confirmer mes souvenirs à l'égard du fait auquel vous avez bien voulu attacher quelque intérêt...

Veuillez agréer, monsieur, etc...

Félix Juné,
rue des Feuillantines, 47.

[1] Le poignard qui a servi à tuer Marat avait un manche en nacre et une lame courbe dont la pointe était relevée; il pouvait avoir 18 pouces de long; il était muni de deux petits anneaux, qui permettaient de le suspendre par une chaîne passée dans les anneaux. Mlle Marat le donna à M. Bureau fils, d'Argentan. Elle était souvent inquiétée par la police et cachait les

On a pu remarquer, dans la déposition que nous venons de rapporter, cette phrase : « Il ne me dit pas de quelle couleur était sa robe ». Les historiens ont beaucoup discuté — le thème était coquet ! — sur la robe ou plutôt sur les robes de Charlotte Corday ; et comme il n'est si petit détail qui n'ait son importance relative, nous allons dire ce que nous en savons.

Quand Charlotte Corday se présenta chez Marat, le samedi 13 juillet, vers neuf heures du matin, elle était, au dire de Catherine Évrard, l'un des témoins du drame, — et, comme l'observe Lenotre, en matière de toilette, le témoignage d'une femme est irréfragable, — Charlotte, disons-nous, était vêtue de brun, portant un chapeau noir[1].

Un portrait qui se trouvait jadis en la possession

armes et autres objets provenant de son frère, elle les déposait chez des amis. (*Lettre de M. Germain à Vatel*, du 26 septembre 1862). Nous avons décrit très minutieusement le couteau de Charlotte Corday, dans la *Chronique médicale* (15 juillet 1889, p. 471).

[1] Lorsque Charlotte arriva de Caen, elle portait le chapeau à forme haute et conique, alors à la mode ; c'est ainsi qu'elle se présenta chez Marat. Elle portait également le chapeau noir, haut de forme, à l'audience, ainsi qu'en témoigne le premier portrait fait par Hauër au tribunal. Dans la prison, elle fit faire un bonnet, avec lequel elle parut devant le Tribunal révolutionnaire et qu'elle portait encore quand elle monta sur l'échafaud. Cette coiffure, faite à Paris selon la mode du temps, était

de M. Renard (de Caen), et dont M. Vatel conservait la reproduction sur bois, la figure ainsi : « Le couteau d'une main, l'éventail de l'autre, et revêtue d'une robe brune et d'un chapeau noir ».

Le soir, elle revient rue des Cordeliers ; elle a changé de costume dans l'intervalle. Laurent Bas dépose ainsi : « A sept heures et demie du soir, une personne du sexe, descendant d'une voiture de place, en déshabillé moucheté, chapeau à haute forme, avec cocarde noire et trois cordons noirs,

semblable à celle que portera plus tard Marie-Antoinette sur la fatale charrette ; on n'a qu'à se reporter, pour s'en convaincre, au croquis bien connu de David. Dans le tableau du peintre Scheffer, qui a pourtant visé à faire du réalisme, la coiffure que porte Charlotte (le bonnet) n'est pas conforme à la vérité historique. Voici ce qu'avait conté, à ce propos, un témoin oculaire du drame, M. Pourvoyeur, à un libraire de Versailles, M. Salomon, le 30 juin 1868. Nous copions cette note dans le dossier de Vatel : « M. Pourvoyeur, graveur, m'a dit qu'étant enfant il demeurait rue de l'École-de-Médecine, alors rue des Cordeliers, dans la maison même de Marat, qu'il avait assisté à l'arrestation de Ch. C., qu'elle portait un chapeau de forme haute et conique. Il s'irritait quand il voyait le tableau d'Henri Scheffer, en disant : « Est-il possible de se tromper ainsi ? Charlotte Corday n'avait pas de bonnet au moment de l'arrestation ; il est possible que, plus tard, elle en ait eu un à l'audience, mais à coup sûr elle n'en avait pas chez Marat. » Il ajoutait que, « tandis qu'on l'emmenait, un des assistants avait voulu se jeter sur elle et la maltraiter, mais qu'un autre s'y était opposé ». Pourvoyeur avait d'abord été médecin de la marine ; ensuite il reprit la profession de son père et devint graveur ; c'est lui qui a gravé le tableau représentant la Revue dans la cour des Tuileries, par Napoléon

et portant un éventail, est venue demander à parler au citoyen Marat... » C'est ce déshabillé moucheté que s'est efforcé de rendre M. C. Clère, dans son triptyque, exposé au Salon de 1880. Or, tous les peintres du temps, qui ne connaissaient pas la déclaration de Laurent Bas, ont donné à Charlotte une robe blanche[1] : Hauër, Garneray père, Pfeiffer, Monnet, Brillon, Joigneaux, d'Origny. Les graveurs, au contraire, ont adopté la robe rayée, et ils sont dans le vrai.

En résumé, pendant que s'est déroulé le drame, Charlotte a revêtu plusieurs robes, et il faut toutes les considérer comme authentiques : la brune, avant le crime ; la mouchetée, pendant ; la blanche, au moment du jugement[2].

---

[1] Au bas de la page 105 des *Mémoires sur Charlotte Corday*, l'auteur de cet ouvrage, Adolphe Huart, écrit : « Au moment où elle accomplit sa courageuse action, voici le costume que portait Charlotte Corday : *déshabillé de basin rayé gris* ; chapeau à haute forme, surmonté d'une cocarde noire, avec des rubans verts. Je crois me souvenir que, dans le tableau d'Henri Scheffer, représentant l'arrestation de Charlotte Corday, la robe est de basin gris. Au Musée de Versailles, il y a un portrait de Charlotte Corday par Jean-Jacques Hauër, peint d'après nature, lors de son jugement. Elle est représentée assise et vêtue de blanc. » Dans le numéro de l'*Autographe* (1er octobre 1864) entièrement consacré à Charlotte Corday, M. Chéron de Villiers n'émet pas un avis différent sur cette question de costume.

[2] V. le *Figaro* des 20 et 24 août 1880 (articles d'Ad. Racot).

A ces trois vêtements il convient d'ajouter la chemise rouge [1], qui fut le costume de l'exécution, la dernière toilette de l' « ange de l'assassinat ».

[1] On lit, dans le jugement portant arrêt de mort contre Charlotte Corday : « Conformément à l'article 4 du titre premier de la première partie du Code pénal, dont il a été fait lecture, lequel est ainsi conçu : « Quiconque aura été condamné à mort pour crime d'assassinat, d'incendie ou de poison, sera conduit au lieu de l'exécution revêtu d'une *chemise rouge*. » On peut voir, sur la gravure reproduite dans le *Cabinet secret*, deuxième série (premiers tirages), p. 166, que les seins de la jeune fille sont comme moulés par la chemise dont elle était revêtue ; cela tient à ce que la pluie, qui n'avait cessé de tomber pendant les trois quarts d'heure qu'avait duré le trajet de la prison à l'échafaud, avait tellement pénétré la chemise, qu'elle avait dessiné les contours du beau corps de l'héroïne.

III. — *Le prologue du drame. — L'état d'âme
de Charlotte Corday.*

Deux lettres que nous avons, le premier, livrées
à la publicité, nous donnent de très précises indications sur « l'état d'âme » de Charlotte Corday
à la veille de son crime. Ces lettres proviennent
du fonds Vatel, conservé à la bibliothèque de
Versailles, qu'on n'avait pas songé à explorer
avant notre visite.

La première de ces lettres est adressée, par un
monsieur ou une dame Rault, « à M. Bourgeois,
agent-voyer à Argentan ». Elle est datée de Saint-
Gervais-les-Sablons (27 janvier 1847). Elle est ainsi
conçue :

... Cette fille avait la tête un peu exaltée, donnant
promptement dans tous les extrêmes et embrassant avec
chaleur les opinions qui lui plaisaient.

D'abord, elle voulut se faire religieuse aux Carmélites,
mais son père n'y voulut point consentir, et, pour se dé-
dommager de la privation que lui causait le refus de son
père, elle vécut dans la maison paternelle comme au cou-

vent, portant l'habit religieux, et suivant autant qu'elle le pouvait les exercices de la communauté où elle voulait entrer.

Plus tard ses idées changèrent. Étant à Caen chez une de ses parents, Mme de Bretheville, elle prit une grande toilette et parut dans les sociétés. Ce fut là qu'elle rencontra quelques Girondins, écouta leurs lamentations et fréquenta le club. Elle les quitta un jour qu'ils avaient dit entre eux : Qui nous délivrera d'un monstre comme Marat ? — Avant peu, dit-elle, vous entendrez parler de moi. Quelques jours après, Marat n'était plus...

La seconde lettre, beaucoup plus importante, est signée de M. Cosnard-Desclosets, qui devait répondre à une demande de renseignements, à lui adressée par l'historiographe de Charlotte Corday. Elle fourmille de détails anecdotiques du plus haut intérêt.

... Rien ne pouvait faire prévoir aux amis de Marie de Corday les projets dont l'exécution lui a valu la célébrité.

Toujours bonne, affectueuse, dévouée, ses relations étaient pleines de charme, et on se sentait sympathiquement entraîné vers cette nature impressionnable et vive ; son caractère était gai, sa conversation était facile et souvent empreinte d'une certaine ironie.

Marie de Corday lisait beaucoup ; et elle parlait avec admiration des républiques d'Athènes, de Sparte et de Rome ; placée sur ce terrain, sa conversation s'élevait, elle exprimait le regret de ne pas avoir vécu dans ces temps

héroïques ; mais elle avait horreur du tribunal révolutionnaire et des républicains de son temps !

Ces questions politiques la passionnaient parfois, et
elle s'exprimait alors avec une exaltation qui contrastait
étrangement avec son caractère.

Mme Gautier de Villiers m'a mille fois raconté que,
dans une de ces conversations politiques, pendant un
dîner auquel assistait le général de la Rue, chez Mme de
Brétheville, elle avait été témoin d'un fait que la fin si
tragique de son amie avait gravé dans sa mémoire. Après
s'être exprimée avec sa franchise habituelle sur les événements du temps, Marie de Corday, excitée par la contradiction qu'elle trouvait chez son convive, lui avait
adressé ces paroles : *Si vous étiez le dernier des républicains, je vous poignarderais* [1]!... et en même temps
elle lui montrait son couteau qu'elle tenait à la main.

J'ai été heureux, monsieur, de vous voir combattre si
victorieusement cette thèse, contraire à la vérité et accréditée cependant jusqu'à un certain point, que Marie de
Corday avait agi sous l'influence d'un sentiment d'intérêt, que lui inspirait un des réfugiés de Caen, ou voulu
venger des affections brisées.

La détermination de Marie de Corday n'a été inspirée
par aucune considération de cette nature ; et j'ai entendu
bien des fois Mme Gautier de Villiers repousser énergi-
quement cette imputation, qu'elle déclarait calomnieuse.

Mme Gautier ajoutait même que, lorsqu'on plaisantait
Mlle de Corday sur la question du mariage, elle répon-

---

[1] Les mots mis en italique sont soulignés dans le texte original.

dait gaiement *qu'elle ne se marierait jamais, parce qu'aucun homme n'était fait pour être son maître.*

Ces renseignements — émanés d'une amie de cette femme célèbre — devaient, vous le comprenez, inspirer à un jeune homme le plus vif intérêt ; et je me les rappelle d'autant plus fidèlement que, pendant des années, je les ai entendu raconter avec cette parfaite lucidité de souvenir, que Mme Gautier a conservée jusqu'à la fin de sa vie, c'est-à-dire jusqu'en 1848.

A la suite de ces longues causeries, dans lesquelles elle semblait se complaire, comme tous les vieillards, j'avais à diverses reprises rédigé des notes, que j'ai vainement recherchées et que j'aurais été heureux de vous adresser : j'aurais d'ailleurs accompli — d'une façon bien inattendue — le vœu que je formais alors dans le seul intérêt de la vérité historique.

Lorsque ma grand'mère parlait du dévouement de Mlle de Corday pour ses amis et de ses démarches en faveur de Mme de Forbin — démarches dont elle avait été témoin — elle ajoutait qu'un jour, elle avait voulu l'emmener avec elle à l'Indépendance (place Saint-Pierre), où elle allait continuer ses sollicitations près des représentants réfugiés. Mais l'intérêt de sa famille l'avait arrêtée, disait-elle ; elle avait conduit Mlle de Corday *jusqu'à la porte* et l'avait quittée, en lui disant *qu'elle était seule et libre de faire ce qu'elle voulait ; mais qu'elle, mère de cinq enfants, ne devait pas risquer de compromettre sa famille.*

Mlle de Corday était, du reste, accompagnée de Leclerc, domestique de sa cousine.

Ma grand'mère s'entretenait surtout — et avec un intérêt particulier — de ses dernières entrevues avec Ch. de
Corday, et elle les racontait dans leurs moindres détails.

Deux ou trois jours avant son départ de Caen, et dans
le but de lui faire ses adieux, Mlle de Corday s'était mise
en route pour Verson ; elle était accompagnée de la marquise de Fauville, qui remplaçait souvent dans ces promenades Mme de Brétheville, qui se décidait difficilement
à quitter son fauteuil.

Mme Gautier, qui allait à Caen le même jour, rencontra, à la côte de Bretheville-sur-Odon, ces dames et leur
modeste monture ; elle les ramena chez elle, où elles passèrent gaiement la journée.

Rien n'annonçait alors chez Mlle de Corday les projets
terribles qu'elle avait incontestablement arrêtés ; et,
quant à son prochain départ, elle l'expliquait, en disant
qu'elle *avait un voyage à faire* ; elle ajoutait seulement,
ce que peut expliquer l'intimité de cette conversation,
*qu'elle avait dit à son imbécile de cousine qu'elle allait
chez son grand-père...*

On se quitta le soir, en se promettant de se revoir à
Caen le lendemain : Mlle de Corday emportait un châle,
prêté par Mme Gautier, et lui laissait une écharpe et un
éventail, qui sont encore entre nos mains.

Le papier vert de l'éventail est complétement enlevé,
et il ne reste qu'une monture en bois — sans valeur pour
qui ne pensera pas que la main qui faisait jouer ces
feuilles légères s'armait quelques jours après du poignard
qui tuait Marat.

Le lendemain, chez Mme de Brétheville, se produisit

encore un de ces faits qui font réfléchir après coup.

La jeune Amélie Gautier tourmentait inutilement sa mère, pour qu'elle lui donnât des boucles d'oreilles, lorsque Mlle de Corday, intervenant dans cette scène de famille, décrocha les *anneaux d'or* qu'elle portait, et les fit accepter à l'enfant, *en lui disant qu'elle en avait d'autres.*

Ce fait, qu'expliquait alors le caractère de Charlotte de Corday, bonne et affectueuse pour ceux qui l'entouraient, apparaissait à Mme Gautier de Villiers, dans ses souvenirs, comme la preuve de cette détermination que rien ne révélait extérieurement, comme une disposition dernière qui devance la mort.

Rien du reste — *je ne peux trop vous le répéter*, sur la foi de ces souvenirs certains — ne ressemblait dans ces derniers adieux à une émotion ou à une faiblesse; rien ne semblait troubler le calme habituel de cette jeune fille.

Vous vous êtes occupé, monsieur, avec un soin trop minutieux de cette procédure historique, pour ne pas me pardonner ces détails déjà trop longs, qui, sans votre envoi spontané, ne seraient probablement jamais sortis du cercle de nos intimes, dans lequel ils ont été renfermés jusqu'ici.

J'ajouterai cependant encore quelques lignes relativement au portrait de Marie-Charlotte de Corday.

D'après les souvenirs que je traduis, elle était grande et forte, ce qui n'excluait pas la distinction : ses traits étaient irréguliers, mais elle avait un teint *admirable* — je conserve ce mot à dessein; — ses cheveux étaient châ-

tain clair; — elle avait les yeux bleus et très expressifs ;
ses mains étaient *très fortes*.

Mme Gautier de Villiers, qui n'a jamais vu Paris, ne
connaissait pas le portrait d'Hauër; mais elle déclarait
que les portraits qu'on avait répandus n'étaient pas res-
semblants...

Connaissant la psychologie de Charlotte Corday
à la veille du drame dont elle sera la principale
protagoniste, arrivons au drame lui-même ou plutôt à son épilogue — les circonstances de l'assassinat de Marat étant suffisamment connues de nos
lecteurs [1].

[1] V., outre le *Marat inconnu*, les *Indiscrétions de l'Histoire*,
2ᵉ série.

IV. — *L'Épilogue du drame. — Le Soufflet
de Charlotte Corday.*

L'exécuteur des jugements du tribunal révolutionnaire, le bourreau Sanson, a conté, dans ses
Mémoires, qu'en sortant de son cabinet, Fouquier-
Tinville, l'ayant rencontré, lui dit, sur un ton gros
de menaces:

— « Tu es encore là? »

Et le bourreau lui ayant répliqué qu'il attendait
les ordres de l'accusateur public, celui-ci signa
en hâte la feuille qu'on lui tendait. La formule
était tout imprimée, il ne restait qu'à en remplir
les blancs.

Sur ces entrefaites, survint le greffier en chef,
porteur de la minute et de la copie du jugement.
Il se rendit, suivi de Sanson, à la Conciergerie.

Le portier de la prison s'offrit à les conduire
au cachot de la condamnée. Les huissiers du tribunal pénétrèrent les premiers; le bourreau atten-
dit à la porte.

Son tour vint d'entrer. Quand Charlotte l'aperçut, tenant dans ses mains une paire de ciseaux et la chemise rouge, elle laissa échapper cette exclamation : « Quoi, déjà ! »

Tandis qu'elle faisait signe d'attendre qu'elle eût achevé le billet[1] destiné au défenseur qu'elle avait choisi, l'un des huissiers donna lecture du jugement.

Cette formalité accomplie, Charlotte enlève son bonnet et se place commodément sur une chaise.

Avant que le bourreau ait commencé son travail, la jeune fille a pris les ciseaux et coupé elle-même la mèche de ses beaux cheveux[2], destinée au peintre Hauër, qui vient de terminer son croquis. Cela fait, elle se livre, sans plus de résistance, à Sanson, qui achève sa triste besogne. L'exécuteur passe à la condamnée la chemise rouge[3] prescrite

[1] Dans ce billet, elle traitait bien injustement Doulcet de Pontécoulant de lâche, parce qu'il n'avait pas répondu à sa demande. Il a été prouvé depuis qu'il n'avait reçu la requête de Charlotte que quatre jours après l'exécution.

[2] Les cheveux, coupés par Sanson, furent remis par Charlotte Corday au concierge de la prison, en souvenir de ses bons soins.

[3] On lit, dans le tome II du *Nouveau Paris*, de Mercier, au chapitre LIII : « Lorsqu'on eut forgé les conspirations des prisons, à dessein de tuer un plus grand nombre, on appela les victimes *les cardinaux*, parce qu'ils avaient la chemise rouge. On la vit sur le corps modeste et voluptueux de Charlotte Corday; et c'est en souvenir de cette femme courageuse, que plusieurs

par la loi, puis se met en devoir d'attacher ses mains.

Les liens qui ont lié ses poignets lors de l'arrestation, l'ont tellement serrée, qu'elle porte encore les traces de cette constriction. Montrant cette empreinte au bourreau, elle lui dit doucement : « S'il vous était indifférent de me faire moins souffrir avant de me faire mourir, je vous prierais de permettre que je rattache mes manches ou que je mette des gants sous les liens que vous me préparez[1]. »

La charrette qui conduit au lieu de l'exécution, stationne dans la cour de la prison ; Charlotte y monte, et Sanson après elle.

Malgré l'invitation que lui fait le bourreau de s'asseoir sur une chaise, la condamnée reste debout, bravant les insultes de la populace, qui hurle des cris de mort. Les clameurs de la foule se mêlent au bruit du tonnerre ; un violent orage éclate sur Paris[2].

personnes de son sexe ont porté et portent encore le schall rouge. »

[1] Rapporté par un témoin oculaire, Harmand (de la Meuse).

[2] « Les éclairs brillaient, la pluie tombait, le tonnerre grondait ; mais rien n'avait pu disperser la populace curieuse. Les quais, les ponts, les places étaient encombrés ; les rumeurs de la terre couvraient presque les rumeurs du ciel... » Récit d'un témoin (Ledru-Comus) à Alexandre Dumas (BLAZE DE BURY, *Alexandre Dumas, sa vie, son temps, ses œuvres*, pp. 258 et suiv.) La pluie avait cessé, quand la charrette parvint au pied de

Pendant tout le trajet, le calme [1] de Charlotte ne s'est pas démenti.

Sanson cherche vainement à lui dissimuler la guillotine. Poussée par un mouvement de curiosité féminine, Charlotte s'est penchée en avant ; à la vue de l'instrument, elle n'a pu se défendre d'un tressaillement. Il n'y paraît plus, quand elle a gravi les degrés de l'échafaud, et qu'elle est parvenue sur la plateforme.

Le bourreau a brutalement enlevé le fichu qui recouvrait les épaules de la jeune fille et mis son col à découvert : un accès subit de pudeur empourpre ses joues.

l'échafaud. « Au moment où elle arrivait sur la place, la pluie cessa et un rayon de soleil, glissant entre deux nuages, vint se jouer dans ses cheveux, qu'il fit rayonner comme une auréole... » *Idem*, ibid.

[1] Cabanis nous a transmis son impression, ou plutôt celle de témoins oculaires dont il a reçu les confidences. « Je n'ai point assisté, dit Cabanis, à l'exécution de Charlotte Corday, ni à aucune autre, mes regards ne peuvent soutenir ce spectacle : mais plusieurs personnes de ma connaissance ont suivi, depuis la Conciergerie jusqu'à l'échafaud, la charrette qui conduisait cette femme, si intéressante malgré les maux affreux dont elle a été la cause, ou du moins dont elle a donné le signal. Elles ont été témoins de son calme admirable pendant la route et de la majesté de son dernier moment. Un médecin de mes amis ne l'a pas perdue de vue une seule minute. Il m'a dit que sa sérénité grave et simple avait toujours été la même ; qu'au pied de l'échafaud, elle avait légèrement pâli ; mais que bientôt son beau visage avait repris encore plus d'éclat. »

Elle salue le peuple qui entoure la sinistre machine. Elle essaie de prononcer quelques paroles ; on ne lui en donne pas le temps : elle est poussée vers la bascule, la planche s'abaisse, le couperet tombe, la tête roule sur le sol.

C'est alors qu'un des valets de l'exécuteur, le sieur Legras, saisissant entre ses mains le chef décapité de Charlotte Corday, frappe sa face d'un soufflet[1].

Le visage de la victime, qui jusqu'alors était pâle, n'eût pas plutôt reçu le soufflet que l'homme sanguinaire lui appliqua, — écrit le docteur Sue[2], — que ses deux joues rougirent sensiblement[3]. Tous les spectateurs furent frappés de ce changement de couleur et demandèrent aussitôt, en faisant entendre de bruyants murmures, vengeance de cette lâche et atroce barbarie. On ne dira pas que cette rougeur était l'effet du soufflet, car on a beau frapper de cette manière les joues des ca-

[1] Couët-Gironville dit que le valet du bourreau, Legros, donna à Charlotte « deux ou trois soufflets ». D'autres historiens ont dit que Charlotte avait reçu *plusieurs* soufflets, sans en spécifier le nombre.

[2] Le grand-père du romancier.

[3] « Eh bien, je vous dis qu'à ce soufflet la tête rougit, je l'ai vue, la tête, non pas la joue, entendez-vous bien ? non pas la joue touchée seulement, mais les deux joues, et cela d'une rougeur égale, car le sentiment vivait dans cette tête, et elle s'indignait d'avoir souffert une honte qui n'était point portée à l'arrêt. » Récit d'un témoin, Ledru-Comus, à Alex. Dumas père (BLAZE DE BURY, *op. cit.*, p. 261).

davres immédiatement après la mort, elles ne se colorent
jamais; d'ailleurs, ce soufflet ne fut donné que sur une
joue, et on a remarqué que celle du côté opposé s'est
également colorée; ce seul fait prouve évidemment
qu'après la décollation, il y a indubitablement encore
dans le cerveau un reste de jugement et dans les nerfs un
reste de sensibilité [1].

L'opinion de Sue mérite qu'on s'y arrête, car ce
physiologiste jouissait, en son temps, d'un grand
crédit dans le monde scientifique; elle fit d'autant plus sensation à l'époque, qu'elle venait à
l'appui des doctrines émises par un savant allemand, Sœmmering, sur le même sujet.

Sœmmering, et d'après lui Œlsner, son traduc-
teur, n'avaient pas hésité à écrire que la conscience des sentiments subsistait après le supplice.

Le sentiment, la personnalité, le *moi*, était-il dit, dans
une lettre adressée de Francfort au directeur du *Magasin
encyclopédique*, restent vivants pendant quelque temps,
et ressentent l'arrière-douleur dont le col est affecté; et
il invoquait, à ce propos, les autorités de Haller, de Wei-
card, célèbre médecin d'Allemagne, « qui avait vu se
mouvoir les lèvres d'un homme dont la tête était abat-
tue »; de Leveling « qui a fait l'expérience d'irriter la
partie de la moelle épinière adhérente à la tête et qui assure que les convulsions de la tête ont été horribles ».

[1] *Magasin encyclopédique*, t. IV, p. 170.

Cabanis[1], qui prit part à ce débat, tout en exprimant les plus grandes réserves sur le fait lui-même, n'hésitait pas à déclarer qu'une personne guillotinée « ne souffre ni dans les membres, ni dans la tête ; que sa mort est rapide comme le coup qui la frappe ; et que, si l'on remarque dans les muscles des bras, des jambes et de la face, certains mouvements, ou irréguliers ou convulsifs, ils ne prouvent ni douleur, ni sensibilité ; qu'ils dépendent seulement d'un reste de faculté vitale que la mort de l'individu, la destruction du *moi*, n'anéantit pas sur-le-champ dans ses muscles et dans leurs nerfs ».

Le docteur Léveillé, chirurgien à l'Hôtel-Dieu de Paris, réfutant Sue et Sœmmering, se ralliait délibérément à l'opinion de Cabanis.

La figure de Charlotte Corday a rougi ! s'écriait-il. Je n'en crois rien[2]. Je veux bien encore admettre la possibilité de cette rougeur. Si j'en cherche la cause, elle se présente d'elle-même et me paraît purement mécanique.

[1] Un autre médecin, qui eut son heure de notoriété, participa également à cette joûte scientifique : en 1796, le médecin Gastellier écrivait sa *Dissertation sur le supplice de la Guillotine* (Sens, an IV, 1796, in-8). Il aurait lui-même subi le supplice qu'il avait si bien décrit, le 17 thermidor, sans la mort de Robespierre, survenue bien opportunément le 9.

[2] Le docteur Séguret, ancien professeur d'anatomie, assurait, au contraire, que le fait était très possible (Cf. les *Souvenirs de Mme de Créquy*, t. VI, pp. 383-384).

En effet, cette tête conservait, je ne dis pas sa *force vitale*, mais bien sa *chaleur vitale*; car il faut avoir soin de distinguer l'une et l'autre manière de s'exprimer. Le sang encore fluide et contenu dans les plus petits vaisseaux capillaires s'écoule librement, lorsque tout à coup son cours est interrompu par l'impression violente de la main. Cet atroce procédé a rapproché les parois des vaisseaux; le sang venant de la partie supérieure n'a pu passer au-dessous de l'endroit comprimé, il s'est amassé au-dessus en assez grande quantité, pour produire une petite rougeur, que M. Sue attribue faussement, je crois, à un reste de *jugement* et de *sensibilité*. L'autre côté, ajoute-t-il, a rougi. Oh ! pour le coup, c'est pousser trop loin l'observation ! qu'il me soit encore permis de nier ce dernier fait. Je ne le crois pas plus que le premier, que j'ai peut-être eu tort de chercher à expliquer[1].

Ce qui paraîtra plus extraordinaire, c'est qu'on discuta sérieusement, dans certains milieux, si la figure avait rougi de *douleur* ou d'*indignation*.

C'est un fait depuis longtemps reçu — écrit un contemporain[2] — que le bourreau donna un soufflet à la

[1] Une chose qui surprend, c'est le silence de Guillotin. Nulle part, on ne trouve de lui un écrit indiquant qu'il soit intervenu dans cette controverse. Pourtant, il s'agissait de son invention ou plutôt des conséquences de son invention, et l'on se demande pourquoi il n'intervint pas. Comment expliquer son abstention ? Devra-t-on croire qu'il était tombé dans un tel affaissement physique et moral, qu'il se désintéressait des événements les plus graves qui se déroulaient sous ses yeux ?

[2] G. DUVAL, *Souvenirs de la Terreur*; Paris, Werdet, 1842.

tête de Charlotte, pendant qu'il l'offrait aux regards des
gens du peuple, et qu'on vit cette tête rougir, les uns
disent de douleur, les autres d'indignation ; on n'est pas
bien d'accord là-dessus. Moi qui étais à l'entrée de l'avenue des Champs-Élysées, et par conséquent à peu de distance de l'échafaud, je n'ai pas vu cela. Prenez bien garde
que je ne nie pas le fait ; je dis simplement que je ne l'ai
pas vu.

J'ajoute qu'aucun de mes voisins ne le vit non plus, et
que ce ne fut que quelques jours après que ce bruit cir-
cula dans Paris. J'ignore qui l'a inventé, ou, si vous l'ai-
mez mieux, qui l'a raconté le premier. Quant à la rougeur de la face [1] occasionnée par la douleur ou l'indignation, je laisse aux physiologistes à décider jusqu'à quel
point une tête séparée du tronc peut éprouver le sentiment physique de la douleur et, ce qui serait plus extraordinaire encore, le sentiment moral de l'indignation !

Ce que je dis là, au surplus, n'empêchera pas que ce
soufflet ne demeure consigné dans l'histoire comme un
fait authentique, mais ma remarque n'en subsiste pas
moins.

On avait accusé Sanson de s'être rendu coupable

[1] Peut-être n'était-elle, comme le suppose Michelet, que
le reflet du soleil, qui produisit en cet instant un effet d'op-
tique extraordinaire ; ou bien, faut-il admettre une version, que
je trouve dans une lettre relative à ce fait étrange, écrite le
lendemain de la mort de Mlle de Corday, par une personne
qui ignorait évidemment ce détail légendaire : « Le bourreau
avait les mains pleines de sang ; il en laissa l'empreinte sur les
joues de la suppliciée. » CHÉRON DE VILLIERS, *Marie-Anne-Charlotte de Corday d'Armont*, pp. 407-408.

de ce sacrilége ; Sanson s'empressa de le démentir, dans une lettre rendue publique par la voie des journaux. Il mit le prétendu soufflet sur le compte de l'un des charpentiers qui avaient dressé l'échafaud. Malgré la protestation du bourreau, on vit, aprés le 9 thermidor, étalée sur tous les quais, une gravure représentant l'infortuné Sanson tenant d'une main la tête de Charlotte Corday, et la souffletant de l'autre ! Quelques efforts qu'il ait tentés pour sa justification, la mémoire de Sanson restera souillée de cette tache.

La lettre suivante de Sergent-Marceau, que nous devons à l'obligeance de M. Bégis, montre bien que l'acte du bourreau n'avait pas reçu l'approbation générale.

SERGENT AU PRÉSIDENT DU TRIBUNAL CRIMINEL EXTRAORDINAIRE SÉANT AU PALAIS LE 15 JUILLET 1793 AN 2ᵉ DE LA RÉPUBLIQUE.

Citoyen,

Chez les peuples anciens qui se sont distingués par une sage législation, les criminels condamnés au supplice devenaient respectables au moment où ils subissaient les peines prononcées par la loi. Les Anglais nos voisins, qui nous ont donné des exemples à suivre dans la législation criminelle, ont interdit à l'exécuteur la

faculté de poser la main sur l'homme condamné qu'on
lui livre. La philosophie, l'humanité leur dit que celui
qui, par la perte de sa vie, allait donner à la société un
grand exemple du respect dû aux lois devenait alors un
être malheureusement sacré. Le Peuple de Paris, *qu'on
calomnie tant*[1], a bien aussi ce caractère, et si un sentiment quelconque l'attire aux tribunaux ou sur le passage
des criminels, ou au pied de l'échafaud, un silence ma-
jestueux, qui n'est interrompu que par le cri de *vive la
République*, à l'instant où il voit tomber la tête d'un
conspirateur, annonce bien qu'il sait respecter l'être que
la loi va frapper. Conservons-lui cette sensibilité qui
l'honore; car c'est pour la ménager que les législateurs
ont aboli la torture et les supplices affreux de la Roue et
des Bûchers.

Mais hier celui qui est chargé de la douloureuse fonction d'exécuter vos jugements se livra, en présence du
peuple, à des excès répréhensibles sur les restes du
monstre qui a arraché la vie à un des représentants de la
nation française. Le peuple avait vu passer, avait conduit cette femme jusqu'à l'échafaud, sans insulter à ses
derniers moments. Il applaudissait intérieurement au
jugement qui lui réservait la peine due à son forfait, et
plus son indignation contre cette malheureuse était légitime et forte, plus son attitude, sa contenance tranquille
le rendait fier et généreux. Il a encore déjoué ses ennemis en ce moment par la noblesse de sa conduite. Pourquoi le citoyen chargé de l'exécution de la loi s'est-il
permis de le provoquer à des excès, en ajoutant au sup-

---

[1] Mots soulignés dans le manuscrit.

plice des outrages qu'on ne peut lui pardonner? Peuple magnanime! tu ne veux que justice sévère, point de pardon, point de grâces aux traîtres, à leurs complices, mais tu ne veux point de vengeances qui l'aviliraient.

La vengeance est le partage des âmes faibles et féroces, et tu es invincible et bon!

Je demande au Tribunal qu'il répare l'outrage fait à la nature, à la philosophie, par celui des exécuteurs qui, conformément à la loi, a montré au peuple la tête de la fille Corday, mais qui s'est permis de la couvrir de soufflets.

Cette action, qui serait repoussante de la part d'un autre citoyen, a paru criminelle à beaucoup dans celui qui doit exécuter religieusement vos jugements et la loi. Je demande donc qu'il soit censuré en présence du peuple à l'une de vos audiences et que vous lui enjoigniez d'être plus circonspect.

Votre concitoyen,

Sergent,
député à la C^{on} N^{le}.

V. — *L'autopsie de Charlotte Corday.*

Au lendemain de l'exécution de Charlotte Corday, les bruits les plus étranges avaient circulé : on ne se contentait plus de prêter à l'héroïne toute une série d'amants, on lançait contre elle les allégations les plus odieuses. Nous en trouvons l'écho dans un journal du temps[1], qui reproduisait une lettre adressée de Paris le 16 juillet, la veille même du supplice. Le court extrait qui suit suffira à en donner le ton :

Comme elle (Charlotte Corday) présume sans doute que les forces départementales se réuniront sous Paris avant un mois, et que si sa tête n'expire pas sous le fatal couteau, elle conservera ses jours, ou plutôt comme elle ne veut pas que ses bourreaux immolent à leur vengeance jusqu'au *fruit qu'elle porte dans son sein, elle vient de déclarer qu'elle est enceinte de quatre mois.*

Pure calomnie, car selon toute apparence, l'in-

[1] Les *Affiches, Annonces et Acis divers*, publiés à Caen.

fortunée était vierge! Nous disons: selon toute apparence, car une pièce décisive, qui trancherait le débat, nous manque: le procès-verbal d'autopsie a échappé jusqu'à présent à toutes les recherches, et, à défaut de cette pièce, on n'aura toujours que des présomptions. Tout ce que nous savons, c'est que le corps de Charlotte fut transporté dans l'un des hospices de Paris, la Charité, probablement, pour y être soumis à l'autopsie.

Deux médecins furent commis aux constatations; le procès-verbal qu'ils ont rédigé existait, paraît-il, il y a quelques années, dans la collection d'un amateur[1]; on ignore ce qu'il est devenu depuis.

Nous avons vainement fouillé les papiers laissés par Vatel, qui a écrit la biographie, la plus complète que l'on connaisse, de Charlotte Corday, sans y découvrir le précieux document; à défaut de cette pièce, voici ce que nous avons trouvé.

Sous la rubrique : *Iconographie*, figurait la description d'un dessin représentant *Charlotte Corday après le supplice*, 17 juillet 1793, *une réunion de médecins attestant sa virginité* ; N. fecit. Suit cette annotation:

Le corps, étendu sur une planche, est soutenu par deux chevalets bas. La tête a été rapprochée du tronc;

____
[1] Cf. l'ouvrage de Chéron de Villiers, p. 411.

les bras pendent à terre ; le cadavre est encore vêtu d'une robe blanche, dont la partie supérieure est ensanglantée.

Un personnage, qui tient d'une main une torche et de l'autre un instrument (une sorte de spéculum ?) semble dépouiller Charlotte de ses vêtements. Quatre autres se baissent et examinent avec attention.

A la tête se trouvent deux individus, dont l'un paraît avoir une ceinture tricolore ; l'autre étend les mains comme s'il disait : « Voici le corps, voyez. » Il se pourrait que le peintre ait voulu indiquer là deux membres de la municipalité, tandis que les autres personnages seraient les médecins. Ils portent tous des chapeaux tricornes, des habits à revers et à larges basques, et des bottes à revers.

Il y a à ce dessin un pendant qui représente la toilette. Ce dessin est évidemment du même auteur que le précédent ; malheureusement, il est aussi anonyme.

A ce témoignage iconographique peuvent être joints les documents imprimés, à la vérité peu concluants. Harmand (de la Meuse), dans ses *Anecdotes sur la Révolution*, écrit cette phrase mémorable :

Les médecins ont cru trouver dans le physique de Mlle Charlotte Corday une cause toute particulière de l'exaltation qui était nécessaire et qui l'a portée à commettre un meurtre. Cette cause physique s'appelle *sagesse morale* (?)

Restif de la Bretonne, avide de ces sortes de

spectacles, n'eut garde de manquer cette occasion d'y aller voir. « Le monstre, écrit-il, fut une fille, vertueuse de la vertu des femmes, c'est-à-dire chaste. »

On a dit que le peintre David avait tenu à s'assurer de la virginité de Charlotte Corday. Le fait se trouve pour la première fois consigné dans ce passage, extrait de l'*Almanach des gens de bien* [1] :

Lorsqu'elle eut été exécutée, David, membre de la Convention nationale, accompagné de quelques-uns de ses collègues et d'un chirurgien, fit la visite du cadavre de cette malheureuse fille, croyant y trouver des traces de libertinage ; mais il fut trompé dans son espoir, il se convainquit qu'elle était vierge [2].

Un autre ouvrage de l'époque [3] reproduit, à peu

[1] A Paris, chez Pichard, libraire, rue de Thionville, vis-à-vis de la rue Christine. — Calendrier pour l'an de grâce 1795, an III : *Anecdotes pour servir à l'histoire des hommes et des événements de ces derniers temps*, p. 35.

[2] Nous avons trouvé dans les papiers de Vatel, cette note, que nous transcrivons sans y rien changer : Tradition conservée parmi les élèves de David, attestée par l'anecdote de M. Delescluze (des *Débats*) : « M. Delescluze a toujours mis en doute que Ch. Corday fût blonde, il en donnait pour preuve la visite, faite sur son corps par les élèves de l'atelier de David, qui, en recherchant si elle était restée vierge, auraient remarqué et rapporté que le système pileux était chez elle d'un noir très prononcé. »

[3] *Portraits des personnages célèbres de la Révolution*, par Francis BONNEVILLE, avec *Tableau historique et Notice de P. Quénard*,

près dans les mêmes termes, une version analogue :

Elle répond à tous, même à Fouquier-Tinville, qui lui
demande ironiquement, au milieu des débats, combien
elle a fait d'enfants [1] : « Je vous ai déjà dit, répond-elle
en rougissant, que je n'avais jamais été mariée. » Des
sacrilèges ont voulu s'en convaincre ; ils ont cherché dans
ses restes. Elle était vierge !...

Aucun des témoins cités ne saurait être sus-
pecté d'indulgente partialité pour Charlotte Corday. Presque tous comptent parmi les partisans
et même les admirateurs les plus fanatiques de
Marat. Cette seule particularité ne nous autorise-
t-elle pas à accorder à des conjectures l'autorité
de documents plus probants ?

l'un des représentants de la Commune en 1789 et 1790 ; Paris,
chez l'auteur, rue du Théâtre-Français, 1796, an IV de la République ; volume II, 45ᵉ portrait. Voir, également, MATTON DE
LA VARENNE, *les Crimes de Marat*, an III, p. 122.

[1] Cette question n'est pas relatée dans l'interrogatoire ; elle
a pu n'être pas reproduite à raison de sa nature, mais on
trouve le fait que Charlotte aurait eu des enfants, énoncé dans
les journaux du temps. (Note de M. Vatel.)

VI. — *Le crâne de Charlotte Corday.*

Si les historiens ne s'entendent pas toujours en
ce qui touche au portrait physique de Charlotte
Corday, ils s'accordent généralement sur le lieu
de sépulture de ses restes.

Après l'exécution, le corps de la vierge normande fut transporté au cimetière de la Madeleine, rue d'Anjou-Saint-Honoré. On le déposa
dans la fosse n° 5, entre celle portant le n° 4, qui
contenait les cendres du roi, et celle, désignée
sous le n° 6, qui ne devait pas tarder à recevoir
le cadavre de Philippe-Égalité.

Bien que tout le quartier fût infecté par la pu-
tréfaction des corps inhumés dans le cimetière de
la Madeleine, M. Descloseaux, devenu propriétaire du terrain, ne put obtenir la fermeture de
cette nécropole que le 2 février 1794; la plupart
des corps furent transportés à Mousseau et l'ancien cimetière transformé en jardin anglais[1].

---

[1] C'est ce qui donnerait peut-être l'explication de ce passage.

M. Descloseaux avait eu soin de marquer, par des
croix et même par des grilles, les tombes de
quelques-unes des victimes de la Révolution[1].

Chéron de Villiers, qui a consacré un volume
des plus compacts à la biographie de Charlotte
Corday, assure que ce n'est qu'en 1794 que
M. Descloseaux fit planter une croix sur la tombe
de la jeune fille, et que ses restes furent exhumés
et transportés au cimetière de Montparnasse en
1815[2]. C'est la première erreur que nous relevons dans ce travail, pourtant très fouillé.

Nous avons tenu à nous assurer, auprès du
conservateur même du cimetière de Montparnasse,
si le fait avancé par M. de Villiers était exact, et
c'est sa réponse textuelle que nous transcrivons :

Nos registres n'indiquent en aucune façon que Charlotte Corday ait trouvé, à un moment donné, asile dans

que nous relevons dans l'intéressant *Roman de Dumouriez*, de
M. WELSCHINGER, si sévère en matière de documentation historique : « Il paraît qu'à l'extrémité du faubourg de la Petite-Po-
logne, aujourd'hui quartier du Parc Monceau, à l'angle de la
rue du Rocher et de la rue de Valois, dans un terrain de la
forme d'un carré long, fut mis en terre le corps de Ch. Corday.
A côté d'elle on déposa, quelques jours après, Adam Lux. Ils
étaient ainsi réunis dans la mort. » *Le Roman de Dumouriez*,
p. 167 (note).

[1] DE MONTEYREMAR, *Charlotte Corday*, p. 128.

[2] *Marie-Anne-Charlotte de Corday d'Armont*, par CHÉRON DE
VILLIERS, p. 112.

le cimetière dont j'ai la garde. Voyez, au surplus, M. Caf-
ford, chef du service des inhumations de la Ville, qui
vous renseignera avec plus de certitude.

— « Les corps des suppliciés de la place de la
Révolution, répondait à notre question ce fonc-
tionnaire, étaient inhumés au cimetière de la Madeleine. Il est très probable que c'est là qu'a été
enterrée Charlotte Corday. Jusqu'à quelle époque
y est-elle restée, je ne saurais vous l'apprendre.
En tout cas, elle n'a pu être transportée à Montparnasse en 1815, comme l'a écrit Chéron de Villiers, *puisque le cimetière de Montparnasse n'a été
ouvert qu'en 1824.* »

— « Que pensez-vous, répliquions-nous, de
cette autre assertion de Chéron de Villiers : « La
famille Saint-Albin, attachée par des liens de parenté à la famille de Corday, obtint la permission
de rester dépositaire du crâne de la malheureuse
victime ? »

— « Sur ce point, nous répondit notre interlocuteur, je serai moins affirmatif que sur le premier. Si l'autopsie a eu lieu, comme vous dites en
avoir les preuves[1], il est fort possible qu'une des
parties du corps ait été distraite; mais, encore une
fois, je ne saurais vous fournir à cet égard même
l'indice le plus vague. »

[1] V. le chapitre précédent.

Ce que ne pouvait nous dire l'honorable M. Caf-
ford, d'autres sans doute nous l'apprendraient;
ainsi présumions-nous que le détenteur du crâne
de Charlotte Corday s'empresserait de dissiper nos incertitudes. Mais le possesseur actuel
de la relique, M. le prince Roland Bonaparte,
n'est pas d'un abord aisé, et malgré lettres et
visites multipliées, nous ne pûmes réussir à le
joindre.

Ce que nous désirions obtenir du prince Roland, ce n'était pas seulement la faveur de tenir
quelques instants dans nos mains le crâne historique dont il était le possesseur : la pièce, sans
doute, ne doit pas manquer d'intérêt, mais, depuis
qu'elle a figuré, dans la section d'anthropologie, à
l'exposition rétrospective des arts libéraux en
1889, elle est connue dans ses moindres détails.
Des savants, tels que MM. Topinard, Lombroso,
Bénédikt, l'ont étudiée, palpée, mensurée sur
toutes ses faces, et il est facile de retrouver l'écho
de la discussion à laquelle a donné lieu ce débris
anatomique, dans les recueils scientifiques[1].

Ce qui nous importait davantage et ce que
nous aurions voulu demander au prince Roland
Bonaparte de nous communiquer, c'étaient les

---

[1] Pour les détails de la discussion, voir l'*Anthropologie*, janvier-février 1890, n° 5, et la *Revue scientifique*, même année (articles de Lombroso et de Topinard).

certificats établissant l'authenticité de la pièce. Le prince Roland nous fit répondre par son secrétaire, qu'il tenait la relique de M. George Duruy, et que, si celui-ci consentait à nous en conter l'histoire, il ne voyait, pour sa part, aucune objection à y faire.

M. George Duruy se mit, avec un empressement dont nous lui gardons un souvenir reconnaissant, à notre entière disposition ; il n'éprouva aucun embarras à nous dire son sentiment sur la relique, qu'il avait cédée, sans en éprouver trop de regret, à l'altesse qui s'en montrait si vaine [1].

Je vous préviens, nous dit de suite notre très aimable interlocuteur, qu'en matière d'histoire, ma grande, ma seule préoccupation — et vous qui êtes historien, vous me comprendrez de reste — c'est la recherche de la vérité, et pour la faire éclater, je ne crains pas de tout sacrifier à mes convictions, à mes préférences les plus intimes. Eh bien ! je vous dirai, sans plus tarder, que rien ne me prouve que le crâne dont j'ai fait don au prince Roland, lequel m'avait manifesté un désir intense de le posséder, soit réellement le crâne de *l'ange de l'assassinat !...*

Comment est-il tombé entre mes mains ? oh ! c'est bien simple.

Un jour j'aperçois chez Mme Rousselin de Saint-Albin,

---

[1] La conversation de M. G. Duruy a été tenue le 10 novembre 1895.

ma parente, un placard entr'ouvert. Dans l'entre-bâille-
ment, j'entrevois un crâne.

— Tiens ! qu'est-ce cela ?

— Cela, c'est le crâne de Charlotte Corday !

— Et vous le laissez ainsi dans le fond d'une armoire ?

— Il est probable que, si je le mettais sur une éta-
gère, mes visiteurs feraient la grimace, et ce ne serait
pas un spectacle bien divertissant pour mes enfants.

— Mais comment est-il parvenu jusqu'à vous ? et qui
vous prouve que c'est bien le crâne de Charlotte Corday ?

— Il provient de la succession de Rousselin de Saint-
Albin, mon mari, qui m'a toujours dit que c'était le
crâne de Charlotte. C'est une tradition qui s'est conservée dans la famille, c'est tout ce que je puis vous en dire.
M. Rousselin de Saint-Albin croyait fermement que c'était
le crâne de Charlotte Corday, et je n'ai aucune raison de
douter de sa parole.

— Mais, enfin, vous conviendrez bien que cette preuve
n'est peut-être pas péremptoire. Y a-t-il d'autres témoignages ?

— Il y a, me répondit-elle, des documents qui accompagnent la pièce, et qui établissent son authenticité.

Alors ma vénérable parente me donna à lire les papiers
qui se trouvaient dans la fameuse armoire. Autant qu'il
m'en souvienne, ils ne disaient rien de précis. Dans l'un
d'eux, R. de Saint-Albin racontait qu'il avait fait l'acqui-
sition du crâne chez un antiquaire du quai des Grands-
Augustins, qui l'avait lui-même acquis dans une vente [1]

---

[1] Ne serait-ce pas à la vente Denon ? Nous avons trouvé,
depuis notre visite à M. G. Duruy, en fouillant dans les papiers

Il provenait, ajoutait-il, d'un fervent admirateur de Charlotte Corday, qui avait obtenu qu'on exhumât ses restes
et qui s'était fait remettre le crâne. Je ne me rappelle
pas les termes exacts de la déclaration de R. de Saint-
Albin, mais je vous en donne au moins le sens. Le prince
Roland pourrait, s'il le voulait [1], produire le texte même,
inédits de Vatel, conservés à la bibliothèque de Versailles, cette
curieuse note : « A propos de Charlotte Corday, un de mes
amis, homme de lettres et député, possède dans son cabinet la
tête authentique de l'héroïne. Ce crâne provient originairement
du savant Denon, de l'Institut, qui le tenait du bourreau. Je
vous garantis le fait. » Signé : BONDET. (Lettre adressée de
Pont-Lévèque à M. Coesnard, le 29 octobre 1861.) Ce serait,
tout au moins, une présomption en faveur de l'authenticité de
la pièce; et cependant, comment ne pas s'étonner qu'il n'en
soit nullement question ni dans les *Mémoires de Sanson*, si
apocryphes soient-ils; ni dans la notice, très documentée, placée en tête de l'œuvre gravée de Vivant-Denon, et due à la
plume érudite de M. A. de la Fizelière; ni enfin dans le catalogue de vente du célèbre amateur? Si le crâne de Charlotte
Corday eût figuré quelque part dans le catalogue de la vente
Denon, ce ne pouvait être qu'à l'article du catalogue portant
le n° 640 de la *Description des objets d'art qui composent le
cabinet de feu M. le baron V. Denon* (Paris, Tilliard, 1826); or
il n'en est pas question dans cet opuscule.

[1] Le prince Roland, consulté par un rédacteur de l'*Éclair*, a
fait les déclarations qui suivent : « Hélas, nous dit Son Altesse,
je ne possède pas les certificats auxquels fait allusion le docteur Cabanès. Mon ami Duruy m'offrit un jour un crâne qu'il
me dit être celui de Charlotte Corday. Il n'était pas fâché,
ajoute en riant le prince, de se débarrasser de cette pièce anatomique, dont s'effrayait beaucoup Mme Duruy. Il y joignit
une note manuscrite, dans laquelle il racontait que ce crâne lui
avait été donné par Mme Rousselin de Saint-Albin qui, elle-
même, le tenait de son mari, lequel l'avait toujours considéré

car je lui ai remis, avec le crâne, tous les papiers qui y étaient joints : il y avait, entre autres, un manuscrit du même Rousselin, une sorte de dialogue philosophique entre lui, Saint-Albin, et le crâne de Charlotte, qui était du plus haut comique ! Saint-Albin évoquait l'âme de la vengeresse et cherchait à découvrir les mobiles qui l'avaient poussée au crime !...

Vous auriez pu croire que Rousselin de Saint-Albin avait obtenu par Danton, dont il était le secrétaire [1], l'autorisation de se faire remettre le crâne de l'héroïne après

comme ayant appartenu à la vierge normande. Pour Rousselin de Saint-Albin, en effet, l'authenticité du crâne ne faisait aucun doute. Ainsi en témoigne une petite anecdote, qui m'a été contée par un de ses amis. Le père de cet ami, étant ministre de Louis-Philippe, fut un jour invité à dîner par Rousselin de Saint-Albin, qui l'intrigua beaucoup en lui promettant d'avoir à sa table une grande dame de la Révolution. A l'heure du dîner, le ministre arrive ; on passe dans la salle à manger... Pas de grande dame ! Mais, sous sa serviette, le père de mon ami découvre un crâne : c'est celui de Charlotte Corday, lui affirme son amphitryon. — Malheureusement, poursuit son Altesse, il n'existe pas de preuves concluantes de l'authenticité du crâne que je possède. Il ne peut pas en exister, d'ailleurs ; quand même il me serait possible de vous montrer toutes sortes de certificats, on ne saurait y puiser une certitude. La preuve absolue ne peut exister, et il faut se contenter de la tradition. Au surplus, la science anthropologique elle-même laisse une large place au doute. Voyez plutôt : en 1889, je montrai le crâne de Charlotte Corday à cinq anthropologistes et, sans leur dire l'origine qu'on lui attribuait, je leur demandai si c'était là le crâne d'un criminel. Trois répondirent affirmativement et les deux autres négativement. Qui croire ? »

[1] Il le fut plus tard de Bernadotte (V. les Biographies Didot Michaud).

l'exécution? La filiation, comme vous le voyez, s'établit tout autrement.

— Mais comment le prince Roland a-t-il su que vous aviez en votre possession…?

Il y a quelques années, je rencontrai le prince, qui s'occupait beaucoup à l'époque de craniologie. Il se faisait fort, disait-il, de reconnaître les sentiments d'après l'inspection du crâne. C'était la doctrine de Gall, rajeunie par la science anthropologique moderne.

— Si je vous montrais, lui dis-je, le crâne d'un meurtrier, d'une meurtrière? Et je m'amusai à l'intriguer pendant un moment. Pour mettre fin à sa perplexité, je lui dis de quoi il s'agissait. Il n'était pas assez fort, disait-il, pour faire des inductions, qui eussent été hasardées; mais il me témoigna qu'il aurait grand plaisir à posséder dans sa collection le crâne de Charlotte Corday. Et c'est pour répondre à son désir que je le lui remis.

Il résulte de cette déclaration de M. George Duruy, qu'il n'est rien moins que prouvé que le prince Roland possède le crâne de Charlotte Corday.

La seule chose à peu près certaine c'est, à s'en référer aux anthropologues, que le crâne qui a figuré à l'Exposition de 1889, n'a jamais séjourné dans la terre, ni été exposé à l'air. Dès lors, surgissent, comme l'a fort judicieusement écrit G. Lenotre, diverses hypothèses.

Se trouva-t-il, en 1793, un fanatique assez exalté, pour avoir osé risquer sa vie en allant, dans la nuit qui suivit l'exécution, exhumer la tête de l'héroïne ?

Ou bien, faut-il croire que quelqu'un acheta du bourreau lui-même ce sanglant souvenir ?

Ou, plus probablement, faut-il ajouter foi à une tradition toujours niée, n'ayant eu jusqu'à présent que la valeur d'un racontar, et d'après laquelle, dans un but qui ne peut se dire, le gouvernement ordonna de porter le corps de Charlotte à l'amphithéâtre et de l'examiner soigneusement ; ne peut-on supposer que la tête aura été *préparée* par quelque médecin et conservée comme pièce curieuse [1] ?

Toutes ces hypothèses ont évidemment leur part de vraisemblance, mais la vérité est encore à découvrir.

[1] V. l'appendice ci-après.

APPENDICE

M. Lenotre, l'historien très informé du *Paris révolutionnaire*, a adressé, sur le sujet que nous venons de traiter, à notre ami G. Montorgueil, qui a bien voulu nous
la communiquer, la curieuse lettre qui suit.

Le crâne de Charlotte Corday que possède M. le prince Roland Bonaparte est-il, oui ou non, authentique? Puisque vous
voulez bien citer mon nom, je réponds : *oui*, je crois à son
authenticité.

Des preuves ? Je n'en puis donner ; mais voulez-vous des
présomptions ?

Certain soir, sous le règne de Louis-Philippe, Saint-Albin
avait réuni à sa table, sous prétexte d'une surprise sensationnelle, quelques amis curieux de l'histoire de la Révolution. Au
dessert, il fit apporter un bocal, recouvert d'un fourreau de
toile : c'était la surprise, et combien sensationnelle, en effet,
jugez-en : le bocal contenait la tête de Charlotte Corday ! Non
pas le crâne, entendez bien ; mais la tête, conservée dans l'alcool, avec ses yeux mi-clos, ses chairs, ses cheveux... Elle
était en cet état depuis 1793 ; mais Saint-Albin étant décidé à

la faire *préparer* — pardon de ces détails macabres — voulait, avant cette opération, offrir à ses amis le spectacle de cette émouvante relique. Ceci explique comment les anthropologistes ont reconnu que le crâne en question *n'avait séjourné ni dans l'air ni dans le sol.*

Rousselin de Saint-Albin a cru devoir raconter qu'il l'avait acheté chez un marchand de bric-à-brac. Fort bien ; mais ce Saint-Albin connaissait le fin mot de bien des choses et, comme tous ceux qui en savent long, parlait peu. Il n'a pas voulu dire ni par qui, ni comment la tête de Charlotte Corday était entrée dans sa lugubre collection ; voilà tout. Le père de Ledru-Rollin ne gardait-il pas d'importants fragments des ossements de Louis XIV, d'Henri IV et d'autres rois de France, qui lui avaient été remis par un témoin *anonyme* de l'extraction des cercueils royaux ?

Le bourreau Sanson, dit-on, n'était pas homme à se prêter à cette sorte de profanation ? En est-on bien sûr ? Cette famille des Sanson n'a-t-elle pas son secret, comme toutes celles qui ont été intimement liées à la Révolution ? Sanson passait pour ne pas être trop partisan du régime qu'il servait si activement ; il a pu rendre bien des services, faire bien des marchés, trafiquer un peu de la guillotine. Oui, trafiquer, car ses descendants étaient riches : l'histoire de la guillotine, mise en gage par son petit-fils criblé de dettes en 1847, est une simple fable.

Ne voyant pas la possibilité de se faire relever de ses fonctions le dernier des Sanson a pris un prétexte pour se faire révoquer. Voilà la vérité. Mais il était loin d'être dans la misère, et la preuve en est que sa fille a épousé, sous un pseudonyme transparent, un homme dont le nom compte dans la société parisienne. Devinez.

Laissons le bourreau. S'il n'a pas vendu de têtes, qui en vendait ? Car on en a vendu ! Un soir de 1793, une femme s'évanouit dans la rue Saint-Florentin ; elle tombe ; un paquet qu'elle portait dans son tablier roule dans le ruisseau ; c'était une tête fraîchement coupée. On s'informa : la femme venait du cimetière de la Madeleine, où un fossoyeur lui avait remis l'horrible débris. L'anecdote fit du bruit et a fourni, à l'époque, le sujet d'une estampe.

Et les cheveux des condamnés !... ils faisaient l'objet d'un commerce dont s'émut même la Commune de Paris. Il faut bien le dire : *cela se passait en* 1793 ; ces épouvantables choses étaient dans les mœurs. Danton n'a-t-il pas fait exhumer, pour la revoir, sa femme morte pendant qu'il était en Belgique ? Le fait a été avancé sans preuves par Michelet, et nié, je le sais bien. La preuve, je puis vous la fournir ; ouvrez le livret du Salon de 1793, vous y trouverez à la sculpture cette mention : Buste de la citoyenne Danton, exhumée huit jours après sa mort ; moulé sur le cadavre par le citoyen Deseine, sourd-muet.

Pour conclure, je ne sais pas si le crâne de Charlotte Corday, que possède le prince Bonaparte, est authentique ; mais ce que l'on peut assurer, c'est que rien, ni dans les faits, ni dans les mœurs de l'époque, ni dans les habitudes de ceux qui ont pu concourir à la conservation de cette relique, ne s'oppose à son authenticité.

G. Lenotre.

Assurément, rien ne s'oppose à l'authenticité de la relique, conclurons-nous avec Montorgueil, mais rien non plus ne la démontre ; et en matière d'ossements, trop de preuves, c'est déjà à peine assez.

L'INFIRMITÉ DE COUTHON

Tous ceux qui ont assisté, il y a quelques années, à la reprise de *Thermidor*, n'ont pu se défendre d'une émotion poignante, à l'instant où le
rideau se lève sur cette inoubliable séance de la
Convention, qui décida du sort de Robespierre et
de ses complices. On a pu remarquer combien, en
cette circonstance, Sardou, que l'on s'accorde
unanimement à proclamer un metteur en scène
incomparable, avait su déployer d'ingéniosité,
d'imagination créatrice, pour communiquer la vie
aux personnages qu'il a réussi à grouper dans un
cadre reconstitué d'après la plus authentique documentation.

C'est parce que nous connaissions tout le soin
qu'apporte M. Sardou dans ces reconstitutions,
tout le souci qu'il prend de serrer, du plus près
possible, la vérité historique, que nous avions été
frappé d'un détail, que l'on serait tenté de trouver
puéril, si nous n'entrions dans quelques explications.

Si l'on s'en souvient, un des séides de la trinité
dictatoriale, qui présida, pendant cette période
de notre histoire, aux destinées de la République,
Couthon, était représenté assis au pied de la tribune, les épaules soutenues par des béquilles
et tenant, sur ses genoux, un petit roquet blanc
dont il semblait caresser, avec douceur, les
oreilles [1].

Si nous avons eu notre attention plus particulièrement retenue par le conventionnel infirme,
qui ne jouait pourtant dans la pièce qu'un rôle
épisodique, ce n'est pas tant à cause de sa difformité, que parce que l'attitude qui lui était prêtée
nous avait paru plus « théâtrale » qu'exacte.

Comme nous soumettions à cet égard nos doutes
à M. Sardou, celui-ci voulut bien nous répondre,
avec sa bienveillance accoutumée, qu'à la vérité,
il n'avait jamais eu sous les yeux de portrait en
pied de Couthon, et qu'il ignorait s'il portait ou

[1] La plupart des historiens disent que Couthon tenait souvent sur ses genoux à la Convention un petit roquet blanc, du
nom de Bramm, qui ne le quittait presque jamais. Couthon, a
conté un biographe d'Isabey (Edmond Taigny), d'après les *Souvenirs* de ce dernier, habitait un appartement presque somptueux; fort recherché dans sa mise, il mettait un grand soin de
politesse dans le choix de ses expressions, n'employant jamais
le terme de citoyen et ne tutoyant personne. Assis sur un fauteuil roulant, tout en posant devant le peintre qui faisait alors
son portrait, il caressait un petit épagneul, qui dormait sur ses
genoux. (*Chronique médicale*, 1er juin 1904, p. 373.)

non des béquilles à cette date, mais qu'il avait lu
quelque part, — sans pouvoir indiquer l'ouvrage
qui contenait le renseignement, — que Couthon,
à l'époque de sa mise en accusation, était porté
dans une « hotte » à l'Assemblée, par un gendarme
de haute stature, préposé spécialement à cette
fonction; mais qu'il ne pouvait affirmer si Couthon se servait, dans le sein de l'Assemblée, d'un
fauteuil ou de béquilles.

Grâce à M. G. Lenotre, nous savons aujourd'hui
quel mode de locomotion avait adopté ce paralytique, un des hommes les plus remuants de la
Convention, dont les souffrances ne faisaient
qu'exalter l'activité.

Qu'il fût aux eaux de Saint-Amand, ou que le
mal le confinât dans son lit, Couthon était assidu
aux séances. Comment s'y rendait-il? C'est là
qu'est le problème.

De septembre 1791 à juillet 1794, durée de son
séjour à Paris. Couthon resta logé à proximité de
la Convention. Il s'était installé d'abord, avec son
collègue Soubrany, « chez M. Girot, rue Saint-
Honoré, presque en face des Capucins ». Cette
demeure, écrit-il en octobre 1791, « me sera très
commode, en ce qu'elle sera fort près de l'Assemblée et qu'elle me permettra de m'y rendre à
pied ». Il marchait donc encore à cette époque

« à l'aide d'une canne ou de deux béquilles ».

Mais bientôt ses souffrances s'aggravaient et ses jambes lui refusaient tout service. « Je suis obligé, quand mes douleurs me permettent d'aller à la Convention *de me faire porter à bras* jusque dans le sanctuaire » (mai 1792). Il demeurait alors au n° 97 de la cour du Manège.

Couthon se faisait porter. Par qui? Comment? Nuls mémoires, nuls récits ne l'indiquent.

« Dans une hotte », a-t-on dit; « à dos d'homme », a-t-on supposé; et quelques rapports, en citant le nom de Couthon, parlent de son « gendarme », de manière à laisser croire, en effet, que ce militaire servait au cul-de-jatte de véhicule.

D'autre part, les comptes du Comité de Salut public mentionnent à la date de germinal an II, « un supplément de ration accordé aux deux *chevaux* destinés au citoyen Couthon ». Tout cela fournissait matière à conjectures.

Or, en juillet 1899, une jeune femme se présentait au musée Carnavalet, et demandait à parler au conservateur. Elle déclinait son nom et exposait sa généalogie : c'était l'arrière-petite-fille de Couthon, qui venait offrir au musée de la ville de Paris la *chaise roulante* dont se servait son bisaïeul, pendant son séjour à Paris, et qui, depuis le 9 thermidor, était conservée dans le mobilier familial.

Et, du coup, le problème était résolu : Couthon se *traînait lui-même* dans ce fauteuil, garni de velours de couleur citron, — aujourd'hui bien pâli, — et le faisait mouvoir par le moyen de deux manivelles, adaptées à l'extrémité de chacun des bras.

Il est aisé de constater qu'un engrenage transmet le mouvement aux roues et, sans avoir la légèreté d'un tricycle, l'appareil, parfaitement intact encore, peut fournir, avec quelque effort, une assez grande vitesse[1].

Voilà, dira-t-on, une controverse bien secondaire. La question a, pourtant, son importance et nous nous plaisons à croire qu'on en saisira mieux la portée, quand nous aurons fait connaître le but de ce travail.

On lit un peu partout que Couthon était privé de l'usage de son membre inférieur; qu'il était incapable de marcher sans appui : les historiens parlent du « cul-de-jatte » Couthon, comme ils nous entretiennent du « cul-de-jatte » Scarron, avec la même ignorance des causes qui ont engendré une affection en apparence analogue, et pourtant si différente, chez l'ami de Robespierre et chez le mari de Françoise d'Aubigné.

On possède plusieurs versions sur l'origine de

[1] *Chronique médicale*, 15 octobre 1900, p. 613.

la maladie de Couthon; elles ne diffèrent pas, d'ailleurs, sensiblement.

Vers 1787 ou 1788 (il avait un peu plus de trente ans, étant né en 1756), mais, selon nous, bien avant cette date, Couthon avait passé une nuit entière dans un lieu humide, d'aucuns disent dans un baquet d'eau, surpris qu'il fut, dans une équipée galante, par un père importun. Le royaliste Beaulieu expose ainsi les faits :

Voulant un jour aller présenter ses hommages, à quelques lieues de son domicile, à une jeune personne dont il était épris, et arrivant de grand matin, il partit pendant la nuit, s'égara et se trouva sur un terrain mouvant, où il s'enfonça jusqu'au milieu du corps; ce ne fut qu'avec la plus grande peine qu'il parvint à se tirer de cette fange. Cet accident lui fit perdre presque entièrement l'usage de ses jambes, qu'il ne recouvra jamais, et c'est en cet état qu'il vint à l'Assemblée législative [1].

D'autres ont narré l'aventure à peu près de la même façon que cet historien. Voulant se rendre auprès d'une personne qu'il aimait et qui résidait à une assez grande distance, Couthon était parti dans la soirée, afin d'arriver chez la belle au petit jour. Mais ayant perdu son chemin dans l'obscurité de la nuit, il s'était enfoncé jus-

[1] AULARD, *les Orateurs de la Convention*, t. II, p. 127.

qu'à mi-corps dans un terrain marécageux et
mouvant.

Ses efforts pour en sortir n'avaient servi jusque-là
qu'à le plonger davantage dans ce bourbier, lorsque,
enfin, au moment où ses forces étaient sur le point de
l'abandonner, il parvint à se débarrasser et retourna chez
lui, où le froid qu'il avait longtemps enduré lui causa
un saisissement universel, à la suite duquel il perdit
presque entièrement l'usage de ses jambes [1].

Si nous en croyons l'éditeur de la *Correspondance* de Couthon, la vérité, que cet écrivain nous
dit tenir d'une des petites-filles du conventionnel,
serait tout autre : étant allé au Mont-Dore, pour
se guérir de quelque rhumatisme, gagné « lorsqu'il faisait la cour à sa femme », Couthon avait
jugé à propos de prendre un bain un peu pro-
longé dans une piscine, cependant alimentée par
la source la plus chaude, la source des bains de
César; et c'est à la suite de ce bain trop chaud,
qu'il aurait éprouvé les premiers symptômes de la
paralysie. Cette étiologie, outre qu'elle est peu
vraisemblable, nous paraît d'autant plus sujette
à caution, qu'elle s'appuie sur un témoignage
intéressé. Les propres aveux de Couthon lui in-
fligent, du reste, le plus sûr démenti.

[1] *Galerie historique des Contemporains* (Mons, 1827), article Cou-
THON.

En 1790, trois ans environ après le début de son affection, Couthon abordait la carrière politique; il était avocat à Clermont quand éclata la Révolution. Au mois de septembre de cette même année, ses concitoyens lui confiaient le mandat de député à l'Assemblée législative.

L'état maladif dans lequel il s'était présenté lui avait gagné nombre de sympathies. Le candidat n'avait pas craint de faire étalage de ses infirmités, pour conquérir les suffrages de ses électeurs; on ne pouvait avoir la cruauté d'enlever « à un mourant la consolation d'espérer que la palme de la députation ornerait son tombeau ».

Cette sensibilité factice, que Couthon affectait dans son langage et dans sa voix, et qui était en si absolue contradiction avec les doctrines qu'il défendait, peut étonner au premier abord; on a quelque peine à croire que l'homme, qui assurait « n'avoir jamais fait de mal à un poulet », fût le même qui proclamait qu' « il verrait couper la tête aux Girondins sans détourner les yeux[1] »; mais, quand on sait que ces accès de tendresse exaltée, alternant avec les motions les plus sanguinaires, se retrouvent chez la plupart des démagogues de ce temps, ainsi que la vie de Robespierre, de Marat, de Babeuf, de Chalier en four-

_____

[1] *Mémoires de Dumouriez*, t. II, p. 370.

nissent maints traits, on en est beaucoup moins
surpris.

Chez Couthon, on s'explique mieux encore ces
incohérences, quand on connaît ses tares pathologiques. Les cris de douleur qui font tressaillir
la machine physique se communiquent à l'être
moral et le disposent à l'indulgence et à la pitié.
Quand la souffrance lui laisse du répit, on peut
prédire presque à coup sûr que la bête humaine
va reprendre le dessus. C'est là un point de vue
qu'il eût été intéressant de développer mais, il
nous aura suffi de l'indiquer, pour justifier le
choix du problème que nous allons aborder.

Nous avons dit comment avait débuté la maladie
de Couthon ; nous avons exposé dans quel état se
trouvait le malheureux infirme, au moment où il
venait d'être investi, par la confiance de ses
mandants, de fonctions publiques. Nous allons
pouvoir suivre pas à pas les phases du mal, dans
la *Correspondance* du conventionnel, sorte d'autobiographie, journal de ses moindres impressions, en même temps que registre quotidien des
fluctuations de sa santé.

Le 17 décembre 1791, Couthon écrivait aux
membres du Conseil général de la commune de
Clermont-Ferrand :

J'ai bien craint pendant quelques jours que je ne serais pas en état de tenir une correspondance de cette nouvelle quinzaine. L'électricité, qui m'a été administrée pendant dix jours seulement, m'avait tellement fatigué que j'étais incapable de la plus légère occupation ; je me repose depuis avant-hier et l'équilibre de mes nerfs, mis en contracture par ce remède trop actif, s'est un peu rétabli. Hier, je fus admis à la Société de médecine. Ces messieurs, qui étaient en grand nombre, m'exprimèrent le plus vif et le plus tendre intérêt ; ils me donnèrent des espérances en observant le régime qu'ils me prescriront dans une consultation générale qu'ils se proposent de me donner[1].

Couthon venait, en effet, de prendre l'avis de la Société de médecine ; à cette occasion, une longue consultation fut rédigée, qui nous renseigne pleinement sur l'état de santé de notre malade à cette époque.

Cette consultation, nous en donnons le texte et en discutons plus loin les termes. Nous rappellerons seulement ici que nous en avons découvert l'original aux Archives et que nous avons tout lieu de le croire inédit.

La prescription fut docilement suivie, car, à la date du 31 décembre, Couthon écrivait :

Ma santé est toujours bien mauvaise ; je souffre cepen-

---

[1] F. Mège, *Correspondance inédite de G. Couthon*, pp. 56-57.

dant un peu moins depuis avant-hier que j'ai commencé les bains. On me fait espérer que le remède calmera l'irritation occasionnée par l'électricité et que dans peu je serai en état de reprendre mes occupations [1]...

Quelques jours après, il annonce que le calme s'est rétabli dans son système nerveux, grâce aux bains et à l'opium (3 janvier 1792).

Une quinzaine ne s'est pas écoulée, que les douleurs l'ont repris et qu'il est contraint de passer ses soirées au lit, dans des souffrances « qui épuisent souvent sa patience ». Les gens de l'art ont « décrété » que son état exigeait qu'il gardât la chambre et qu'il s'abstînt de prendre part aux laborieuses séances de l'Assemblée; il essaiera cependant de s'y rendre, malgré cette interdiction.

Le 4 février, une amélioration se manifeste, mais les médecins lui défendent encore de sortir.

Le 18, le froid est des plus vifs : d'où une aggravation de son mal. « Ce nouvel état de l'atmosphère s'est fait sentir bien douloureusement sur mon misérable corps, que l'on peut regarder comme un véritable thermomètre vivant. » Thermomètre pour baromètre, Couthon n'était pas fort en physique météorologique; mais passons. Heu-

[1] *Correspondance.* loc. cit., p. 65.

reusement son âme est de bonne trempe, et « rien autre chose que le vrai et le juste n'est capable de l'influencer ».

Une lettre, du 1er mai, nous indique avec précision le mode de véhicule que son infirmité lui avait fait adopter. Les premiers médecins qu'il avait consultés[1] l'avaient engagé à supprimer les béquilles et à se faire traîner en « brouète »[2]; mais il préférait se faire porter.

Mes jambes sont tout à fait perdues... Je suis obligé, quand mes douleurs me permettent d'aller à l'Assemblée, *de me faire porter à bras* jusque dans le sanctuaire. Si le printemps ne m'est pas favorable, je serai obligé de prendre un congé pour aller, au mois de mai, aux Eaux de Bourbon, près Moulins, qu'on m'a conseillées.

En dépit de ses souffrances, il ne manquait pas de se rendre aux séances, toutes les fois que « l'intérêt de son pays ou de ses concitoyens et en général l'intérêt du peuple » l'exigeaient[3].

Cependant, les crises reviennent plus fortes; son énergie faiblit un instant, mais il doit lire le

[1] V. à l'*Appendice*, la note A.

[2] « En mai 1790, il marchait avec un peu de peine et à l'aide d'une canne. En 1791, il avait complètement perdu l'usage de ses jambes et il était obligé de se faire porter. » Notes de M. de Barante, communiquées à M. Marcellin Boudet, pour son livre : *les Conventionnels de l'Auvergne*. 1874.

[3] *Correspondance*, loc. cit., p. 114.

rapport du Comité de l'Instruction publique[1], il
ne faillira pas à ce devoir.

On lui dit que les boues sulfureuses de Saint-
Amand sont très efficaces, dans les cas d'atrophie
des membres, de rhumatisme chronique, il est
décidé à en essayer; mais ses occupations multiples le retiennent à Paris trois mois encore, et
il ne pourra commencer le traitement thermal
que vers la fin de juillet.

Le 3 août, il apprend à ses commettants qu'il
en est à son dixième bain de boue, mais que le
seul effet qu'il ait retiré de cette cure, c'est de
souffrir davantage.

Le médecin prétend que c'est « bonne marque »; le malade est moins optimiste et commence à regarder sa guérison comme fort problématique.

A Saint-Amand, Couthon s'est rencontré avec
Dumouriez : les boues de Saint-Amand[2] étant
dans le voisinage du camp de Maulde, rien d'étonnant que le député ait conféré plusieurs fois avec
le général et se soit lié avec lui[3].

[1] Le 1er mai 1792.

[2] Étant à Saint-Amand, il eut occasion de faire la connaissance d'un officier, en faveur duquel il s'entremit plus tard
auprès du ministre de la guerre Pache (Cf. *Chronique médicale*,
15 novembre 1900, p. 688).

[3] Cf. *Mémoires du général Dumouriez*, t. II, liv. V, ch. V, Paris, Baudouin, 1822.

Pendant ce temps, les événements se précipitaient dans la capitale. Couthon était à Saint-Amand, lorsque éclata le mouvement du 10 août, qu'il avait appelé de tous ses vœux. Les suffrages des électeurs l'ayant de nouveau désigné pour les représenter, il rentre à Paris avec les autres membres de la Convention. Il va habiter rue Saint-Antoine, n° 343.

Au commencement d'avril 1793, il quitte de nouveau la capitale. Il envoie de ses nouvelles de Senones, chef-lieu de la principauté de Salm.

Ma santé, écrit-il, est à peu près la même qu'à mon départ de Paris ; le grand air m'a un peu fortifié le buste, mais mes jambes n'y ont rien gagné. Je comptais trouver ici des eaux salutaires, mais j'en suis éloigné d'environ 20 à 25 lieues ; elles ne sont bonnes à prendre d'ailleurs que vers la fin de mai et il n'est guère possible que j'attende cette époque. J'aime beaucoup mieux retourner sur la fin de juillet aux sources de Saint-Amand ou à celles de Néris.

La politique ne tarde pas à le ressaisir tout entier. Le 1er mai, il s'élève contre une pétition anarchique des faubourgs et demande qu'on en poursuive les auteurs. A l'une des séances suivantes, il prend la parole contre le président Isnard, qui venait de la refuser à Robespierre et réplique dans un langage véhément à Guadet, qui avait tonné contre les factieux de la Montagne. Il sort de l'Assemblée en crachant le sang et se met au lit en rentrant chez lui. Il s'était fait ce jour-là porter à la tribune, et « avec du courage, de la constance et de l'énergie », il était parvenu à « forcer les lions et les tigres à l'entendre ».

Le 31 mai, il faisait prononcer, avec l'aide de quelques-uns de ses collègues, la mise hors la loi de la Gironde, proposait un grand nombre de décrets de proscription, et appuyait la motion, faite par Danton, d'ériger le Comité de Salut public en gouvernement provisoire.

Plus tard, il était envoyé à Lyon, pour y faire exécuter le décret, rendu le 21 vendémiaire (12 octobre 1793), et ordonnant « que Lyon serait détruit, et que le ramas de maisons restantes porterait le nom de *Commune affranchie* ».

Sur le rôle qu'il a joué en cette circonstance, nous laissons la parole à un historien dont le jugement n'est généralement pas obscurci par l'esprit de parti.

Comme il était difficile, écrit M. Hamel, de laisser au moins sans un semblant d'exécution un décret de l'Assemblée, Couthon, que ses infirmités empêchaient de marcher, imagina, le 5 brumaire (26 octobre), de se faire transporter dans un fauteuil [1] sur la place de Bellecour :

[1] Il était porté dans un fauteuil à la tribune. Était-ce le même

là, frappant d'un petit marteau d'argent une des maisons de la place, il dit : *La loi te frappe* : et ce fut tout. C'est justement ce qui faisait écrire un peu plus tard à Collot d'Herbois que la destruction n'était qu'une hypo-

que celui dont il est fait mention dans cette curieuse pièce, qui provient des Archives nationales et que nous devons à l'obligeance de M. Bégis ?

Paris, ce 21 messidor, an III.

Le Directoire, etc., à la commission des Revenus nationaux.

Les commissaires artistes de Versailles avaient été autorisés à prêter au représentant Couthon un fauteuil élastique assez curieux, provenant des effets trouvés chez la femme de Charles-Philippe Capet (comte d'Artois, devenu Charles X).

La commission temporaire qui en avait ordonné la recherche est instruite que le fauteuil a été déposé au Garde-Meuble de la place de la Révolution. Elle invite la commission des Revenus nationaux à autoriser le citoyen Bayard, conservateur du Garde-Meuble, à remettre ledit fauteuil au C. Molard, sous son récépissé, pour être transféré au dépôt national des machines de la rue de l'Université, n° 296.

Salut et fraternité. (N° 7.346)

« Les *commissaires artistes de Versailles*, nous écrivait naguère M. P. de Nolhac, le distingué conservateur du Musée historique de cette ville, étaient la « commission chargée de désigner, lors de la vente complète du mobilier du château et de tous les appartements qu'il contenait, les pièces qu'il convenait de réserver pour le Garde-Meuble national. Ces objets étaient ceux qui avaient soit un caractère d'art, soit un caractère de curiosité. La compétence des commissaires ou leur conscience paraît avoir été mise à de rudes épreuves, car presque tout le beau mobilier de Versailles est dans les collections de l'étranger, n'ayant été aucunement épargné par la vente déplorable qui a dispersé tant de trésors d'art. S'il y avait chance de re-

thèse, et que Couthon s'était trompé. Aussi regrettait-il de n'avoir pas été avec lui. Cette façon de comprendre la destruction de Lyon n'était pas, comme on pense, du goût des enragés. Implicitement dénoncé aux Jacobins pour sa modération, Couthon revint à Paris, heureux d'avoir laissé intacte à la République cette grande cité que d'autres allaient prendre à tâche d'anéantir, et à sa place arrivèrent deux des terribles instruments de la Terreur, deux messagers de vengeance et de mort, Collot d'Herbois et Fouché[1].

Cette modération de Couthon, nous avons eu déjà occasion de montrer qu'elle était intermittente; il est juste de reconnaître qu'elle s'est manifestée en plusieurs circonstances. Ce ne sont pas seulement des écrivains, indulgents d'ordi-

trouver le fauteuil de Couthon, ce serait au Garde-Meuble national, 182, rue de l'Université. »

Suivant la piste indiquée, nous nous sommes présentés au Garde-Meuble, qui se trouve actuellement dans le même local que le dépôt des marbres. Nous y avons été gracieusement accueilli par M. le chef des travaux, qui nous a donné l'assurance qu'il n'existait dans les magasins aucun fauteuil dont le signalement se rapprochât, même vaguement, de celui du citoyen Couthon.

Même visite infructueuse à Carnavalet où ne se trouvent, en fait de sièges historiques, que le fauteuil de Voltaire et le fauteuil de Béranger. Depuis que cette note a été rédigée, le fauteuil, ainsi qu'on l'a lu plus haut, a été retrouvé; un membre de la famille de Couthon l'a remis au conservateur de Carnavalet, où il se trouve actuellement.

[1] HAMEL, *Histoire de Robespierre*, t. III, p. 183; Paris, 1867.

naire pour les excès de la Convention [1], qui l'ont mise en lumière, mais encore des historiens royalistes, comme l'abbé Guillon de Montléon, M. de Barante [2], etc.

Au surplus, une anecdote servira, mieux que de longs récits, à découvrir ce côté de la psychologie de Couthon. Au retour d'une mission dans le Limousin, Cambon lui disait : « Ce n'est vraiment pas la peine d'avoir tant écrit et déclamé contre les prêtres, il paraît que vous avez été là-bas leur bienfaiteur.

« — Je n'ai pas changé de sentiments, répliqua Couthon, mais on n'égorge pas les gens pour des opinions. Il est odieux qu'on ait fait un ogre de la République. Cela pèsera longtemps sur elle, vous le verrez, Cambon. Ne pensez-vous pas qu'il serait temps qu'on s'avisât de la faire aimer ? »

Il est fâcheux pour sa mémoire que ces sentiments, Couthon ne les ait pas toujours professés ;

---

[1] Louis BLANC, *Histoire de la Révolution*, t. II, p. 278.

[2] Voici comment M. de Barante (dont le fils a appartenu à l'Académie française) juge le conventionnel : « Couthon, né avec un caractère doux et aimable, un esprit juste et facile, et qui avait, jusqu'en 1792, montré constamment de la bonté et de l'aménité, sera fameux parmi les plus atroces révolutionnaires. Il fut un exemple bien remarquable de ce que peuvent la vanité, l'ardeur de se montrer et le désir indiscret de pouvoir et de renommée, qui, dans les temps d'anarchie et de révolution, mène si vivement à tous les crimes... Il se distingua par sa douceur et la politesse de ses formes et de son empressement

et, soit que la maladie ait exaspéré sa haine des
gens en bonne santé ; soit que le Comité de Salut
public ait tiré parti de l'infirmité de Couthon,
pour disposer l'auditoire à la bienveillance, et lui
faire adopter les propositions dont il était l'organe,
il est certain que la plupart des mesures d'une pire
violence ont été défendues par le conventionnel
cul-de-jatte. Ainsi, pour n'en citer qu'une, la loi
du 21 prairial an II (9 juin 1794), « la plus atroce
d'entre les lois atroces de ce temps-là[1] », cette loi
qui permettait d'envoyer des milliers de victimes
à l'échafaud *sans jugement*, a été proposée par
Couthon, au nom, il est vrai, du terrible Comité
dont il faisait partie.

Il est difficile de concevoir comment un homme
aussi impotent, aussi souffreteux, ait pu déployer
une pareille activité. On a peine à s'expliquer
comment sa faible constitution a pu résister à
la formidable besogne dont elle était accablée.
C'est que, chez Couthon, le physique fut toujours asservi au moral et que ses plus pénibles
angoisses n'entamèrent jamais son incroyable
énergie.

On le vit, dans les premiers mois de 1794, gar-

à obliger... Il offrit aux pauvres des consultations gratuites
(comme avocat), devint le conseil de quelques hôpitaux et
autres établissements publics. »

[1] *Galerie historique des Contemporains*, loc. cit.

der le lit pendant des semaines entières; mais dès que survenait une accalmie, il se hâtait de reparaître au milieu de ses collègues, dont les enthousiastes acclamations étaient pour lui comme un stimulant nouveau. Mais ce n'était qu'une lueur, et il n'est pas conjectural d'avancer que, même sans les événements de Thermidor, la vie de Couthon aurait été bien près de son terme. La maladie dont il était atteint en était arrivée à son ultime période, et l'on peut dire que le couperet de la guillotine n'avança le dénouement que de quelques jours.

On possède, sur les derniers moments de Couthon, les détails les plus circonstanciés[1].

Décrété d'arrestation, Couthon fut déposé au corps de garde de la Convention, d'où il fut enlevé quelques heures après, par Coffinhal, vice-président du Tribunal révolutionnaire, porteur des ordres de la Commune de Paris. Transporté à l'Hôtel de ville, il y assista aux délibérations tumultueuses du Conseil général, sans y prendre toutefois aucune part. Sa raison paraissait égarée, et on ne l'entendit ouvrir aucun avis, pendant que Robespierre haranguait la multitude.

---

[1] V. notamment : HAMEL, *Histoire de Robespierre*; G. LENOTRE, *Les Quartiers de Paris pendant la Révolution*; *Galerie historique des Contemporains*, etc.

Cependant, les troupes conventionnelles, sous les ordres de Barras, marchaient sur la Commune; les conjurés, terrorisés, ne cherchèrent pas à se défendre. C'est à cet instant que le gendarme Merda aurait tiré un coup de pistolet sur Robespierre et aussi, au dire de M. Hamel, sur Couthon; mais cela est beaucoup moins prouvé.

La narration que nous allons reproduire nous paraît se rapprocher davantage de la vérité[1].

Couthon, certain du sort qui lui était réservé, et resté seul dans une petite salle attenante à celle des délibérations, s'était caché, saisi d'effroi, et au milieu du tumulte qui régnait de toutes parts, sous une table, d'où il s'était traîné dans une petite cour écartée[2], où il ne fut découvert que quelques heures après, par les gens qui allaient et venaient et qui n'avaient pu le reconnaître d'abord, parce que son visage était tourné du côté du mur. Il feignit d'être mort. Ce fut un jeune garde national qui, s'étant approché de lui, le reconnut à ses vêtements, puis à ses traits, s'assura qu'il était vivant et le désigna par son nom. Aussitôt, d'une main mal assurée, Couthon se frappa d'un canif, qui ne lui fit qu'une blessure très légère.

[1] *Galerie historique des Contemporains*, article COUTHON.

[2] Couthon, écrit M. Lenôtre (*Les Quartiers de Paris pendant la Révolution*, l'Hôtel de Ville), fut jeté, peut-être par son porteur, dans une petite cour, sur un tas de bouteilles cassées...

La légende de Couthon, gisant sur le parapet du quai Pelletier et que des hommes du peuple voulaient jeter à la rivière, est dénuée de tout fondement [1].

On vient de lire que Couthon avait tenté de se suicider ; peut-être s'était-il simplement contusionné, en tombant dans les escaliers de l'Hôtel de ville : les deux opinions nous paraissent également soutenables. Nos lecteurs pourront prononcer, quand ils auront lu la pièce que nous allons leur mettre sous les yeux. Ce document n'est autre que le procès-verbal de l'interrogatoire subi par Couthon à l'hospice de l'Humanité (Hôtel-Dieu), où le blessé avait été transporté à 5 heures du matin [2] :

[1] M. Hamel croit que c'est une invention du royaliste Fréron et renvoie au *Rapport de Courtois sur les événements du 9 Thermidor*, p. 72.

[2] Ce procès-verbal faisait partie de la collection Beuchot ; il a été plus tard versé aux Archives nationales, et M. Aulard l'a reproduit, le premier, dans son excellente revue, *La Révolution française*, t. XVIII, p. 464. Couthon, bien qu'à moitié mort, inspirait encore de la terreur à ses ennemis, car Barras et son collègue Delmas enjoignirent à la section de la Cité d'établir un poste à l'Hôtel-Dieu, et ils rendirent le commandant du poste responsable, sur sa tête, de la personne de Couthon. Ainsi en témoigne la pièce suivante, que nous a révélée M. Hamel : « La section de la Cité fera établir un poste à l'Hôtel-Dieu, où l'on a porté Couthon, représentant du peuple, mis en état d'arrestation par décret de la Convention nationale. Le commandant du poste répondra sur sa tête de la personne de Couthon.

L'an second de la République française, une et indivisible, le 10 thermidor, en vertu d'un ordre du représentant du peuple Léonard Bourdon, qui nous a été présenté et que nous avons rendu au citoyen Bianco, nous, Jean-Antoine Bucquet, juge de paix de la section de la Cité, nous sommes transporté au grand hospice de l'Humanité de Paris, où le citoyen Desault, officier de santé dudit hospice, nous a dicté l'état physique du conspirateur Couthon, ainsi qu'il suit :

« Couthon a été amené le 10 thermidor, présent mois, à cinq heures du matin, à l'hospice de l'Humanité, où il a été couché, salle des opérations, au lit n° 15. Il avait au-dessus de la bosse frontale gauche une plaie contuse et oblique, d'un pouce d'étendue, pénétrant jusqu'à l'os sans dénudation. Son pouls était faible. Le malade a été pansé à son arrivée ; il paraissait être sans connaissance, mais elle lui est revenue ensuite, et il a dit que sa plaie était l'effet d'une chute. »

Après nous être informé à l'officier de santé si nous pouvions parler au malade et en obtenir réponse sans trop le fatiguer, l'officier de santé nous ayant répondu qu'il n'y voyait pas de risque, qu'il avait toute sa présence d'esprit, lui avons demandé ce qu'il était devenu depuis sa sortie de la Convention ; il nous a répondu qu'il avait été conduit en prison, qu'on était venu pour l'en tirer, qu'il avait répondu qu'il y était par un décret de la Convention, qu'il ne prétendait en sortir que par un décret, qu'on était venu une seconde fois, qu'on

Signé : Barras, J.-B. Delmas, représentant du peuple. » (*Pièce inédite de la collection Beuchot.*)

l'avait emporté à la maison commune. Lui avons demandé ce qui s'y était passé; nous a répondu qu'il n'en savait rien.

Lui avons demandé comment il était tombé; nous a répondu qu'on l'avait assis sur un escalier, qu'attendu son infirmité, il était tombé de lui-même en voulant se remuer. De plus, il nous a dit qu'on l'accusait d'être conspirateur, qu'il voudrait bien qu'on puisse lire dans son âme.

Et, comme nous étions prêt à nous retirer, est arrivé un ordre de la Convention de faire transporter Couthon et Gobeau (officier municipal), ne nous sommes plus permis de l'interroger. L'officier de santé nous avait assuré que les blessés pourraient soutenir le voyage. Nous nous sommes mis en devoir de les transporter au Comité du Salut public. Et avons signé, etc...

C'est entre 5 et 6 heures du soir, le 10 thermidor, que Couthon fut conduit à l'échafaud. On l'étendit, car sa conformation ne permit pas de l'y asseoir, sur la même charrette où étaient les deux Robespierre et Saint-Just.

Arrivé au pied de l'échafaud, deux exécuteurs furent obligés de le porter. Dans l'impossibilité de l'attacher sur la planche de la manière usitée, il fallut l'y placer verticalement. Le bourreau n'avait achevé son œuvre qu'au bout d'un quart d'heure, un quart d'heure d'agonie terrible, pendant lequel la douleur arracha au supplicié des cris déchirants, dont la foule étouffait l'écho plaintif sous ses vociférations frénétiques.

Nous avons pensé qu'il y aurait intérêt à faire suivre l'exposé historique qu'on vient de lire, d'une consultation technique sur l'affection morbide dont était atteint Couthon.

Cette consultation, nous l'avons demandée à notre regretté maître, le Docteur BRISSAUD, qui fut professeur à la Faculté de médecine de Paris et dont on connaît la haute compétence pour tout ce qui touche à la pathologie nerveuse.

Nous avons remis entre les mains de M. Brissaud trois pièces ; une consultation, rédigée par Depretz, Tenon, Gastellier et Ch. de Beauvais ; une deuxième, signée de Geoffroy, Mauduyt, Andry, Crochet, Vicq-d'Azyr [1], au nom de la *Société de médecine de Paris* ; une troisième, due à Portal [2]. C'est après examen de ces trois documents, que M. Brissaud a formulé des conclusions et pu établir un diagnostic d'une précision telle qu'on était en droit de l'attendre d'un aussi pénétrant clinicien.

Aux questions que nous lui avions posées, M. Brissaud a répondu en ces termes :

[1] Voir les notes A et B à l'*Appendice.*

[2] *Observations sur la nature et sur le traitement du rachitisme ou des courbures de la colonne vertébrale et celle des extrémités supérieures et inférieures,* par Antoine PORTAL. A Paris, 1797. (Obs. III du *Rachitisme arthritique et rhumatismal*).

Mon cher Confrère,

Vous voulez bien me demander une consultation sur le cas pathologique du conventionnel Couthon, « ce citoyen vertueux qui n'avait que le cœur et la tête de vivans, mais qui les avait brûlans de patriotisme ». Je suis très flatté de la « préférence », et cependant vous m'embarrassez beaucoup.

Le problème est loin d'être simple. Il m'avait été proposé, il y a déjà deux ans, par M. Aulard, et je m'étais récusé. M. Aulard ne m'avait, il est vrai, fourni qu'un seul des trois documents que vous mettez aujourd'hui à ma disposition. L'opinion de Portal surtout, que j'ignorais, comble, malgré son laconisme, les lacunes des deux autres observations. Me voici donc mieux en mesure, sinon de vous donner complète satisfaction, du moins de poser à mon tour la question sur des données assez précises ; et comme il s'agit d'un problème à plusieurs solutions, j'hésiterai moins à vous soumettre la mienne.

Les renseignements, plus ou moins précis, que nos confrères du siècle dernier nous ont transmis, ne sont pas colligés et groupés dans l'ordre méthodique qu'on exige aujourd'hui d'une bonne observation. Nous sommes devenus plus difficiles.

Un externe des hôpitaux, qui ne rédigerait que
des observations de cette valeur, serait répri-
mandé par le maître le plus indulgent. Les faits
sont énumérés presque au hasard, sans le moindre
souci de leurs dates et de leur succession chronologique. Un parti-pris évident, qui subordonne
le diagnostic à la doctrine, fait que certains incidents sont négligemment laissés dans l'ombre,
tandis que d'autres bien moins importants sont
systématiquement mis en lumière. Ainsi, Couthon, qui était impotent des deux jambes, devait
forcément passer pour *goutteux*. Il avait souffert
des jointures : or, jusqu'à la fin du dix-huitième
siècle, toute maladie de jointures faisait retour à
la goutte.

On ne connaissait guère le rhumatisme chronique ; du moins on ne le différenciait, ni cliniquement, ni théoriquement, de la podagre et de
la chiragre. Et cela, presque pour une raison administrative : Pinel ne devait quitter Bicêtre pour
la Salpêtrière qu'en 1794, l'année même de la
mort de Couthon. A Bicêtre, c'est la goutte qui
l'emporte ; à la Salpêtrière, c'est le rhumatisme
chronique. Landré-Beauvais, interne de Pinel,
devait consacrer sa thèse inaugurale à l'étude du
rhumatisme chronique ou *goutte asthénique primitive*. Si Pinel fût passé un an plus tôt de Bicêtre
à la Salpêtrière, peut-être eût-il inspiré l'idée du

même travail à quelque autre de ses élèves et les observations relatives à la maladie de Couthon ne seraient sans doute pas dominées par l'idée préconçue, que Couthon avait été *goutteux dès son enfance*.

D'ailleurs, le rhumatisme chronique déformant n'est guère moins rare que la goutte chez l'enfant ou l'adolescent. La plupart des arthropathies chroniques de l'enfance et de l'adolescence sont tuberculeuses et l'on ne pouvait soupçonner chez Couthon la tuberculose, puisque, sous la Terreur, Laënnec était encore au collège... Mon premier devoir était donc de considérer comme non avenues toutes les données qui préjugent la nature goutteuse du rhumatisme ou de la paralysie ; car, si Couthon était réputé paralytique, au sens vulgaire de ce mot, c'était tout simplement parce que la *goutte* l'avait privé de l'usage de ses jambes. Quelques médecins plus avisés avaient supposé que ladite paralysie était d'origine radiculaire et résultait d'une lésion du plexus sacré. Voilà un diagnostic qui n'est pas banal et que beaucoup de nos contemporains ne risqueraient pas sans se gratter l'oreille. J'y reviendrai.

La seconde partie de ma tâche consistait à prendre, dans les trois consultations, les morceaux épars dont il était possible de faire un tout. Par bonheur, il n'y avait ni contradictions entre les faits, ni défaut de concordance entre les dates.

J'ai donc rédigé, à mon tour, l'observation de votre client et je vous la renvoie aussi complète et précise que possible, accompagnée, selon l'usage, de quelques réflexions.

OBSERVATION.

Couthon naquit à Orcet (Puy-de-Dôme) en 1756, « avec une constitution faible et délicate ».

Nous ne savons rien de ses antécédents héréditaires. Mais nous savons qu'il eut, de dix à douze ans, « une gale traitée et guérie par un onguent mercuriel ».

Dès sa tendre jeunesse, il s'adonna aux plaisirs solitaires avec « excès ». Aux approches de l'adolescence, il fut atteint de « fièvres », surtout pendant les mauvaises saisons.

A l'âge de seize ans, il subit une crise violente d'hémorrhoïdes, et c'est à la fin de cette crise qu'il fut pris des douleurs et de l'incapacité progressive des membres inférieurs qui, depuis lors, ne cessa d'empirer.

Jusqu'alors, ses membres avaient été « bien proportionnés, tant par rapport aux os que par rapport à leurs muscles ». Les choses changèrent singulièrement à partir du jour où il commença d'éprouver des « douleurs articulaires ».

Le premier avertissement qu'il eut date exactement d'un épisode de sa vie galante qui fait songer à certain conte connu de La Fontaine. Il faisait l'amour à une jeune femme, lorsque le père de celle-ci parut; cherchant à se cacher, il se plongea jusqu'au cou dans une cuve, où il resta un certain temps; il en sortit pour se rendre chez lui avec ses habits mouillés qui se séchèrent en partie sur son corps.

Couthon ressentit, par suite de cette aventure, des douleurs de « *rhumatisme* », particulièrement « vives dans les lombes ». Lui-même fait remarquer qu'elles sont survenues « sans effort violent ».

Les douleurs étaient accompagnées de « tumeurs passagères, mais souvent répétées au pied droit », surtout vers la « malléole interne qui était gonflée ». Les mêmes phénomènes se produisirent aux genoux, à la hanche, « plus souvent à la hanche » qu'aux autres articulations, et avec le gonflement de cette hanche coïncida un gonflement des « glandes inguinales ». Jamais les douleurs n'eurent « le caractère de vivacité et de promptitude qui appartient à la *goutte proprement dite* », d'autant qu'elles « cédaient facilement aux bains et aux applications émollientes ».

Telle était la situation vers l'année 1775 : notre malade avait dix-neuf ans. C'était le moment où Couthon, dont « les études n'avaient pas été négligées » malgré la maladie, se préparait, par un surcroît de travail, à la carrière du barreau, dans laquelle il devait se distinguer plus tard.

En 1782, — il avait vingt-six ans, — « une fluxion violente survint au cou », à la suite d'un refroidissement. Cette « fluxion » occupait certainement les ganglions

lymphatiques, car deux années plus tard (1784), il se
forma un « abcès » à la *glande maxillaire,* abcès qui
produisit une grande quantité de pus, mais dont la formation, la suppuration très prolongée et la guérison subite ne parurent être « accompagnées ni suivies d'aucun
changement dans les douleurs *articulaires* toujours
subsistantes ».

Entre temps, en effet, dans le courant de 1783, Couthon était allé faire une saison à Néris. Il y prit les eaux,
« tant en bains qu'en douches, avec une grande aménité ». A la suite de cette cure « il se sentit plus de vie »,
mais les douleurs ne furent point calmées et elles paraissaient toujours plus prononcées *au niveau des jointures.*

Pendant les années subséquentes, les évènements auxquels le malade prit une part si active l'obligèrent sans
doute à négliger son mal ; toujours est-il que nous ignorons si les progrès en furent insensibles, rapides ou intermittents, jusqu'à l'époque où eut lieu la première de nos
trois consultations.

Cette consultation (3 novembre 1791), dont la rédaction nous renseigne très explicitement, fut suivie à bref
délai d'une autre (30 décembre 1791), et le rapprochement de ces deux dates laisse supposer que la situation
s'est aggravée rapidement. Que s'était-il donc passé depuis la cure thermale ?

Le membre inférieur droit avait perdu presque complètement la motilité. L'inactivité à laquelle le rédui-
saient les douleurs articulaires avait produit « un amaigrissement extrême de cette même partie ». Mais il y
avait plus que de l'amaigrissement par inertie fonction-

nelle. Dès le mois de février, l'impotence était devenue telle, que les « muscles desséchés » n'avaient plus aucune action. La jambe n'avait plus « qu'un mouvement de pendule », et le bâton sur lequel le malade s'appuyait avait dû être remplacé par des béquilles. On appliqua « un cautère au bras gauche ». Dans le courant d'août, on remarqua que cette jambe « s'atrophiait » plus rapidement encore. Enfin, un dernier incident, survenu en octobre 1791, provoqua la consultation à laquelle prirent part Depretz, Tenon, Gastellier et Ch. de Beauvais.

La pression exercée sur l'aisselle par la béquille déterminait un engourdissement du bras, qui faisait craindre que ce membre ne fût frappé de la même infirmité que la jambe. On conseilla donc la voiture roulante, « la brouette », et à dater de cette époque, Couthon ne marcha plus.

Le traitement prescrit fut suivi pendant deux mois, mais sans résultat favorable.

De nouveaux consultants, titulaires de la Société de médecine, réunis le 30 décembre, ne manquèrent pas de le faire observer. « L'électricité a paru avoir une influence marquée sur l'état du malade, mais les effets se sont bornés à occasionner des coliques, à réveiller des douleurs tant dans la jambe malade que dans la jambe saine et dans celle-ci surtout... La jambe malade n'a fait aucun progrès en bien, si ce n'est que l'enflure du genou et des malléoles s'est évidemment dissipée. » En revanche, « la jambe saine paraît avoir maigri sensiblement depuis quelques jours et exécute ses mouvements avec plus de peine ». Jusqu'alors Couthon avait pu passer pour un rhumatisant atteint d'arthrites « goutteuses ». Désormais, un nouveau diagnostic s'imposait : il s'agissait d'une *paraplégie*.

D'ailleurs, d'autres symptômes devaient forcément modifier l'aspect et l'interprétation des choses. Aux douleurs *articulaires*, que le malade avait éprouvées par crises successives, étaient venues s'ajouter des douleurs non localisées et d'une signification différente. Tout d'abord, les délégués de la Société de médecine déclaraient que les premières douleurs elles-mêmes n'étaient que *vaguement* articulaires ; puis ils faisaient remarquer avec soin que les douleurs, « tant de la jambe malade que de la jambe saine », étaient « presque continuelles », qu'elles « n'étaient pas fixées dans les articulations, mais s'étendaient *le long des membres* et augmentaient dans le lit » ; enfin, que « la sensation douloureuse s'étendait aussi sur la cuisse de l'autre côté », et ils concluaient : « cet état sensible indique que le siège *actuel* du mal est *dans les nerfs sacrés du côté droit*, et qu'il menace de s'étendre sur ceux du côté gauche. La sensibilité subsistante presque en son entier dans le côté malade permet de croire que l'organe nerveux n'est pas dans un état de désorganisation. »

Il est certain que ce diagnostic aurait pu être catégoriquement formulé deux mois plus tôt car, déjà à cette date, les troubles de la sensibilité étaient compliqués de troubles fonctionnels des réservoirs : atonie intestinale et atonie vésicale. La paresse de la vessie avait même été très prononcée. Le malade « urinait avec lenteur... ; à peine pouvait-il contracter le sphincter de la vessie ». Et cependant, en décembre 1791, « la vessie commençait à expulser plus complètement les urines et les rendait plus fréquemment ».

En dépit de ces infirmités lamentables, l'état général était irréprochable, l'appétit ouvert, la digestion excellente, et Couthon disait lui-même qu'il avait « une santé parfaite depuis la tête jusqu'au siège ».

Les remèdes préconisés par la Société de médecine n'eurent pas plus de succès que les précédents. L'atrophie ne cessa d'empirer, et cependant l'activité prodigieuse que le malade sut déployer pendant toute la durée de la Convention jusqu'au 10 thermidor prouve que les fonctions viscérales ne furent jamais compromises.

Maintenant nous n'avons plus de renseignements précis sur les progrès de la paraplégie, que par le document dans lequel Portal, reprenant l'observation contresignée par Vicq-d'Azyr à la date du 30 décembre 1791, nous expose l'état du malade vers le milieu de 1794 ; car c'est « dans cet état que Couthon fut déclaré complice de Robespierre et conduit à l'échafaud le 10 thermidor, l'an second de la République française » : « il avait les extrémités inférieures tellement atrophiées qu'elles ne paraissaient recouvertes que par la peau, surtout l'une d'elles qui avait perdu de son volume au point que les os eux-mêmes, tels que ceux du pied, étaient plus petits et que les os longs de la jambe et de la cuisse étaient plus grêles ; tandis que l'autre extrémité, qui avait elle-même perdu de son volume, avait les os et les muscles mieux conformés ».

Cette constatation a d'autant plus d'intérêt, que nous

avons déjà vu, d'autre part, que lors de l'apparition des
premières douleurs, à l'âge de seize ans, « les membres
étaient bien proportionnés, tant par rapport aux os que
par rapport à leurs muscles », « Le peu de chairs qui
restaient dans l'autre extrémité étaient molles, souples
comme si l'on eût touché du coton. » Ainsi, quoique les
muscles fussent « mieux conformés à gauche », il est à
présumer que le processus atrophique les avait envahis
comme ceux du côté droit. En effet, les deux membres
étaient atteints de troubles trophiques graves : « la peau
était en quelques endroits rouge, dans les deux extrémités, comme elle l'est sur les engelures ».

Mais voici le fait capital de cette curieuse histoire, le
fait en quelque sorte pathognomonique, devant lequel
le diagnostic ne saurait plus hésiter : en 1794, par conséquent trois ans environ après que les douleurs avaient
envahi le côté gauche, Couthon « éprouvait des douleurs
surtout dans l'extrémité inférieure la moins atrophiée ;
elles diminuaient à proportion qu'elle dépérissait. Les
douleurs avaient également diminué dans l'autre extrémité et n'avaient à peu près cessé, que lorsqu'elle avait
été réduite au dernier degré d'amaigrissement ». Enfin,
depuis quelque temps, s'étaient manifestées « des douleurs dans les extrémités supérieures, ce qui faisait
craindre qu'elles ne fussent affectées comme les inférieures ».

Mort subite par une circonstance indépendante de la
maladie. Pas d'autopsie.

Telle est l'observation clinique, reconstituée à l'aide
des indications symptomatiques et des dates relatées, de-

ci de-là, dans les deux consultations de 1791 et dans celle de 1794.

Avant de reprendre, dans leur ordre chronologique, les éléments de cette histoire, il n'est pas inutile de faire remarquer que Couthon, à la veille de l'échéance fatale de Thermidor, était atteint de paraplégie flaccide, avec atrophie musculaire bilatérale ; que cette atrophie musculaire était plus prononcée au membre inférieur droit, mais qu'elle avait gagné le membre gauche au point de le rendre aussi impotent que l'autre ; enfin, que ladite atrophie avait eu une évolution progressive et s'était manifestée à la suite de douleurs diffuses dans les deux membres.

Aucun passage des trois consultations ne laisse soupçonner que la paralysie ait jamais été spasmodique. Au contraire, il est dit qu'il ne subsistait d'autre mouvement qu'une oscillation comparable à celle d'un pendule. On ne saurait être plus précis : c'est bien là le signe des paralysies atrophiques essentielles.

A supposer que, dans la première phase de la maladie, la contracture ait existé, il serait même invraisemblable que, vu la longue durée de l'impuissance fonctionnelle, il ne se fût produit telle ou telle de ces déformations qui résultent des spasmes musculaires permanents. Bref, il est tout

à fait certain que la paralysie a été primitivement
et d'emblée flaccide et en quelque sorte propor-
tionnelle au degré de l'atrophie musculaire.

La concomitance de la paralysie vésicale avec la
paralysie des deux membres inférieurs permet
d'affirmer une localisation morbide dans le seg-
ment le plus inférieur de la moelle épinière. Sans
doute, les troubles fonctionnels de la miction
n'ont jamais été bien sérieux ; ils présentaient
des alternatives de mieux et de pire, comme dans
tous les cas de lésions spinales inférieures où les
centres gris des réservoirs ne sont ni détruits ni
séparés définitivement de leurs connexions cérébrales. Une simple irritation inhibitrice de ces
centres ou de leurs racines antérieures suffit pour
provoquer les désordres intermittents dont il
s'agit. La lésion matérielle qu'il faut incriminer
siégeait, par conséquent, au-dessus du cône ter-
minal lui-même et elle n'exerçait sur les noyaux
des réservoirs qu'une action de voisinage.

Durant de longues années, le mal resta can-
tonné dans la moitié droite du neuraxe et ce n'est
que peu à peu, très lentement, très insensible-
ment, qu'il gagna la moitié gauche. Un tel mode
d'envahissement n'est guère le fait des myélopa-
thies systématiquement progressives.

D'autre part, lorsqu'une paraplégie unilatérale
se bilatéralise, si elle n'est pas systématique, si,

en d'autres termes, elle est le fait d'une lésion fortuite à localisation imprévue, de deux choses l'une : ou bien le processus anatomo-pathologique, d'abord limité à l'une des deux moitiés de la moelle, franchit la ligne médiane et empiète sur l'étage correspondant du côté opposé ; ou bien, en vertu de cette influence encore indéterminée qu'on qualifie provisoirement de sympathique, la moitié saine perd sa fonction à un degré égal et dans toutes les parties innervées par les noyaux de même niveau.

Cette dernière éventualité qui semble le fait des dégénérescences commissurales est, dans le cas actuel, plus qu'invraisemblable, attendu que les atrophies dites sympathiques ont une évolution très rapide, et il ressort de l'observation de Couthon que la propagation de la paralysie et de l'atrophie du côté droit au côté gauche s'effectua dans un délai de plus de dix mois.

En fin de compte, nous arrivons à admettre que la lésion spinale occupait à l'origine toute la hauteur du plexus lombo-sacré du côté droit et qu'elle s'étendit par la suite au côté gauche, par envahissement progressif.

Si l'on considère l'intensité des troubles trophiques dont furent atteints les deux membres inférieurs, il est impossible de ne pas affirmer l'existence d'une altération destructive. Mais, des-

tructive de quoi ? De la moelle ou de ses racines ?
Peut-être, à la fois, de la moelle et de ses racines ?

En ce qui concerne la lésion de la moelle exclu-
sivement, on peut répondre par la négative, et
cela pour la raison très explicitement exposée
dans les trois consultations : que la paralysie et
l'atrophie furent précédées d'une phase douloureuse. Le caractère même des douleurs a une valeur diagnostique qui ne laisse place à aucune hésitation : « elles n'étaient pas fixées dans les articulations, mais s'étendaient le long des membres
et augmentaient dans le lit ». Telle est bien, en
effet, la nature des douleurs radiculaires, douleurs
sans points fixes, qui s'étendent le long des
membres dans la totalité et la continuité du
membre, douleurs de membres sans qualificatif,
que Bassereau a proposé d'appeler *mélalgies*. Ces
douleurs résultent des irritations et surtout des
compressions des racines à leur point d'émer-
gence. Elles appartiennent principalement aux
pachyméningites tuberculeuses ou cancéreuses.

On sait l'importance séméiologique que leur ont
attribuée Cazalis, Charcot, Joffroy. Que la moelle
soit touchée, peu importe, quant au diagnostic ;
car, si les douleurs radiculaires ont précédé la
paralysie et l'atrophie, c'est que la pachyméningite a été antérieure en date à la myélite. Elles

ont encore cette particularité tout à fait topique, qu'elles disparaissent à mesure que l'atrophie s'accuse. Le fait a été maintes fois vérifié depuis les premières descriptions de Charcot. Or Portal, non moins explicite, nous dit que « Couthon éprouvait des douleurs surtout dans l'extrémité inférieure la moins atrophiée et qu'elles diminuaient à proportion qu'elle dépérissait. Ces douleurs avaient également diminué dans l'autre extrémité et n'avaient à peu près cessé que lorsqu'elle avait été réduite au dernier degré d'amaigrissement ».

Voilà la question tranchée, le diagnostic établi. La maladie de Couthon était une *paraplégie déterminée par une pachyméningite spinale du renflement lombaire.*

Mais quelle était la provenance de cette pachyméningite ? Ici, l'hésitation est plus que permise.

Le cancer, la syphilis, le rhumatisme vertébral, la tuberculose, les hydatides peuvent produire la pachyméningite chronique, et il est bien difficile de se prononcer.

Le *cancer* n'est, vraiment, pas probable. La longue durée de l'affection l'exclut ; car le sarcome — la seule variété cancéreuse à laquelle on doive songer, pour un sujet de l'âge de Couthon — a une évolution très rapide.

La *syphilis acquise* laisse presque toujours des

traces et nos confrères n'en font pas mention.

L'adolescence et la jeunesse du conventionnel ne se passèrent pas — il s'en faut de beaucoup — dans l'état de chasteté ; mais, comme il avait été maladif dès son enfance, il est à supposer qu'il savait se soigner et que, dans le cas où il eût été mal servi par la fortune, ses médecins ordinaires en eussent dit quelques mots.

La *syphilis héréditaire* pourrait, à la rigueur, avoir été la cause du mal ; cependant, elle ne se traduit pas habituellement par les lésions des annexes des centres nerveux ; elle s'attaque directement aux centres eux-mêmes.

Le *rhumatisme vertébral chronique* est une hypothèse beaucoup plus plausible. Il ne faut pas oublier que la pachyméningite hypertrophique, décrite par Charcot et Joffroy, à une époque où l'on ignorait encore la syphilis spinale, fut, de prime abord, considérée comme une localisation rhumatismale *a frigore*. Nous savons que Couthon « faisait l'amour à une jeune femme, et brusquement surpris par le père de celle-ci, se plongea jusqu'au cou dans une cuve », et « ressentit, par suite de cette aventure, des douleurs de rhumatisme, particulièrement vives dans les lombes ». Il est certain que ce père dut jeter un froid et sa vengeance dépassa la mesure prévue.

Les arthropathies qui survinrent à la suite de cet

épisode donnent créance au diagnostic de rhumatisme, qui fut formulé dès le début, et l'on peut
encore y souscrire aujourd'hui, à la condition de
ne pas tenir compte de la prétendue influence
goutteuse qui domine l'histoire de ce rhumatisme.

Vraiment, la *goutte* n'a rien à voir ici. Je sais
bien que, parmi les causes de cette localisation
goutteuse, il en est une à laquelle on supposait
une action toute puissante : l'abus des plaisirs
vénériens. C'était une tradition, depuis Sydenham, que la « Venus immodica » engendrait la
podagre. Comme tant de contrefaits, disgraciés
de la nature ou victimes de la maladie, Couthon
lui-même était bien capable de s'être vanté et
d'avoir mis quelque vanité à exagérer la gravité
de son inconduite. Sur ce chapitre, beaucoup
croient se flatter d'autant plus qu'ils s'accusent
davantage ; mais encore faut-il avoir des jambes,
car cela s'appelle courir, et, dès l'âge de seize
ans, Couthon ne courait plus.

Un autre abus, celui des *plaisirs solitaires*,
qu'on avoue moins volontiers (car la victoire est
par trop facile), passait encore, au siècle dernier,
pour capable de produire la paralysie, la goutte
et toutes les infirmités dont on menace les petits
garçons.

Sans doute, l'excès en tout est un défaut et le

proverbe conseille sagement de ne pas abuser des meilleures choses. Mais où commence l'abus ? Ceci soit dit, au reste, sans chercher à absoudre Couthon d'un « péché » tellement répandu, qu'il est presque une fonction de l'adolescence.

Il resterait à se demander si, à un moment donné, le rhumatisme chronique, fixé sur les jointures du membre inférieur droit, ne se serait pas transformé en *tuberculose;* si, en d'autres termes, les arthrites de la hanche, du genou et de l'articulation tibio-tarsienne ne seraient pas devenues des tumeurs blanches.

La multiplicité des tumeurs blanches chez le même sujet n'est pas exceptionnelle : le hasard m'a fait voir, il y a peu de jours, un enfant de dix ans, paraplégique par mal de Pott et atteint de deux tumeurs blanches, l'une au genou droit, l'autre à la hanche, tout comme Couthon. Nous ne pouvons élucider cette partie du problème. Couthon, cependant, eut des écrouelles suppurées, et c'en est assez pour croire à la possibilité de la tuberculisation des jointures déjà malades[1].

[1] Le diagnostic que le professeur Brissaud avait formulé dès 1896 (Cf. *Chronique médicale* du 15 novembre 1896), le professeur Poncet (de Lyon) l'a pleinement confirmé en 1905 (*Gazette des hôpitaux,* n° 40, 6 avril, et *Lyon médical,* 4 juin 1905). « ... Il devient évident, écrit le savant chirurgien lyonnais, que Couthon, porteur d'adénites cervicales, à un moment donné fistuleuses, plus tard hémoptysique, eut un *rhumatisme tuberculeux*

Outre les écrouelles cervicales, il eut une adénopathie inguinale, qui n'est guère le fait du rhumatisme simple, en dépit de ce que j'ai pu écrire ailleurs sur le *bubon rhumatismal*.

Les fièvres, auxquelles il fut sujet après la dis-

polyarticulaire primitif, suivi à brève échéance d'une paraplégie prédominante à droite, avec troubles sphinctériens. Celle-ci relève évidemment d'une pachyméningite spinale du renflement lombaire, dont la nature tuberculeuse ne paraît plus discutable.

« Étant donné le début des troubles vers l'âge de la puberté, par une vive douleur spontanée dans les lombes, qui fut, dit Portal, « supportable assez longtemps, mais qui se termina par augmenter et par se faire ressentir dans les membres inférieurs », il est bien tentant de la rattacher à un mal de Pott lombaire. Sans doute, Couthon ne fut pas gibbeux, mais la localisation de ses lésions vertébrales l'explique facilement. « Le malade étant habillé, dit Kirmisson, à propos de l'ostéite vertébrale lombaire, la déformation est insaisissable. C'est seulement quand on l'examine à nu, que l'on reconnaît l'existence d'une petite gibbosité angulaire et médiane, sur le trajet des apophyses épineuses. » Si elle a existé, il n'y a rien d'étonnant à ce que cette faible saillie ait échappé aux membres de la Société de médecine en 1791 ; la description de Pott est de 1783, et son livre ne fut traduit en français qu'en 1792 ! Nous savons, d'autre part, que la gibbosité, si commune chez les jeunes sujets, surtout chez les enfants, peut manquer et fait souvent défaut chez les adultes. Or c'est de trente à trente-cinq ans environ que Couthon fut atteint de mal vertébral. Dès lors, le diagnostic si remarquablement précis de Geoffroy, Mauduyt, Andry, Hallé et Crochet, contresigné par Brissaud, s'explique aisément et se complète ; il devient facile de résumer l'histoire médicale de Couthon : c'est celle d'un pottique, atteint tout d'abord d'un *rhumatisme polyarticulaire tuberculeux*. » Ces idées, le professeur Poncet les a plus amplement

parition de sa *gale*, n'ont-elles pas été des accès de fièvre pré-tuberculeuse ? La gale elle-même n'était-elle pas quelque scrofulide ? Car le mot « gale », dans le texte des consultations, n'a pas la signification exclusive qu'il a aujourd'hui et qui ne date que de la découverte de l'acare, c'est-à-dire d'une époque ultérieure de vingt ans à la mort de Couthon.

Voilà autant de questions secondaires auxquelles je ne saurais répondre ; mais ce qui paraît certain, c'est que la paralysie de Couthon fut la conséquence d'une *pachyméningite chronique dorso-lombaire, primitivement localisée aux racines du plexus lombo-sacré.*

Tel était, d'ailleurs, le diagnostic de nos confrères Geoffroy, Mauduyt, Andry, Hallé et Crochet, diagnostic d'une précision peu commune, si l'on considère la pénurie des documents neuropathologiques à la fin du siècle dernier [1].

Docteur BRISSAUD.

développées dans la thèse de son élève Mangenot : *Quelle était la maladie du conventionnel Couthon*, inspirée de notre étude, faite en collaboration avec Brissaud. La thèse du docteur Henri Mangenot a été publiée à Lyon (imprimerie A. Rey), en 1905.

[1] Il est vrai que ce diagnostic est contresigné par Vicq-d'Azyr (Docteur B.)

APPENDICE

A

CONSULTATION DONNÉE A COUTHON PAR LES MÉDECINS
TENON, GASTELLIER ET CH. DE BEAUVAIS (3 novembre 1791).

Le malade pour lequel nous sommes consultés est né
avec une constitution faible et délicate. Il a été livré, dès
l'âge de dix ans, à des excès dans les plaisirs solitaires
qui ont affaibli ses organes et empêché leur entier développement ; à l'âge de puberté, il n'a fait que changer le
mode des excès multipliés auxquels il s'est livré. De là a
résulté l'extrême débilité des solides, l'irritabilité du
genre nerveux et la disposition à l'arrêt des liquides. A
ces diverses causes s'est jointe une éruption cutanée qui
peut même en avoir été l'effet. Cette éruption, que le
malade soupçonne avec raison être une gale, a été mal
traitée, ou pour mieux dire négligée. Le gonflement de
la malléole interne de la jambe droite suivait quelque
temps après cette éruption ; il a été plus ou moins con-

sidérable. Il a souvent changé de place. Il a paru se porter plus particulièrement à l'articulation du fémur avec le bassin, et même occuper les glandes inguinales.

Après un froid vif, que le malade a éprouvé dans un voiage sur un char découvert, et dans le climat le plus inconstant de la France, il lui survint un torticolis avec douleur, et l'humeur augmentée par cette suppression de transpiration lui occasionna un gonflement considérable à l'articulation de la jambe droite avec la cuisse ; les cataplasmes émollients, le régime et le repos calmèrent cet accident, mais l'ennemi subsista et même acquit des forces dans les moments de trêve qu'il accordait au malade.

Les excès et les abus y contribuèrent aussi, et la faiblesse de la cuisse et de la jambe, le gonflement assez constant de la malléole interne en furent les suites nécessaires.

Le malade a alternativement, pendant plusieurs années, éprouvé tantôt des douleurs, ces gonflements, leurs métastases ou leur retraite passagère, sans faire de remèdes énergiques et sans attaquer le mal dans sa source.

Ce n'est que depuis environ huit mois que plus affaibli et plus oppressé par ces gonflements douloureux et par un travail constant de cabinet ; après avoir pris un cautère (*sic*) au bras et usé de canne et de bras étrangers pour se soutenir, il a été réduit à prendre le seul soutien indispensable à un individu qui n'a qu'un mouvement de pendule à la partie inférieure droite. La cuisse et la jambe ont sensiblement perdu de leur volume ; les muscles en sont presque desséchés et presque atrophiés ; la malléole est toujours gonflée et même le malade urine avec lenteur et à peine peut-il contracter le sphincter de la vessie, suite de l'appauvrissement des liquides et du relâchement des solides.

Son imagination ardente, ses occupations habituelles achèvent d'irriter une fibre déjà agacée par des sucs dépravés et affaiblie par des excès. Les deux indications à remplir sont de fortifier et ranimer l'action musculaire et d'émousser et envelopper l'âcreté des humeurs.

D'après ces considérations, les médecins soussignés estiment que l'humeur vague qui a donné lieu à tous les accidents qu'a éprouvés le malade et qui subsiste encore sans doute est une humeur herpétique qu'il faut attaquer : 1° par l'usage du lait de chèvre, rendu tonique au moien d'un fer rougi, ou par l'addition de quelques grains de cachou.

2° Le malade prendra chaque jour un bain chaud, rendu gazeux par le foie de soufre et l'acide muriatique, de manière à obtenir une eau artificielle analogue aux eaux thermales de Néris, dont il a déjà obtenu quelques bons effets.

3° L'électricité par étincelles appliquée à la cuisse et à la jambe droite et emploiée par quelqu'un d'intelligent est un des moyens les plus propres à ranimer l'action musculaire, et à empêcher l'engorgement dans cette extrémité. Du reste, le régime du malade doit être exact et suivi. Il doit éviter les liqueurs, le café et surtout le travail du cabinet. Les contentions d'esprit sont nuisibles à son état. Il faut aussi qu'il évite d'user de l'appui qu'il emploie pour marcher. L'exercice en voiture ou en brouète est préférable, et la pression indispensable de la béquille occasionne des engourdissements au bras qu'il faut éviter.

Après avoir emploié ces moiens, si l'état du malade ne devient pas meilleur, il faudra qu'il emploie l'électricité sous une autre forme, qu'il se mette à la diette blanche pour toute nourriture, observant toujours de combiner les toniques ou les martiaux avec ce régime.

Fait à Paris, ce trois novembre 1791.

DEPERETZ méd., TENON, GASTELLIER, Ch. de BEAUVAIS, d.m.p.

(*Archives nationales*, coté vingt-trois quatorzième.)

B

CONSULTATION DONNÉE A COUTHON PAR LA SOCIÉTÉ DE MÉDECINE (30 décembre 1791).

L'état dans lequel se trouve maintenant M. Couthon consiste dans la perte du mouvement de l'extrémité inférieure droite, jointe à un amaigrissement extrême de cette même partie, sans cependant qu'elle ait perdu sa sensibilité. Outre cela, la vessie a peine à expulser les urines ; ce n'est qu'en comprimant la région du bas-ventre que le malade parvient à leur faire faire le jet. Une sensation douloureuse s'étend aussi sur la cuisse de l'autre côté. Cet état sensible indique que le siège actuel du mal est dans les nerfs sacrés du côté gauche. La sensibilité subsistante presque en son entier dans le côté malade permet de croire que l'organe nerveux n'est pas dans un état de désorganisation.

Si on réfléchit aux degrés par lesquels le malade est arrivé à l'état que nous venons d'exposer, après avoir éprouvé successivement dans les articulations du pied, des genoux, et enfin de la hanche droite, des douleurs et des tumeurs d'abord passagères, mais souvent répétées, puis établies d'une manière plus durable dans les genoux et dans la hanche, et qui n'ont disparu que pour faire place à l'état actuel, on ne peut méconnaître les caractères d'une cause vague susceptible de se déplacer et d'attaquer successivement différentes parties. Néanmoins, il ne paraît pas que les douleurs aient jamais eu le caractère de vivacité et de promptitude qui appartient à la goutte proprement dite. Cette observation est confirmée par la faculté avec laquelle ces douleurs cèdent d'abord aux bains et aux applications émollientes.

On peut suivre encore plus loin l'origine des maux qu'éprouve M. Couthon si l'on considère que très peu avant l'époque de ses premières douleurs, il a éprouvé une attaque d'hémorroïdes et que, précédemment, il avait été sujet à des fièvres d'accès, surtout au retour des mauvaises saisons. Ces fièvres ont, comme on le sait, une relation directe avec les affections hémorroïdales.

C'est à seize ans que s'est fait sentir cette attaque d'hémorroïdes, à laquelle ont succédé les douleurs articulaires, et c'est de dix à douze ans, c'est-à-dire environ cinq ans avant, que M. Couthon a contracté une gale qui a été traitée et guérie par un onguent mercuriel. Il nous paraît en conséquence difficile de regarder cette gale comme ayant une part marquée à la série d'incommodités qui ont tourmenté le malade depuis l'âge de seize jusqu'à trente-trois ans.

Une fluxion violente, survenue au col il y a dix ans, à la suite d'un voiage fait à l'air, dans un tems humide et froid, n'aurait pas non plus de trait à l'affection principale si l'humeur de cette fluxion paraissant céder aux émolliens ne s'était aussitôt portée au genou alors affecté et n'avait, par conséquent, été grossir la cause première, et en augmenter l'activité et les effets.

Il n'est guère plus aisé de déterminer quelle liaison a pu avoir avec l'affection primitive un abcès qui s'est formé deux ans après à la glande maxillaire, abcès qui a fourni une grande quantité de pus, mais dont la formation, la suppuration très prolongée et la guérison subite n'ont paru être accompagnées ni suivies d'aucun changement dans les douleurs articulaires toujours subsistantes.

Nous ne nous occuperions pas davantage de la recherche très conjecturale des causes qui ont pu déterminer une suite d'affections aussi dignes de remarque, si M. Couthon ne nous avait appris lui-même que, dès sa tendre jeunesse, on l'avait laissé s'abandonner avec excès aux plaisirs solitaires et que cette malheureuse habitude n'a cessé, vers l'âge de puberté, que pour être remplacée par un usage inconsidéré de plaisirs plus conformes au vœu de la nature, mais dont l'excès n'est pas moins nuisible. Un travail excessif a en même temps contribué à énerver et à épuiser une constitution plus ardente que robuste.

On sait que ces genres d'excès donnent lieu à des affections très variées qui attaquent surtout les extrémités inférieures et que les douleurs articulaires vagues et la paralisie de ces extrémités sont au nombre des effets communs de cette cause dangereuse. Nous croions que cette considération est une de celles qui méritent le plus de fixer notre attention.

Il nous reste à porter un coup d'œil sur les effets les plus sensibles des remèdes qu'a tentés M. Couthon d'après différents conseils. Il en a peu fait usage et les seuls dont on puisse faire mention sont les Eaux sulphureuses de Néris que le malade a prises, il y a neuf ans, tant en bains qu'en douches avec une grande assiduité, et dernièrement l'Électricité, administrée par l'un de nous avec prudence et circonspection. Les Eaux de Néris ont eu peu d'effet; mais, après leur usage, le malade, suivant ses expressions, s'est senti plus de vie, et il a pu se soutenir plus solidement sur la jambe malade. Cet effet s'est bientôt dissipé.

L'Électricité, emploïée dans ces derniers tems, a paru avoir une influence marquée sur l'état du malade; mais les effets se sont bornés à occasionner des coliques, à réveiller des douleurs, tant dans la jambe malade que dans la jambe saine et dans celle-ci surtout.

Ces douleurs subsistent encore, sont presque continuelles, privent le malade de sommeil, ne sont pas fixées dans les articulations, mais s'étendent le long des membres et augmentent dans le lit. La jambe saine paraît avoir maigri sensiblement depuis quelques jours et exécute ses mouvements avec plus de peine; la jambe malade n'a fait aucun progrès en bien, si ce n'est que l'enflure du genou et des malléoles s'est évidemment dissipée.

Peut-on regarder ces effets comme les indices du déplacement d'une cause qui, au moins dans l'origine, paraissait susceptible de se transporter et de changer de lieu ? La réponse à cette question est certainement bien indécise et ce fait ne démontre encore bien positivement, dans le malade, qu'une sensibilité nerveuse très grande. Il faut cependant convenir que la vessie, suivant le rapport de M. Couthon, commence à expulser plus complettement les urines et qu'il les rend plus fréquemment ; elles sont plus troubles et plus rouges depuis le renouvellement des douleurs, l'appétit est bon, les digestions parfaites, et le malade assure jouir, au sommeil près, dans le moment actuel, d'une santé parfaite, depuis la tête jusqu'au siège.

Quelle espérance le malade peut-il concevoir dans les moyens de la médecine et que doit-on lui conseiller ?

Le vœu unanime de nos confrères a été d'établir pour base de tout traitement, quel qu'il fût, un régime adoucissant et restaurant. La diète lactée, puisque le lait passe bien, joint aux aliments doux, aux farineux comme le riz, le sagou, les purées de fèves ; parmi les aliments animaux, les seules viandes blanches et particulièrement les volailles rôties ou bouillies ont réuni tous les suffrages.

M. Couthon nous ayant observé que l'orgeat et les rafraîchissants lui avaient toujours été utiles, nous lui avons conseillé, dans la vue surtout de procurer le calme de la nuit, de substituer au lait le lait d'amandes, il l'a très bien digéré; la nuit n'a cependant pas été plus calme. Nous sommes en conséquence convenus que son déjeuner serait du lait avec du pain; qu'à son dîner, il ferait succéder à une soupe de lait les aliments dont nous avons parlé, et que le soir il prendrait à son gré ou du lait, ou du lait d'amandes avec du pain. A dîner, ses boissons seront du vieux vin étendu d'eau, et il peut terminer le repas par un peu de vin de Bordeaux ou de Malaga, si l'état des douleurs ne fait pas craindre d'exciter trop de chaleur. Les observations qu'il nous a faites sur ses dispositions ne nous ont pas permis de songer au lait de femme dont il a été question dans quelques-uns des avis qui ont été ouverts. Il faut, en outre cela, qu'il s'abstienne, autant qu'il lui sera possible, du travail de cabinet, ou du moins d'éviter de lui donner trop de temps et d'application. Il ne doit pas non plus négliger le peu d'exercice que sa situation lui permet.

Plusieurs avis se sont réunis pour borner le traitement à ce seul régime; le médecin ordinaire de M. Couthon à Clermont lui avait même prononcé cette opinion de manière à le détourner de toute tentative.

Les progrès de l'amaigrissement et de l'atrophie dans la jambe malade, depuis le mois d'août dernier, ne lui ont pas permis de rester dans cette sécurité, et il a paru difficile à un homme de trente-trois ans de se voir condamner à rejeter loin de lui toute espérance.

Néanmoins, ç'a été l'avis de M. Petit et d'un grand nombre de nos confrères, et cet avis paraît bien autorisé par le renouvellement des douleurs, de différer toute tentative pour le moment présent et de s'en tenir à la diète, jusqu'au retour de la saison la plus favorable à l'effet des remèdes et dans laquelle la transpiration est la plus libre.

On s'est à peu près accordé pour proscrire tout remède interne au moins jusqu'à ce que des indications nouvelles aient pu en indiquer plus clairement l'usage.

Avec cela, il est évident que tous ces remèdes, soit qu'on les prenne dans les diaphorétiques actifs, dans les savonneux, dans les antimoniaux ou les mercuriaux, auront toujours l'inconvénient, chez un homme très épuisé et en même temps très irritable, de contredire la principale ou au moins la plus sûre des indications, celle que nous cherchons à remplir par la diète prescrite, qui est d'adoucir et de restaurer. Ils augmenteraient certainement et l'irritation et l'épuisement.

Il en faudrait dire autant des remèdes externes, si l'on n'avait l'avantage, en les cessant, d'en suspendre plus complètement l'action. Quoique encore la durée des effets qu'on a cru devoir attribuer à l'électricité montre combien, même à cet égard, il faut user de prudence et de circonspection, trois genres de moyens, parmi les remèdes externes, ont fixé les avis : l'électricité, les bains d'eaux minérales, soit artificielles, soit naturelles, et les frictions avec la teinture de cantharides.

L'électricité ne pourra, surtout dans les commencements, être employée que par bains : elle l'avait été dernièrement par étincelles, et on ne pourra en user qu'en en suspendant à propos l'administration, quand le déplacement paraîtra s'annoncer par quelques symptômes évidens. Les bains d'eaux minérales, soit salines, comme celles de Bourbonne ou Bourbon-l'Archambault, soit sulphureuses, comme celles de Néris, quoique très différents par leur nature, ont cependant, quand on se borne à leur usage extérieur, un effet à peu près uniforme : l'effet tonique et stimulant. C'est à une saison plus avancée qu'il faudrait renvoyer l'usage des bains d'eaux minérales naturelles. Il pourrait être utile d'y envoyer le malade par la suite, surtout à celles de Bourbon qui sont près de sa résidence ordinaire. Ceux qu'on pourrait composer en imitant soit les eaux de Bourbon, soit les eaux sulphureuses, peuvent être administrés beaucoup plus tôt. On a pensé qu'on pourrait suivre et même combiner avec le premier moyen l'électricité administrée par bains. C'est dans le progrès même des effets et en supposant qu'on croie devoir insister sur une méthode active qu'on pourra, si les circonstances sont favorables, en venir aux frictions avec la teinture de cantharides.

Ces frictions sèches et aromatiques sur les lombes et sur la partie privée d'action peuvent être employées en tout temps et conjointement avec les autres moyens, quand un état actuel d'irritation n'y portera point d'obstacle. On sent qu'il nous est impossible de dire à présent, ni dans quelle mesure ni dans quel ordre on pourra employer tous ces moyens dont la direction et le choix ne peuvent être le résultat que d'une observation vigilante et assidue.

Nous n'avons pas conseillé les bains de vapeur et les émollients ordinaires, à cause du relâchement et de l'extrême atonie des membres affectés. Un d'entre nous a proposé un remède, dont l'effet lui a paru puissant dans les cas d'irritation et que plusieurs personnes regardent comme ayant un effet plus utile que le simple effet émollient : c'est l'application de peaux d'animaux nouvellement égorgés. Si l'on croit devoir employer ce remède, on peut l'associer aux moyens actifs dont nous avons parlé, pour porter le calme, dans le cas où leur effet occasionnerait une irritation vive ou un déplacement dangereux.

A l'égard de l'attention que l'on doit avoir, pendant l'emploi des moyens actifs, de déterminer le déplacement qui pourrait survenir vers les émonctoires naturels ou artificiels, il faut observer que l'irritabilité extrême des entrailles exige ici beaucoup de modération dans l'usage des purgatifs, de circonspection dans leur choix et que les lavements plus ou moins laxatifs seront probablement les seuls moyens dont on pourrait se servir dans cette vue.

Nous avons cru devoir rejetter absolument toute application de setons, de cautères, de vésicatoires et même du moxa dans le voisinage des parties affectées. L'expérience a prouvé que dans les parties privées de mouvement et d'action vitale, ces moyens étaient souvent suivis de gangrènes interminables et funestes. M. Couthon porte un cautère au bras gauche. Depuis l'électricité, cet émonctoire rend plus abondamment que jamais et l'effet en est nul jusqu'à présent sur le siège principal du mal. On le conservera cependant avec soin comme un des moyens de dévier l'humeur, si on parvenait à en opérer le déplacement.

Quoi qu'il en soit et quoique nous ne soyons pas d'avis

de renoncer à toute tentative faite avec prudence et dans la mesure convenable, nous croyons, comme nous l'avons déjà dit, que le moyen principal, non pas de guérison, mais de conservation, doit être la diète que nous avons prescrite, parce que dans tous les cas elle doit accompagner toute espèce de traitement, et que si on était obligé d'abandonner les remèdes dont nous avons indiqué l'usage, il faudrait toujours en revenir à un régime conservateur et restaurant.

Délibéré à Paris, le 30 décembre 1791.

Signé : GEOFFROY, MAUDUYT, ANDRY, HALLÉ, CROCHET.

Certifié conforme à l'original et à l'avis de la Société, le 4 janvier 1792.

VICQ-D'AZYR[1],
Secrétaire perpétuel.

(*Archives nationales*, cote vingt-trois quinzième.)

---

[1] LEMONTEY, dans son *Éloge de Vicq-d'Azyr*, raconte le trait suivant qu'il tenait de Portal lui-même : « Portal, appelé pour donner des soins à l'un des membres du Comité de Salut public, trompé par la voix douce et le patriotisme apparent du despote paralysé, crut pouvoir lui proposer, pour un objet d'utilité publique, son confrère Vicq-d'Azyr. Mais, à ce nom, l'infernal Couthon s'écrie : *Quoi donc ! est-ce que le scélérat existe encore ?* M. Portal, ayant hasardé quelque apologie, fut interrompu de nouveau par ces mots menaçants : *Nous connaissons le traître : nous savons qu'il faisait la correspondance de la reine.* M. Portal eut soin de faire avertir son confrère de se tenir en garde contre les dispositions de ces furieux. » *Éloge de Vicq-d'Azyr*, par LEMONTEY, p. 32.

C

Extrait de : OBSERVATIONS SUR LA NATURE ET SUR LE TRAITEMENT DU RACHITISME OU DES COURBURES DE LA COLONNE VERTÉBRALE ET CELLE DES EXTRÉMITÉS SUPÉRIEURES ET INFÉRIEURES, par Antoine PORTAL, à Paris, 1797.

OBSERVATION III DE RACHITISME ARTHRITIQUE ET RHUMATISMAL.

Couthon, député du Puy-de-Dôme à la Convention nationale, ayant joui d'une assez bonne santé dans sa jeunesse, et ses études n'ayant pas été négligées, avait pris le parti du barreau dans lequel il s'était distingué; ses membres étaient bien proportionnés, tant par rapport aux os que par rapport à leurs muscles.

Cependant, vers l'âge de la puberté, il avait ressenti, sans avoir fait aucun effort violent, une vive douleur dans les lombes, qui fut supportable pendant assez longtemps, mais qui termina par augmenter et par se faire ressentir dans les extrémités inférieures, dans l'une cependant plus fortement que dans l'autre. La maladie avait des intervalles qui laissaient à Couthon le temps de continuer ses études; mais après quelques années de souffrances, à certains temps cependant bien plus que dans d'autres, il eut de la peine à marcher, tant par rapport à la faiblesse que par rapport aux douleurs des extrémités inférieures ; quelque temps après il ne put se tenir debout, et enfin il fut absolument impotent de ses extrémités inférieures.

On l'a vu à la Convention nationale, porté comme un enfant sur son siège, d'où il faisait des motions.

Appelé avec mon collègue Kenins pour lui donner des soins, Couthon nous a dit qu'il attribuait à un ancien rhumatisme goutteux la cause de son infirmité. Il nous a raconté qu'il faisait l'amour à une jeune femme, lorsque le père de celle-ci parut ; cherchant à se cacher, il se plongea jusqu'au cou dans une cuve où il resta un certain temps ; il en sortit pour se rendre chez lui avec ses habits mouillés, qui se séchèrent en partie sur son corps. Couthon éprouva par suite de cette aventure des douleurs de rhumatisme qu'on n'a pu guérir, quelques remèdes qu'on lui ait administrés : et on lui en aurait fait prendre une si grande quantité et d'espèces si diverses, qu'ils furent bien plus propres à lui nuire qu'à le guérir.

Lorsque je fus consulté, Couthon avait les extrémités inférieures tellement atrophiées, qu'elles ne paraissaient couvertes que par la peau, surtout l'une d'elles qui avait perdu de son volume au point que les os eux-mêmes, tels que ceux du pied, étaient plus petits, et que les os longs de la jambe et de la cuisse étaient plus grêles, tandis que l'autre extrémité, qui avait elle-même perdu de son volume, avait les os et les muscles mieux conformés. Le peu de chairs qui restaient dans l'autre extrémité étaient molles, souples, comme si l'on eût touché du coton ; la couleur de la peau dans les deux était en quelques endroits rouge, comme elle l'est sur les engelures.

Couthon y éprouvait des douleurs, surtout dans l'extrémité inférieure la moins atrophiée; elles diminuaient à proportion qu'elle dépérissait. Les douleurs avaient également diminué dans l'autre extrémité et n'avaient à peu près cessé que lorsqu'elle avait été réduite au dernier degré d'amaigrissement.

Couthon éprouvait depuis quelque temps des douleurs dans les extrémités supérieures; ce qui faisait craindre qu'elles ne fussent affectées comme les inférieures.

Tel était l'état de Couthon lorsqu'il fut déclaré complice de Robespierre et conduit à l'échafaud le 10 thermidor, l'an second de la République française : il avait alors trente-six ans.

Il est probable que, s'il eût longtemps vécu, ses extrémités inférieures se fussent encore atrophiées davantage; que les os même qui les composent eussent perdu de leur volume encore plus; et que le mal ne se fût peut-être pas borné aux extrémités inférieures, Couthon commençant déjà à ressentir des douleurs dans les supérieures.

L'histoire est faite d'une suite de procès sujets à révision. C'est surtout dans les menus faits qu'on prend les historiens en flagrant délit d'inexactitude.

Peut-être est-ce exercer le droit de critique la loupe à la main, que de s'arrêter à ces vétilles ; et cependant, le souci de la vérité jusque dans le détail n'est-elle pas la marque de la probité de l'historien ?

Les biographes qui mettent leur point d'honneur à étudier un personnage sous ses multiples aspects sont, plus que tous les autres, tenus à s'entourer de témoignages dont l'authenticité ne puisse être révoquée en doute. S'ils veulent qu'on les croie sur parole, au moins doivent-ils inspirer eux-mêmes confiance. Ainsi M. Hamel, qui est, comme on l'a très bien dit, une manière d' « historien officiel » de Robespierre, nous a fait connaître son héros plus complètement qu'aucun des historiens qui l'ont précédé ; son ouvrage, abondamment documenté, est plein de faits attachants, de piquantes anecdotes, de révélations inattendues ; et pourtant, M. Hamel, faute d'y « être allé voir », a péché par omission, et, ce qui est plus sérieux, a commis quelques erreurs.

Non pas que le délit soit autrement grave, mais il est si amusant de prendre en défaut quiconque écrit un livre qu'il assure « définitif » ! Demandez plutôt à M. Sardou, ce fureteur heureux, quel malicieux plaisir on éprouve à relever les péchés d'autrui.

M. Sardou connaît mieux que quiconque la période révolutionnaire ; c'est dire qu'on ne lui en remontre pas sur tout ce qui touche à Robespierre. C'est parce que nous ne l'ignorions pas, que nous eûmes jadis l'idée de frapper à sa porte si largement hospitalière, pour solliciter de lui des renseignements sur le sujet qui nous intéressait.

Comme de coutume, le maître nous accueillit avec sa courtoisie empreinte de bonne grâce.

Vous pouvez vous vanter de tomber à merveille, nous dit-il de prime-saut. Vous vous proposez d'étudier la vie intime de Robespierre à la veille de Thermidor : *Robespierre chez les Duplay*, en d'autres termes ? Eh bien !

vous me voyez tout heureux de la trouvaille que je viens
de faire[1] et dont je suis très fier : vous avez lu partout
que la maison habitée par Robespierre dans les derniers
temps de sa vie avait complètement disparu. C'est mon
ancien camarade d'études, M. Hamel, qui a mis en circulation cette légende, car c'est une légende. Or, la maison
des Duplay, dont Maximilien était le locataire, existe, et
rien n'est plus facile que de s'en assurer. Avec M. Th.
Gosselin (*alias* G. Lenotre) qui va prochainement publier
un livre sur *Paris révolutionnaire*[2], j'ai visité le logis de
l'*Incorruptible*.

Le logement est presque intact ; la chambre de Duplay,
celles de ses filles sont dans un état de parfaite conservation, telles qu'elles étaient en 1794. J'ai tout retrouvé :
les escaliers à solives, le petit jardin de la salle à manger,
avec les plans et les titres en main. Sur la foi de Mme Le
Bas, dont Hamel a eu le manuscrit entre les mains, l'historien de Maximilien a déclaré que la maison en question
avait été démolie. Écoutez ce qu'il en dit : « De toute
cette maison, on chercherait vainement un vestige aujour-
d'hui ; il n'en reste plus une pierre. » Rien de plus inexact :
la maison a été surélevée, voilà tout. Mais Hamel n'a pas

[1] Cette étude a paru originairement dans le *Supplément littéraire du Figaro*, de l'année 1894. Ce n'est que postérieurement, en
février ou en mars 1895, qu'a surgi le débat entre MM. Sardou
et Hamel, sur la *maison de Robespierre*. La question de la maison
de Robespierre ne nous a, du reste, occupé que secondaire-
ment ; mais, pour bien faire connaître l'hôte, force était de dire
quelques mots du logis.

[2] L'ouvrage a paru, en 1895, chez F. Didot, et contient aux
pp. 13 et suiv., un chapitre sur la *Maison Duplay*.

cru devoir se déranger pour si peu. J'ai été plus curieux que lui et je ne le regrette pas. Grâce à l'obligeance du propriétaire, M. Vaury, j'ai exploré l'ancienne demeure des Duplay dans ses moindres recoins. J'ai vu la chambre où se barricadait, c'est le mot, le farouche conventionnel. Ah ! il n'était pas commode de pénétrer jusqu'à lui ; il était bien à l'abri des importuns. Voyez plutôt...

Ce disant, M. Sardou, en quelques coups de crayon hâtifs, dessine le plan de la maison et nous démontre, avec toute la clarté désirable, qu'il était presque impossible d'arriver à la pièce où se « terrait » Robespierre, sans mettre tout l'entourage en émoi : les enfants qui couchaient à côté, les menuisiers qui travaillaient sur le derrière, etc... Et, continuant l'explication du plan qu'il vient de tracer, notre interlocuteur poursuit :

Les fenêtres de la chambre sont les mêmes qu'en 93. La cheminée a été remplacée ; on a supprimé des cloisons, mais on peut aisément reconstituer ce qui a disparu. Un fait à noter et qui éclaire d'un singulier jour la psychologie du personnage : la chambre d'Éléonore Duplay, celle qu'on appelait Cornélie dans l'intimité, était à l'autre extrémité de la maison ; ce simple détail suffit à expliquer la nature des rapports qui existaient entre Robespierre et celle qu'on a, tour à tour, indiquée comme sa maîtresse et comme sa fiancée. La topographie des lieux nous fournit en faveur de la pureté des mœurs du tribun un argument péremptoire...

Maintenant que nous connaissons le logis, le moment est venu d'en présenter les hôtes.

Et d'abord, comment Robespierre était-il entré en relations avec la famille Duplay ?

La loi martiale venait d'être proclamée au Champ de Mars ; ce jour-là (19 juillet 1791), Robespierre était venu à la séance des Jacobins, où les amis de la liberté s'étaient réunis en petit nombre.

La cour, dit un témoin oculaire[1], « fut bientôt remplie de canonniers et de chasseurs de barrières, instruments aveugles des fureurs de Lafayette et de ses partisans. Robespierre tremblait de frayeur, en traversant cette cour pour s'en retourner, après la séance ; et entendant vomir par ces soldats des imprécations et des menaces contre les Jacobins, il fut obligé, pour se soutenir, de prendre le bras de Lecointe, de Versailles, en uniforme de commandant de la garde nationale, et de Lapoype, depuis général de division, alors membre de la société des Jacobins ».

Robespierre n'osa pas aller coucher rue Saintonge, nº 29, où il demeurait, chez Humbert, avec celui qui lui servait alors de secrétaire, Pierre Villiers. Il demanda à Lecointe s'il ne connaissait pas, dans le voisinage des Tuileries, quelque pa-

---

[1] Note sur Robespierre, par Fréron, publiée dans les *Notes historiques de M.-A. Baudot*, éditées par Mme Edgar-Quinet (1894), pp. 277 et suiv.

triote qui pût lui donner asile pour la nuit. Lecointe lui proposa la maison Duplay, et l'y conduisit. A partir de ce jour, il n'en sortit plus.

La maison dont Maurice Duplay était propriétaire portait le n° 366, actuellement 398, de la rue Saint-Honoré. Elle a été suffisamment décrite[1], pour que nous n'y revenions pas. Disons seulement que Duplay habitait avec sa famille un bâtiment retiré au fond d'une cour comprenant : un rez-de-chaussée et une salle à manger ouvrant de plain-pied sur la cour. Dans la salle à manger, un escalier en bois conduisait aux appartements situés au-dessus.

Les époux Duplay occupaient une vaste chambre au premier. Leurs filles — elles étaient quatre — logeaient derrière cette pièce.

A côté de la chambre de Maximilien, située au couchant, reposaient le neveu du maître de céans, Simon Duplay, qui tenait lieu de secrétaire au dictateur, et le tout jeune fils de Duplay, portant comme son père le nom de Maurice, à peine âgé de quatorze ans à cette époque.

A droite et à gauche de la porte cochère, qui donnait accès à la maison des Duplay, se trouvaient deux boutiques : l'une occupée par un restaurateur, l'autre par un bijoutier.

---

[1] HAMEL, *Histoire de Robespierre*, t. III, 282.

Détail assez généralement ignoré : un frère du secrétaire de Condorcet tenait, pour le compte de Mme de Condorcet, rue Saint-Honoré, 352, à deux pas de la maison des Duplay, une petite boutique de lingerie et de mercerie. La femme du proscrit faisait à l'entresol des portraits et des miniatures et sa boutique était des mieux achalandées[1].

Le nouvel hôte de Robespierre, Maurice Duplay, dépassait à peine la cinquantaine, quand il fit la connaissance du dictateur.

Il avait vu le jour, en 1738, à Saint-Dizier-en-Velay. Du mariage de Jacques Duplay et de Marie Bontemps étaient nés dix enfants.

Suivant l'exemple de l'aîné de la famille, Mathieu, Maurice Duplay avait pris l'état de menuisier. Il avait quitté de bonne heure Saint-Dizier-en-Velay, aujourd'hui Saint-Dizier-la-Seauve, dans la Haute-Loire, pour faire son tour de France. Il s'était, après maintes pérégrinations, rendu à Paris où, grâce à des spéculations heureuses, il n'avait pas tardé à amasser une fortune assez considérable. Au bout de peu de temps, il était devenu propriétaire de trois maisons, situées rue de l'Arcade, rue du Luxembourg et rue d'Angoulême. Il occupait la maison de la rue Saint-Honoré, moyennant le paiement d'une somme de 1.800 livres en principal,

[1] V., dans le *Correspondant* de 1889, un article de M. de Lescure sur les *Femmes pendant la Révolution*.

plus 200 livres qu'il payait aux religieuses de la Conception, ses propriétaires.

Maurice Duplay vivait retiré des affaires, lorsque la Révolution éclata. Il ne paraît pas avoir pris une part bien active au mouvement révolutionnaire.

A s'en rapporter à Le Bas[1], Duplay avait fait partie, en qualité de propriétaire, du jury du tribunal criminel ordinaire. Il ne put, malgré ses répugnances, refuser d'être juré au tribunal révolutionnaire.

Il est faux qu'il ait assisté au jugement de la Reine et à celui de Mme Élisabeth. Rarement il eut à exercer ses terribles fonctions. Souvent il profita des travaux de bâtiment, dont il était chargé par le gouvernement, pour se dispenser de se rendre aux convocations du tribunal. La plupart des jugements où son nom est porté ont été rendus en dehors de lui. Quand Fouquier-Tinville fut mis en accusation, ainsi que les jurés du tribunal révolutionnaire, seul des prévenus, Duplay fut acquitté ; les charges relevées contre lui ne devaient pas être bien accablantes.

Ce fut, à ce qu'il semble, un honnête homme : en quarante années de travail, à peine avait-il amassé 16.000 livres de rentes, en maisons.

---

[1] *Dictionnaire encyclopédique de la France*, art. DUPLAY.

Les événements ne tardèrent pas à jeter un peu de trouble dans cette position laborieusement acquise. Les maisons ne se louant plus, Duplay se vit dans la nécessité de reprendre son état : cela résulte d'un brouillon de lettre de Mme Duplay à sa fille, Mme Auzat, brouillon trouvé chez Duplay, après Thermidor.

Maurice Duplay avait épousé la fille d'un charpentier de Choisy, Mlle Vaugeais, incarcérée à Sainte-Pélagie, le 8 thermidor au soir, avec son mari et son jeune fils, et morte étranglée, dans la prison même, par des femmes qui partageaient sa captivité.

Quatre filles étaient nées de cette union : Sophie, devenue plus tard Mme Auzat, par son mariage avec un avocat d'Issoire ; Victoire, qui ne se maria point ; Élisabeth, née en 1773, qui épousa, le 26 août 1793, le conventionnel Le Bas, et sur laquelle nous reviendrons ; enfin Éléonore, née en 1771, surnommée Cornélie, par allusion à la mère des Gracques, et qui mourut sous la Restauration.

Maurice Duplay avait eu un unique fils : Maurice, né en 1769. D'abord expéditionnaire dans les bureaux de l'administration centrale de la Seine, il fut nommé plus tard, en 1814, administrateur des hôpitaux et hospices de Paris, poste qu'il occupa presque jusqu'à sa mort, survenue en 1846.

Pour en finir avec la généalogie des Duplay, nous ne dirons qu'un mot de la descendance de Mathieu Duplay, aîné de la famille, et frère de Maurice, l'hôte de Robespierre.

Mathieu Duplay avait pris pour femme, en 1767, une demoiselle Marie Fournier, dont il eut plusieurs enfants. Un seul mérite de nous occuper : Simon Duplay, né en 1774, engagé volontaire en 1792, qui eut la jambe gauche emportée à Valmy, d'où son surnom de *Jambe de Bois*. Recueilli par son oncle, il servit de secrétaire à Robespierre, sous la dictée duquel il écrivait le plus souvent. Est-il nécessaire d'ajouter qu'il était mal payé, Robespierre considérant qu'il lui avait fait grand honneur, en le choisissant pour traduire sa pensée.

Après Thermidor, le neveu du menuisier Maurice Duplay fut jeté en prison et tous ses papiers saisis.

Simon Duplay eut une fille mariée et qui décéda sans enfants, et un fils, devenu docteur en médecine.

Le dernier des fils, nommé Auguste, succomba à l'âge de dix ans ; l'autre, né en 1836, est le docteur Simon Duplay, membre de l'Académie de médecine et ancien professeur de clinique chirurgicale à la Faculté de médecine de Paris.

On connaît, par de nombreuses publications quel était le genre de vie de Robespierre chez les Duplay. Mais il faut savoir démêler la vérité au milieu des mille légendes qui l'obscurcissent.

« Tout chez lui, a dit Buonarotti, était égalité, simplicité, moralité, amour sincère du peuple.

« Austère dans ses mœurs [1], d'une sobriété extrême, il vivait complètement retiré, quoique le monde le sollicitât de toutes parts. »

Mme Le Bas dit, dans son manuscrit, que Robespierre ne sortit qu'une seule fois de chez son père, pour aller chez sa sœur à Arras, vraisemblablement en 1793. Tout son plaisir consistait, les rares fois qu'il sortait, à aller faire un tour aux Champs-Élysées, du côté du jardin Marbeuf, promenade à la mode en ce temps-là. Le plus souvent il préférait travailler chez lui.

La pièce qu'il occupait chez les Duplay était des

[1] Robespierre, a écrit Vilate (cité par DAUBAN, *Paris en 1794 et 1795*, etc., p. 449), avait, dans ses mœurs, une austérité sombre et constante, rapportant les événements à sa personne, donnant à son nom de Maximilien une importance mystérieuse ; triste, soupçonneux, craintif, ne sortant qu'accompagné de deux ou trois sentinelles vigilantes de son logement lugubre, n'aimant point à être regardé, fixant ses ennemis avec fureur, se promenant chaque jour deux heures avec une marche précipitée ; vêtu, coiffé élégamment..., sobre, laborieux, irascible, vindicatif, impérieux. Barère l'appelait le géant de la Révolution ; « mon génie étonné, disait-il, tremble devant le sien ».

plus simples. Le mobilier en était des plus modestes : il se composait d'un lit en noyer, orné de rideaux en damas bleu, à fleurs blanches, provenant d'une robe de Mme Duplay, de quelques chaises de paille et d'un bureau fort ordinaire. Un casier en sapin, suspendu à la muraille, lui servait de bibliothèque et contenait, entre autres livres, les principales œuvres de Corneille, de Racine, de Voltaire et de Rousseau, chers compagnons de ses veilles. Cette chambre était éclairée par une seule fenêtre, donnant sur les hangars, de sorte que, dans la journée, Robespierre travaillait toujours au bruit des rabots et des scies[1].

Robespierre se levait toujours de très bonne heure ; son premier soin était d'aller dans la boutique souhaiter le bonjour à son hôte.

« Il travaille ensuite[2] pendant quelques heures sans prendre autre chose qu'un verre d'eau. Personne alors qui puisse le déranger ; puis il se fait coiffer, et cette opération a lieu d'ordinaire dans la cour sur une galerie ouverte qui aboutit à la chambre à coucher. C'est aussitôt après que les gens se pressent pour le voir, depuis qu'il est si populaire. Quant à lui, il ne prend garde à cet em-

---

[1] HAMEL, *op. cit.*, t. III, 286.

[2] Les détails qui suivent sont extraits d'un livre paru à Berlin en 1794, peu de temps avant Thermidor, livre dédié à Robespierre lui-même.

pressement : il lit, pendant ce temps, la gazette ou les brochures du jour et prend son déjeuner, qui se compose d'un peu de vin, de pain et de quelques fruits. S'il ne lit pas, il regarde devant lui, les yeux fichés en terre, en s'appuyant souvent sur sa main, et paraît réfléchir à quelque chose de fort important.

Après déjeuner il retourne à son travail, jusqu'à ce que ses fonctions publiques le réclament.

Jamais il ne reçoit de visites le matin, à moins que la personne ne consente à profiter du moment où il se fait coiffer. Il dîne à la table de son hôte et c'est toujours lui qui fait la prière d'avant le repas. Comme, une fois, la femme lui donna à entendre que sa table ne devait plus sans doute être assez bonne pour lui, Robespierre le prit très mal.

Il ne paie pas davantage aujourd'hui que dans les premiers temps, afin de ne pas faire prendre à ses hôtes de mauvaises habitudes ; et même, pendant la disette, il ne leur a rien donné en plus, pour les forcer à se maintenir toujours sur la même ligne à son égard.

Est-il invité à dîner, il ne prévient jamais à la maison, parce qu'il suppose qu'on ne prépare rien de particulier pour lui. Voulant cependant que ces braves gens qui ont partagé sa gêne profitent des avantages de sa position nouvelle, il a fait beaucoup de bien à leurs enfants. Le fils, qui est également menuisier, il l'a établi, ou, du moins, il a aidé à son établissement. Quant à la fille, il lui a promis un cadeau de noces, à condition qu'elle épouserait un citoyen ayant combattu pour la patrie.

A table, il mange tout comme ses hôtes et boit également de leur mauvais vin. Après le repas, il se fait servir le café, reste une heure à la maison en attendant les visites; puis, d'ordinaire, il sort[1].

Depuis qu'il est maître de la Convention nationale, il a pris un secrétaire; auparavant, c'était un enfant orphelin, recueilli par ses hôtes, qui faisait ses courses.

Il rentre extraordinairement tard; il travaille souvent jusqu'après minuit au Comité de Salut public; mais s'il n'est pas au Comité, il n'en rentre pas moins jamais avant minuit. Où est-il pendant ce temps? Nul ne le sait. Qui le cherche le soir doit attendre au lendemain pour le voir. »

Peut-être y a-t-il beaucoup de romanesque dans ce récit à peu près inédit, emprunté à un contemporain. Il ne faut sans doute l'accepter que sous les plus expresses réserves[2]; mais l'on y peut glaner des renseignements qui ont leur prix.

[1] Il allait, dit-on, assez régulièrement, après son repas, faire sa partie d'échecs au café de la Régence (V. *Chroniques et Légendes des rues de Paris*, par Édouard FOURNIER; Paris, 1864, pp. 260 et suiv.).

[2] M. G. Avenel, à qui nous devons la traduction de l'opuscule dont nous venons de rapporter un extrait (*Amateur d'autogra-*

Ce que le conteur nous dit de la sobriété de
Maximilien ne fait que confirmer ce que nous sa-
vions déjà. Pendant les derniers mois de sa vie,
Robespierre ne buvait que de l'eau, craignant que
l'usage du vin et des liqueurs ne lui fit commettre
quelque indiscret bavardage.

La seule fantaisie qu'il se permit était de
dévorer, pendant le repas, quantité d'oranges [1]. On
avait l'attention de servir devant lui, au dessert,
une véritable pyramide de ces fruits ; et cela, en
toutes saisons. Il les mangeait avec avidité. Il était
aisé de distinguer la place que Robespierre avait
occupée à table, par les monceaux d'oranges qui
couvraient son assiette. On a prétendu, et la chose
n'est pas pour nous surprendre, que Robespierre
cherchait ainsi à rafraîchir son sang plein d'âcre-
tés et à modifier son teint fortement coloré par la
bile qui l'étouffait [2].

phes, 1862-1863, p. 210), n'hésite pas à dire qu'il mérite d'être
pris en considération, parce qu'il a été écrit par un contemporain de Robespierre, qui doit être d'origine parisienne et
qui, par suite, pourrait bien avoir vu ce qu'il conte si bien.

[1] « Un beau fruit », disait-il (*Mémoires de Fleury*; Paris, 1835,
2ᵉ série, 222).

[2] « Sous le rapport physique, a écrit Reveillé-Parise (*Gazette
médicale de Paris*, nᵒ 46, 16 novembre 1850, p. 825), Robespierre
avait les formes grêles et la stature peu élevée; sa figure était
effilée, d'un teint jaunâtre et fortement marquée de petite vérole. Il avait le front comprimé sur les côtés. Comme une
bête de proie, les lèvres petites, serrées, une voix d'un timbre

Était-il vraiment d'aspect aussi antipathique que certains se sont plu à le représenter ? Sa physionomie avait-elle, au contraire, quelque séduction ? C'est ce qu'il ne sera pas inutile de rechercher, avant d'aborder un point assez délicat, dont nous avons déjà touché un mot, nous voulons dire la nature de ses relations avec la fille aînée de Duplay.

Un seul portrait représente Robespierre sous des traits jeunes, d'embonpoint agréable, l'air d'un travailleur, mais à l'esprit borné. C'est celui du peintre Boilly, que possède le musée Carnavalet.

En 1785, au dire de Beaulieu, c'était un homme de petite taille, « d'une figure mesquine et fortement marquée de petite vérole. Son teint pâle et

rauque dans le bas, mais aigre et glapissante dans la colère et l'exaltation. Il avait surtout dans les yeux quelque chose de faux et de sombre : d'une excessive irritabilité nerveuse, il éprouvait des mouvements convulsifs dans les muscles du tronc et des membres, notamment à la tribune. Mme de Staël dit qu'il avait les *veines vertes*. Il est certain qu'ayant le tempérament mélancolique le plus prononcé, c'est-à-dire avec prédominance du système veineux et nerveux, ses veines, quoiqu'il fût jeune encore, devaient avoir une teinte particulière, comme il arrive à tous les hommes doués de cette constitution : c'est ce que j'ai cherché à démontrer dans mon *Mémoire sur le tempérament mélancolique*, lu à l'Académie des sciences (Voy. mes *Études de l'homme*, t. II. p. 338). »

plombé, son regard sombre et équivoque, tout en lui annonçait la haine et l'envie [1] ».

Hamel écrit que sa tête, sans avoir le caractère léonin de celle de Mirabeau ou de Danton, dont la laideur imposante attirait, « était douée de je ne sais quelle expression persuasive qui tout d'abord saisissait l'auditeur. De longs cheveux châtains rejetés en arrière, un front vaste, découvert sur les tempes et un peu bombé, l'arcade sourcilière proéminente, l'œil profond et clair, plein de pensées, mais voilé malheureusement par des lunettes, qu'une vue basse rendait presque toujours indispensables, le nez droit, légèrement en l'air, la bouche dessinée, le menton ferme, nettement accentué : tel était le portrait de l'homme au physique [2] ».

Portrait singulièrement flatté, si l'on s'en rapporte au témoignage de ceux qui avaient approché notre héros.

Dumont (de Genève), qui avait causé avec lui, trouvait que Robespierre ne regardait point en face et qu'il avait dans les yeux un clignotement continuel et pénible. L'abbé Proyart avait déjà noté, chez Robespierre adolescent, « les yeux un peu enfoncés et le regard indécis ».

Afin de remédier au clignement d'yeux dont il

[1] *Biographie Michaud*, éd. de 1824, art. ROBESPIERRE.
[2] HAMEL, *op. cit.*, p. 294.

était atteint, il portait toujours des conserves. Michelet parle de deux binocles, qu'il maniait à la tribune avec dextérité. Miss Williams, dans ses *Souvenirs*, prétend qu'il portait à la fois des besicles vertes pour reposer la vue et un binocle, qu'il mettait parfois par-dessus ses lunettes, pour promener son regard sur ses auditeurs.

Voilà pour la physionomie.

Quant à ses vêtements, ils étaient des plus recherchés. L'écrivain qui a peint le tribun, dans les *Mémoires d'une Femme de qualité*, prétend que Robespierre portait du linge fin[1], des habits soignés et un trousseau de bagues à ses doigts. Ceci est vrai, quant au linge et aux habits ; c'est une fable, quant aux bagues[2].

Il est certain qu'il était très soigné dans sa mise et que, contrairement à la plupart de ses collègues de la Convention, il avait conservé l'usage du jabot et des manchettes.

Le peintre Vivant-Denon se rappelait l'avoir vu « poudré à blanc, portant un gilet de mousseline brochée, avec un liséré de couleur tendre, et vêtu de tout point avec la recherche et la propreté d'un petit-maître de 1789[3] ».

---

[1] Cf. les *Mémoires de Fleury*, loc. cit.
[2] BAUDOT, *op. cit.*, 245.
[3] *Biographie Rabbe*, art. DENON.

On se demande, après avoir lu ces jugements divers, si ce sont bien les charmes physiques du dictateur qui avaient fait impression sur Mlle Duplay, ou si Robespierre ne lui en imposait pas plutôt par le prestige de sa supériorité intellectuelle.

Robespierre n'était pas un amateur de femmes : il était trop absorbé par ses rêves d'ambition pour se laisser conquérir par une Dalila. « Il n'aimait ni les femmes, ni l'argent, et ne s'occupait pas plus de ses intérêts privés, que si tous les marchands eussent dû être pour lui des fournisseurs gratuits, obligés, et les maisons, des auberges payées d'avance pour son usage. Et, en effet, il en agissait ainsi avec ses hôtes[1]. »

Il se laissait « donner des soins » par l'aînée des filles Duplay, mais il n'en était pas amoureux. D'ailleurs, Cornélie Duplay avait une figure plutôt masculine, qui inspirait un tout autre sentiment que l'amour. « Cette pâle jeune fille, à la lèvre pincée, à l'œil glauque, où passe parfois une lueur vipérine, dont le portrait au pastel, qui figurait au Musée de la Révolution, frappait par son expression sèche et froide ; cette absence de couleur et d'attrait, de gaieté et de sourire, faisaient bien de cette chlorotique et peu sympa-

---

[1] BAUDOT, op. cit., 242.

thique jeune fille la digne accordée de l'orgueil-
leux et bilieux dictateur, à l'œil ophidien comme
le sien[1]. »

Il court, sur Éléonore Duplay, deux versions : pour les uns, elle aurait été la maîtresse
de Robespierre ; selon d'autres, sa fiancée. Charlotte Robespierre, qui rapporte les deux opinions,
croit fermement que le désir de Mme Duplay mère
était d'avoir Robespierre pour gendre, et qu'elle
ne négligea ni caresses ni séductions, pour lui
faire épouser sa fille.

Éléonore, de son côté très ambitieuse, mit tout
en œuvre pour attendrir le cœur de Maximilien.
Mais celui-ci, toujours au dire de sa sœur, ne se
laissa pas fléchir. Les obsessions, les importunités
dont on l'accablait, étaient plutôt pour l'en dégoûter que pour la lui faire aimer.

Tout cela est rien moins que sûr. Robespierre
se trouvait, chez les Duplay, entouré d'une atmosphère de chaude affection, et il ne pouvait qu'être
sensible aux mille attentions qu'on lui prodi-
guait.

Car on l'idolâtrait, et, quand la politique lui
laissait des loisirs, Maximilien ne songeait pas à
les employer autre part que chez ses hôtes.

C'est surtout après les repas, quand on passait

_____

[1] *Correspondant*, 1889, 885.

dans le salon « garni de gros meubles d'acajou, recouverts en velours d'Utrecht cramoisi », que Robespierre aimait à se retrouver dans le milieu familial. Tandis que les jeunes filles s'occupaient à broder ou à faire des travaux d'aiguille, Maximilien commençait la lecture, à voix haute, d'un passage de Voltaire ou de Corneille, quand ce n'était pas de Racine ou de Rousseau. Il lisait avec beaucoup d'âme et jouissait intérieurement du plaisir que prenaient ses amis à l'entendre.

Le jeudi, les réunions perdaient leur caractère d'intimité.

Pendant un temps, sous la Constituante, on avait vu chez les Duplay les frères Lameth. À l'époque de la Législative, Merlin (de Thionville), Collot d'Herbois, Panis, Camille Desmoulins (à qui Robespierre avait servi de témoin lors de son mariage et qu'il envoya plus tard à l'échafaud), étaient les assidus de ces soirées. On y rencontrait parfois des artistes connus, tels que le peintre Gérard et Prudhon.

Buonarotti, un descendant authentique de Michel-Ange, tenait le piano. Le Bas, amateur passionné de musique italienne, qu'il jouait, du reste, fort agréablement, se faisait souvent entendre dans ces réunions où, pendant quelques heures, on laissait, d'un commun accord, chômer la politique.

Le Bas resta fidèle à Robespierre jusqu'à la mort : arrêté avec Maximilien, il se fit sauter la cervelle. Quant à sa femme, Élisabeth Duplay, elle fut traînée de prison en prison.

C'est au milieu de ces émotions que naquit, en pleine Terreur, son fils, Philippe Le Bas, que la reine Hortense devait un jour choisir, pour faire l'éducation de son fils, Louis-Napoléon, devenu plus tard Napoléon III.

Vers 1854, Philippe Le Bas, qui était à ce moment administrateur de la Bibliothèque de la Sorbonne, allait, tous les samedis, rendre visite à sa mère, renommée pour sa piété, sa bienfaisance et sa charité.

La veuve du conventionnel Le Bas habitait Fontenay-aux-Roses, près de Châtillon. Une anecdote suffira à caractériser cette vénérable descendante des Duplay ; nous l'empruntons à un de nos confrères, un des plus délicieux causeurs d'une époque disparue, qui l'a jadis narrée avec un charme exquis.

Le docteur Amédée Latour était voisin de campagne de Mme veuve Le Bas. En cette qualité, il rendait souvent visite à la bonne vieille dame.

« Dès les premiers temps, conte-t-il, mon attention avait été attirée par un gros perroquet que Mme Le Bas semblait porter en grande affection et qu'elle entourait de soins et de caresses.

Souvent il était arrivé que nos entretiens avec cette digne dame avaient été interrompus par l'oiseau bavard qui, d'une voix sonore, entonnait la *Marseillaise* :

> Allons, enfants de la patrie,
> Le jour de gloire est arrivé !

Ou bien cette chanson de l'époque :

> Ça ira, ça ira,
> Les aristocrates à la lanterne.

Ou encore cet autre refrain bien connu :

> Madame Veto avait promis (*bis*),
> De faire égorger tout Paris (*bis*).

— Tais-toi, tais-toi, mon petit coco, lui disait Mme Le Bas. Mais l'oiseau, selon ses caprices du jour, se taisait, ou reprenait de plus belle ses chansons démagogiques.

Un jour enfin, je me permis de dire à Mme Le Bas :

— Voilà un perroquet bien révolutionnaire.

— Je le crois bien, me répondit-elle tout bas : c'est le perroquet de *saint Maximilien Robespierre* [1].

---

[1] Robespierre était un ami des bêtes. Sa sœur Charlotte nous le montre pleurant à chaudes larmes, parce qu'on avait laissé s'échapper un pigeon qu'il affectionnait (*Mémoires de Charlotte*

Et ce disant, la bonne dame fit le signe de la croix.

— Oui, ajouta-t-elle, ce perroquet m'a été légué par la famille Duplay, qui a été l'hôte dévoué de *saint Maximilien* (ici un nouveau signe de croix) jusqu'à son supplice... »

Ainsi, poursuit le narrateur, cette dame, « d'une respectabilité incontestée, pieuse, chrétienne, catholique fervente et pratiquante, dont l'intégrité des facultés intellectuelles et morales était au dessus de tout soupçon, avait conservé pour Robespierre le culte dû à un saint, que dis-je, à un Dieu, car Mme Le Bas plaçait Robespierre au niveau de Jésus-Christ, et comme lui le déclarait victime et martyr de la méchanceté et de la perversité des hommes. Elle n'appelait jamais Robespierre que sous le vocable de *saint Maximilien*, et, à ce nom, elle faisait toujours le signe de la croix.

Au répertoire, déjà très étendu, trop étendu, de son perroquet, elle avait ajouté des fioritures très originales. Elle me dit un jour : Approchez-vous de l'oiseau et prononcez le mot : Robespierre !

Je vais à la cage et je dis : Robespierre !

Robespierre, ch. Ier, cité par Jean-Bernard, *Quelques poésies de Robespierre* ; Paris, Georges Maurice, éditeur, 23, rue de Seine, 1890.

— Chapeau bas, chapeau bas ! s'écria l'oiseau en agitant les ailes.

— Dites : Maximilien, ajouta Mme Le Bas.

— Maximilien ! répétai-je.

— Martyr, martyr ! répondit l'oiseau.

— Dites : Neuf thermidor.

— Neuf thermidor ! criai-je au perroquet.

— Jour funeste, répondit-il.

— Continuez et demandez-lui : Où est *saint Maximilien ?*

La question posée, l'oiseau répondit :

« — Au ciel, à côté de Jésus-Christ. »

Mme Le Bas est morte à Fontenay, vers 1860. Quant au perroquet, il existe peut-être encore, puisque ces oiseaux vivent, dit-on, cent ans et parfois davantage.

LA FOLIE DU DIVIN MARQUIS [1]

On n'écrira pas de longtemps l'histoire vraie du marquis de Sade ; outre que la pénurie de documents rend la tâche malaisée, celle-ci est rendue plus difficile encore par l'extrême rareté des œuvres attribuées à cet étrange personnage. Mais, en attendant que soit composée la biographie attendue, chacun peut apporter sa contribution, si modeste soit-elle.

L'homme qui fait l'objet de cette étude a été diversement jugé : on s'est plu à le noircir de propos délibéré, en s'appuyant sur une tradition fantai-

[1] D'après les documents en grande partie puisés aux Archives des Affaires étrangères et de la Maison nationale de Charenton. Nous tenons à faire observer que ce chapitre a figuré dans la première édition du *Cabinet secret de l'histoire* et qu'il a été publié dès 1900 ; ceci, pour témoigner que les archives de Charenton avaient été explorées par nous dès cette époque, bien avant, par conséquent, le publiciste qui a donné comme nouvelle cette source d'information (Cf. le *Temps*, du 4 janvier 1912).

siste, qui s'est perpétuée jusqu'à nous. Cette tradition n'est pas d'accord avec les faits. L'érotisme sanguinaire du « divin » marquis fut plus virtuel que réel ; il se manifesta plutôt par des écrits que par des actes.

Dans sa vie privée, Sade fut licencieux, aimablement pervers.

Composer des ouvrages obscènes fut, pour le marquis, une distraction, un dérivatif aux élucubrations d'une imagination ardente et déréglée. Enfermé, pendant la plus grande partie de sa vie, dans des prisons d'État, il occupa ses loisirs à écrire [1].

Il se regardait comme en état de légitime défense, vis-à-vis d'une société qui méconnaissait ses mérites, d'un pouvoir qui le frustrait de sa liberté.

Ce marquis d'ancien régime était de son temps, et c'est dans son cadre, le cadre du dix-huitième siècle, qu'il faut le replacer, pour se sentir pénétré à son égard de quelque indulgence. Il mérite, d'ailleurs, les circonstances atténuantes, non pas tant parce qu'il a été calomnié, que parce que les faits à lui imputés ont été exagérément grossis.

Ce n'est pas un plaidoyer, encore moins une justification que nous voudrions tenter ; nous relaterons seulement certains épisodes mal connus

[1] On pourrait dire que ce fut de la *satyrographomanie*, plutôt que de la véritable érotomanie.

de cette vie agitée, d'après d'irrécusables témoignages et sur le vu de pièces dont nous ayons pu contrôler l'indéniable authenticité.

S'il en avait eu le loisir, le marquis de Sade aurait pu donner à son autobiographie le titre que devait illustrer plus tard Silvio Pellico : *Mes Prisons*.

A peine âgé de vingt-deux ans, marié depuis quatre mois, à la suite d'excès sur la nature desquels on n'est pas fixé[1], il est enfermé dans le donjon de Vincennes.

Jamais prisonnier ne fit preuve d'une plus grande résignation. Il accepte, sans murmurer, le régime de la prison, qui était, du reste, des plus tolérables. Il se contente de demander qu'on prévienne sa femme de sa détention ; il réclame, pour toute faveur, qu'on lui laisse son valet de chambre et qu'on lui accorde le droit de « prendre l'air quel-

[1] « Il fut arrêté pour la première fois, je crois, écrit M. REMY DE GOURMONT (*Mercure de France*, 1ᵉʳ février 1912), un jour qu'il était en train de rôtir une femme devant un beau feu clair, comme on fait des dindes et des oies que l'on veut mener à une belle couleur. Il faut reconnaître qu'il ne l'avait pas embrochée, mais seulement liée à la broche avec des ficelles. La malheureuse, qui s'était d'abord prêtée à cette fantaisie, ne tarda pas à pousser des cris de volaille (c'est le cas de le dire), ce qui ameuta les gens de la maison. On mit le rôtisseur à Vincennes. »

L'anecdote est assurément jolie ; mais rien n'en démontre l'authenticité.

quefois », nécessaire, dit-il pour sa santé. Il témoigne un sincère repentir de ses fautes passées et se réfugie, en manière d'expiation, dans les bras de la religion.

La lettre ci-dessous, adressée sans doute au gouverneur de la prison où il est retenu, nous le révèle sous un jour où nous ne sommes pas habitués à le considérer :

MONSIEUR,

Dans la malheureuse situation où je me trouve, l'unique grâce et la seule consolation que j'ose demander est de vous supplier d'instruire ma femme de mon triste sort. Rien ne peut égaler l'inquiétude dans laquelle elle va être, ne recevant plus de mes nouvelles ; si vous n'avez pas eu la bonté de faire passer la lettre que j'eus l'honneur de vous faire remettre pour ma belle-mère, qu'elle en reçoive au moins une de vous, je vous en supplie, monsieur, où vous ne marquerés que ce que vous jugerez à propos, qu'elle sache au moins que je suis arrêté et que vous savez de mes nouvelles. Voilà tout ce que je désire ; en fesant partir la lettre demain jeudi elle la receva dimanche, et elles seront surement toutes deux plus tranquilles que ne sçachant absolument ce que je suis devenu.

Permettez que j'aie l'honneur de vous donner ici son adresse en cas que vous soyez assez bon que de m'accorder cette grâce : *Mme la Présidente de Montreuil au château d'Echaufour près Cigai par l'Aigle. A l'Aigle en Normandie.*

Tout malheureux que je me trouve ici, monsieur, je ne
me plains point de mon sort ; je méritais la vengeance de
Dieu, je l'éprouve : pleurer mes fautes, détester mes erreurs est mon unique occupation. Hélas ! Dieu pouvait
m'anéantir sans me donner le temps de les reconnaître
et de les sentir, que d'actions de grâce ne dois-je pas lui
rendre de me permettre de rentrer en moi-même, don-
nés-m'en les moyens, je vous en prie, monsieur, en
me permettant de voir un prêtre. Par ses bonnes ins-
tructions et mon sincère repentir j'espère être à même
bientôt de m'approcher des sacrements divins, dont l'entière négligence estait devenue la première cause de ma
perte.

Quant à un domestique, si vous avés la bonté de m'en
accorder un, ainsi que vous avés bien voulu me le faire
espérer, j'ose vous prier de permettre que ce soit mon
valet de chambre, vous pouvez vous informer de ses
mœurs, toute ma famille vous en rendra sûrement de
bons témoignages. Je puis d'ailleurs avoir l'honneur de
vous assurer qu'il ne participait pour rien dans tout ceci ;
aucun de mes gens n'estoit dans la confidence, aucun n'a
jamais scu ni vu ce dont il estait question et personnellement celui que je désire avoir n'a jamais mis les pieds
dans la petite maison qu'une fois depuis qu'elle estoit
meublée et encore n'est-ce que le jour, et après que tout
fut entre vos mains. J'espère aussi, monsieur, que vous
voudrez bien ne point instruire ma famille du véritable
sujet de ma détention, je serois perdu sans ressources
dans leur esprit.

J'ose encore vous faire une remarque, monsieur : la

date du malheureux livre[1] n'est que du mois de juin, je me suis marié le 17 mai et je puis vous assurer que je n'ai mis les pieds dans la dite maison que dans le mois de juin. Sur cela j'ai été trois mois à la campagne, il y a huit jours que j'en estois arrivé quand j'ai été arresté. Quelque court qu'ait été le temps de mes erreurs, je n'en suis pas moins coupable; elles ont toujours été assez longues pour irriter l'être suprême dont j'éprouve la juste colère; je me repens presque de vous avoir fait ces remarques, devrais-je songer à m'excuser quand je ne devrais plus m'occuper qu'à me repentir.

M. le commandant me dit de m'adresser à vous, monsieur, pour obtenir la permission de prendre l'air quelquefois, si vous la jugez compatible avec ma punition, je la crois absolument nécessaire à ma santé. J'ose espérer que vous voudrez bien faire dire à M. le commandant à quoi je dois m'en tenir sur les articles de cette lettre.

J'ai l'honneur d'être, avec respect, monsieur, votre très humble et très obéissant serviteur.

Ce 2 novembre 1763.

DE SADE.

La minute d'une lettre adressée par le Père Griffet se trouvait jointe à la pièce. En voici le texte :

Nous avons M., un nouveau prisonnier à Vincennes qui demande à parler au confesseur, et certes il a grand besoin de votre ministère quoi qu'il ne soit pas malade.

[1] Il s'agissait, sans doute, de *Justine.*

C'est M. le marquis de Sade, jeune homme de vingt-deux ans. Je vous prie de l'aller voir le plutôt que vous le pourrés, et lorsque vous lui aurés parlé vous me ferés plaisir de passer chés moi.

Je suis, etc.

Le P. GRIFFET.

4 novembre 1763[1].

Comment se termina l'aventure ? Probablement on dut relâcher le prisonnier peu après, car on n'entendit plus parler de lui pendant cinq ans.

Un érudit, qui a exploré les bas-fonds de la vie parisienne à la fin du dix-huitième siècle, M. Paul d'Estrée, nous fournit quelques indications sur l'existence du comte de Sade de 1764 à 1768. Elles sont empruntées aux rapports de l'inspecteur de police Marais.

7 *décembre* 1764. — « M. le comte de Sade que j'ai conduit à Vincennes, de l'ordre du Roi, il y a eu un an, a obtenu la permission de venir cet été à Paris où il est encore... J'ai très fort recommandé à la Brissaut, sans m'expliquer davantage, de ne pas lui fournir de filles pour aller avec lui en petites maisons. »

16 *octobre* 1767. — « On ne tardera pas à entendre parler des *horreurs* de M. le comte de Sade. Il fait l'impossible pour déterminer la demoiselle Rivière de l'Opéra à vivre avec lui et lui a offert 25 louis par mois, à condi-

[1] *Amateur d'autographes*, 1863.

tion que, les jours qu'elle ne serait pas de spectacle, elle irait les passer avec lui à sa petite maison d'Arcueil. Cette demoiselle l'a refusé.

« Pour que l'inspecteur Marais, conclut M. Paul d'Estrée, tînt en garde les proxénètes contre les « horreurs » du comte de Sade et pour que le personnel de la galanterie se méfiât de la « petite maison d'Arcueil », il fallait bien que son propriétaire fût considéré comme le Barbe-Bleue de ces nids hospitaliers et non comme un théoricien inoffensif [1]. »

Il est tout de même surprenant que, si les « horreurs » auxquelles se serait livré le marquis, avaient été aussi épouvantables que l'imagination de notre distingué contradicteur les lui représente, Marais ne les ait pas détaillées par le menu, ne fût-ce que pour amuser le royal libertin, qui tant se délectait à la lecture des rapports de ses policiers.

Quoi qu'il en soit, en 1768, le nom de l'incorrigible marquis défrayait de nouveau la chronique scandaleuse.

Le 6 avril, le jeune débauché, ayant rencontré dans la rue une femme du nom de Rose Keller, veuve Valentin, l'engageait à monter chez lui, dans une maison qu'il possédait à Arcueil, en faisant

[1] Cf. *Revue des Revues*, 1er juillet 1900, pp. 32 et suivantes.

luire à ses yeux la promesse d'une place de concierge! D'après un contemporain[1], — dont le récit est sujet à caution, car il était l'ennemi avéré du marquis de Sade — celui-ci aurait fait pénétrer la femme dans une salle d'anatomie, et devant plusieurs personnes réunies en cet endroit, il aurait proposé de la disséquer toute vive!

« Que fait cette malheureuse sur la terre, aurait dit le comte (c'était le titre que portait de Sade à cette époque); elle n'y est bonne à rien, il faut qu'elle nous serve à pénétrer tous les mystères de la structure humaine. »

On l'avait donc attachée sur la table de dissection, et le comte, faisant office de dissecteur, avait examiné toutes les parties du corps de la patiente, en annonçant à voix haute les résultats que donnait la vivisection. La femme poussait des cris terribles, et la compagnie s'étant retirée, pour éloigner les domestiques, avant de commencer l'opération, la malheureuse avait brisé ses liens et s'était enfuie par la fenêtre. Elle racontait qu'elle avait vu, dans la salle où elle venait d'être soumise à des expériences chirurgicales, trois corps humains.

On a donné, du même incident, une autre version, plus dramatique, sinon plus véridique. Si

---

[1] Restif de la Bretonne, dans la 194e de ses *Nuits de Paris*.

nous la reproduisons, c'est qu'elle a trouvé créance auprès de confrères d'ordinaire moins crédules, et dont la bonne foi pourrait bien avoir été surprise.

Peu d'années avant la Révolution, plusieurs personnes, qui passaient dans une rue isolée de Paris, entendirent de faibles gémissements, qui partaient d'une pièce sise au rez-de-chaussée. Elles s'approchèrent, et, après avoir fait le tour de la maison, elles découvrirent une petite porte qui céda à leurs efforts. Elles traversèrent plusieurs pièces et arrivèrent à une pièce du fond ; là, sur une table qui occupait le milieu de la pièce, était étendue une jeune femme entièrement nue, blanche comme de la cire, pouvant à peine se faire entendre ; ses membres et son corps étaient fixés par des liens ; le sang lui coulait de deux saignées faites aux bras ; les seins, légèrement tailladés, laissaient échapper ce liquide ; enfin, les parties sexuelles, également incisées, étaient baignées de sang. Lorsque les premiers secours lui eurent été prodigués, et qu'elle fut revenue de l'espèce d'anéantissement dans lequel elle se trouvait, elle raconta à ses libérateurs qu'elle avait été attirée dans cette maison par le fameux marquis de Sade ; le souper terminé, il l'avait fait saisir par ses gens, dépouiller de ses vêtements, coucher sur la table et attacher. Sur ses ordres, un homme lui avait ouvert les seins avec une lancette et pratiqué un grand nombre d'incisions sur le corps. Immédiatement, tout le monde s'était retiré, et le marquis, se déshabillant, s'était livré sur elle à ses débauches habituelles. « Son intention, disait-il, n'était point de lui faire du mal ; » mais comme elle ne cessait de crier, et qu'on entendit du bruit dans les environs de la maison, le marquis se leva brusquement et disparut avec ses gens[1].

Il est fâcheux que l'auteur de ce récit ne nous dise pas d'où il l'a tiré ; il nous paraît bien romanesque pour être vrai.

Quelqu'un qui avait entre les mains tout un dossier de pièces originales sur le marquis, nous pouvons le nommer aujourd'hui qu'il n'est plus, M. Alfred Bégis, qui avait en sa possession toute une correspondance du « divin marquis », dont nous ignorons quel est le détenteur actuel, nous a assuré que les choses s'étaient passées beaucoup plus simplement. Rose Keller, effrayée à la vue des objets qui l'environnaient, se serait précipitée par la fenêtre dans la rue, sans se faire le moindre mal ; mais comme elle était dans le simple appareil

D'une beauté qu'on vient d'arracher au sommeil,

[1] BRIERRE DE BOISMONT, *Gazette médicale de Paris*, 21 juillet 1819 ; reproduit par MOREAU de TOURS, *Des aberrations du sens génésique* : Paris, 1880, pp. 59-60.

la garde aurait accouru et l'aurait emmenée au poste le plus voisin. Après explications, on l'avait relâchée. Elle avait aussitôt porté plainte contre le marquis, mais elle s'en était désistée, moyennant la somme de cent louis [1].

De Sade fut enfermé, pour ce méfait, à la prison Pierre Encize, à Lyon. Après six semaines d'emprisonnement, il était rendu à la liberté, à la suite d'instantes démarches faites par sa famille.

Franchissons un nouvel intervalle de quatre ans, et arrivons à l'affaire dite des *bonbons empoisonnés* [2], sur laquelle on a brodé tant de narrations

[1] La note suivante, trouvée dans un ouvrage composé avec des documents de première main, *le Châtelet de Paris*, par le conseiller Ch. DESMAZES (p. 327), remet l'incident au point : « Dans les papiers des commissaires au Châtelet, se trouve le procès-verbal, dressé par l'un d'eux, de l'information faite contre le marquis de SADE, prévenu d'avoir, à Arcueil, déchiqueté, à coups de canif, une femme qu'il avait fait mettre nue et attacher à un arbre, et d'avoir versé sur les plaies saignantes de la cire à cacheter brûlante. » C'est un dossier qu'il serait utile de retrouver et de publier, pour éclaircir le procès, toujours pendant, du marquis.

[2] On lit, dans les *Mémoires de Bachaumont*, à la date du 25 juillet 1772, à propos du bal donné à Marseille par le comte de Sade, qu'il s'agissait de pastilles au chocolat et à la cantharide. « Les femmes les plus sages n'ont pu résister à la rage utérine qui les travaillait. Plusieurs personnes sont mortes des excès... ». T. VI, p. 196-197.

fantaisistes. Sur cet épisode nous pouvons rétablir la vérité, en produisant le texte d'un mémoire déposé aux Archives des Affaires étrangères, mémoire dont il nous a été donné l'autorisation de prendre copie.

Ce mémoire n'a jamais été livré à la publicité. Il porte pour titre : *Précis des faits et extrait de la procédure contre laquelle le marquis de Sade et sa famille réclament.*

Le voici *in extenso* :

Vers la fin du mois de juin 1772, le marquis de Sade habitant alors sa terre située en Provence avec sa femme et trois de leurs enfants en bas âge fit un voyage à Marseille pour y recevoir des effets qui lui avoient été adressés de Paris. Dans le court espace de temps qu'il y séjourna il fut chez des filles publiques [1] et retourna ensuite dans sa terre avec une tranquillité qui donne lieu de présumer qu'il étoit très éloigné de penser s'être attiré une poursuite criminelle.

Trois jours après son départ de Marseille [2], il fut dénoncé aux juges de la sénéchaussée de cette ville comme coupable du crime de poison. L'accusation d'un délit aussi grave, dénuée de toute espèce de vraisemblance, d'un délit dont aucun intérêt n'avoit pu faire naître l'horrible idée a été déférée à la justice par une personne infâme par son état, domestique d'une prostituée et com-

[1] 21 juin.
[2] 30 juin.

plice de ses désordres. Elle déclare que cette fille est travaillée depuis quelques jours de douleurs internes et de vomissements, et qu'elle se trouve en cet état, après avoir mangé avec excès des pastilles qui lui ont été présentées par un étranger qui est venu la visiter. Le procureur du roy requiert le transport du juge dans la maison de cette fille[1]. Une autre fille de même espèce dépose qu'un homme *qu'on lui a dit être* le marquis de Sade est venu chez elle; qui lui a présenté, ainsi qu'à d'autres filles rassemblées dans le même appartement des anis sucrés; que l'une d'entre elles n'en a pas voulu manger, et les a jetés par terre et que celles qui en ont mangé en ont été incommodées. Le procureur du roy qui s'était transporté chez la déposante avec le juge, requiert qu'il soit procédé dans la chambre à la recherche des pastilles ou anis sucrés. On en trouva deux qui avoient échapés à la balayeure generalle que la déposante déclare avoir été faitte le même jour. Le juge nomme des experts pour verifier la qualité de ces anis et pour procéder à la décomposition des matières provenues des vomissements, renfermés dans une bouteille scellée et close par autorité de justice et déposée (1er juillet) au greffe. C'étoit assurément prendre toutes les précautions imaginables pour éclaircir la vérité. Deux apothicaires chimistes attestent, après l'examen le plus scrupuleux, après avoir fait toutes les expériences que l'art indique et dont le détail est clairement expliqué :

1° Que le résidu de la liqueur distilée, dissous dans

---

[1] Sans dire qui lui a dénoncé. Les notes sont celles du mémoire original, reproduit sans modification.

l'eau, filtré et reposé, n'a produit aucune substance mineralle, ni arsenic, ny sublimé corrosif,

2º Qu'à l'égard des deux grains d'anis l'un ayant été jetté au feu n'a donné aucune odeur d'arsenic, que l'autre examiné au microscope a paru un grain d'anis entouré de sucre et qu'une parcelle aiant été mise sur la langue de l'un des experts elle n'a donné aucune sensation d'acreté.

Il est à observer que toute cette procédure a été instruite avant que le marquis de Sade ni personne de sa famille en eut connaissance : ainsi les preuves à décharge ne pouvant être suspectées de faveur, on ne sçut ce qui se passoit à Marseille, que le jour même qu'il fut décrété (5 juillet).

Un rapport aussi précis ne laissoit pas subsister la plus légère trace du délit [1] sur lequel d'ailleurs on avoit or-

---

[1] Voici, cependant, un extrait d'un journal du temps, qui montre que la rumeur publique accusait très nettement le comte de Sade d'être l'auteur du délit à lui imputé. Nous l'empruntons aux *Anecdotes de* PIDANSAT DE MAIROBERT (édition J. Gay, p. 162) :

« 22 juillet 1772.

« On nous écrit de Marseille que M. le comte de Sade, qui fit tant de bruit en 1768, pour les folles horreurs auxquelles il s'étoit porté contre une fille sous prétexte d'éprouver des topiques, vient de fournir dans cette ville un spectacle d'abord très plaisant, mais effroyable par les suites. Il a donné un bal où il a invité beaucoup de monde, et dans le dessert il avoit glissé des pastilles au chocolat, si excellentes que quantité de gens en ont dévoré. Elles étoient en abondance, et personne n'en a manqué ; mais il y avoit amalgamé des mouches cantharides. On connoit la vertu de ce médicament ; elle s'est trouvée

donné l'information sans aucune plainte rendue. On a élevé l'édifice d'une procédure criminelle sans en avoir posé le fondement nécessaire : et contre le texte de l'ordonnance.

Dans le cours de l'instruction, une autre fille, du nombre de celles dont il a été parlé pour être rassemblées dans le même appartement, et dont la déclaration a été reçue par le juge en présence du procureur du roy, a imputé à l'accusé et à son domestique des actes tendant à un crime qui offense également la nature et les mœurs. Ce nouveau chef d'accusation absolument étranger à celui qui étoit l'unique objet des recherches et des poursuites de la justice ne pouvoit être au texte de la loy la matière d'une instruction sans une plainte préalable. Cependant le procureur du roy n'en rend point. Il se borne à requérir que les informations soient continuées sur le délit, pour lequel, dit-il, on ne doit rien négliger de ce qui peut servir pour l'éclaircir.

On s'est écarté dans cette affaire des premières notions de l'ordre judiciaire, et des règlements particuliers émanés du Parlement de Provence.

Deux arrêts de cette cour des 8 may 1677 et 18 avril 1766 défendent aux juges d'entendre des témoins sur d'autres

telle que tous ceux qui en avoient mangé, brûlant d'une ardeur impudique, se sont livrés à tous les excès auxquels porte la fureur la plus amoureuse. Le bal a dégénéré en une de ces assemblées licencieuses, si renommées parmi les Romains ; les femmes les plus sages n'ont pu résister à la rage utérine qui les travailloit. C'est ainsi que M. de Sade a joui de sa belle-sœur, avec laquelle il s'est enfui, etc... »

faits que ceux contenus dans la plainte, à peine de nullité et cassation de la procédure, etc.

Cependant, au mépris des règles les plus constantes,
sans réquisition du procureur du roy, sans ordonnance
portant permission d'informer, on reçut des dépositions
relatives au second délit qui n'avoit rien de commun
avec le premier ; qui n'étoit pas même un corps de délit.

On admet comme témoins les personnes mêmes qui
avaient fait successivement des dépositions contre l'accusé absent : des filles perdues qui retirent de leurs désordres une infâme rétribution multiplient les délations
contre un homme qualifié dans l'espérance de satisfaire
le plus vil intérêt et ne peuvent jamais mériter la confiance de la justice. Mais malgré tous ces témoignages
rassemblez, l'accusation intentée reste sans preuve. Non
seulement il n'en existe aucune du crime de poison mais
il est invinsiblement détruit par le rapport des deux
experts, par le parfait rétablissement de la santé des
deux filles qui avoient été malades et qui ont même
reconnu l'innocence du marquis de Sade à cet égard, par
les actes de desistement de toutes poursuites, dommages
et intérêts qu'elles ont fait par devant M⁰ de Carmis notaire à Marseille le 8 aoust 1772 et qui n'ont pas été produits au procès quoiqu'antérieurs au jugement.

Par rapport au 2ᵉ chef d'acusation en admettant même
comme recevables des dépositions de témoins recusables :
on n'aperçoit dans leurs déclarations que les détails in-
consevables [1] de quelques faits de debauche dont la bizar-

[1] Nous respectons l'orthographe et la ponctuation du mémoire original.

rerie et la dépravation ne prouveroient que la démence de celui qui s'y seroit livré.

Malgré toutes les regles judiciaires sans egard pour toutes les considérations qui déposoient en faveur de l'accusé, il a été condamné par la senechaussée de Marseille aux peines les plus rigoureuses, comme atteint et convaincu des deux crimes dont il était accusé.

L'absence seule est-elle donc une preuve du crime? on en est-elle un par elle-même? C'est à cette erreur si funeste qu'on doit tant d'arrest qui ont fait gémir la justice même.

Cette sentence fut envoiée 8 jours après aux magistrats de la chambre des comptes à Aix tenant alors le Parlement et confirmée par la chambre des vacations avec une précipitation si étrange qu'on ne peut se refuser à croire qu'elle étoit provoquée.

Dans les circonstances le marquis de Sade est conseillé de s'adresser au Roy étant en son conseil pour y demander la cassation par nullité *de la permission d'informer, information* [1], et de toute la procédure instruite contre luy en la senechaussée de Marseille, du decret et de tout ce qui s'en est suivi..., sentence, et arret confirmatif, pour se pourvoir ensuitte à produire sa justification contre l'accusation intentée contre lui, dont l'injustice est universellement reconnüe. Le crime n'est tel que quand il y a un véritable corps de délit et qu'il n'a pu être commis qu'à mauvaise intention.

Comment a-t-on pu juger que les pastilles données étoient infectées de poison? Les médecins et chirurgiens

[1] Mots soulignés dans le texte.

dont la visite avoit été ordonné n'avoient pas cru pouvoir
taxer ces pastilles de poison. Les apoticaires chimistes
après leurs expériences n'avoient rien trouvé de mortel ni
de venimeux. Les filles n'ont fait que se plaindre d'une
incommodité qui peut avoir eu d'autres causes dans les
différents alimens qu'elles avoient pris dans la même
journée, ou une indisposition accidentelle. Et des juges
ont eu la témérité de déclarer un homme issu de la plus
ancienne noblesse, un citoyen, un père de famille, coupable d'empoisonnement envers deux malheureuses qui
ne méritoient que leur animadversion. Sur les délations
des mêmes femmes prostituées, que l'appas du gain et
l'espérance de l'impunité des choses scandaleuses, dont
elles sont coupables de leur propre aveu, peut avoir in-
duites au parjure, ils condamnent le marquis de Sade et
son domestique pour un crime sans vraisemblance et
sans preuve au double suplice de la mort et de l'infa-
mie.

Cette iniquité contre laquelle il réclame, interesse non
seulement luy et sa descendance, mais encore toutes les
branches de sa maison, qui fonde son espérance sur les
lumières et l'équité des juges auxquels il s'adresse. Elle
ne se dissimule point les difficultés qui peuvent se rencontrer dans l'usage de n'admettre au Conseil des Dépê-
ches que les affaires qui ont trait à l'administration, et
de renvoyer les cassations en matière criminelle au conseil privé, ou au Bureau des cassations ; mais elle espère
que Sa Majesté et son conseil auront égard aux circonstances qui ne rendent pas celle-ci tout à fait étrangère ;
qui en ont provoqué le jugement précipité, par des ma-

gistrats peu instruits vraisemblablement des loix et de l'ordonnance criminelle, plus prevenus que circonspects.

Par des considérations particulieres enfin qui la placent dans une classe unique, qui ne peut tirer à conséquence pour l'avenir, n'étant pas presumable qu'aucune autre affaire puisse réunir toutes les circonstances malheureuses que renferme celle-ci. Elles excitent la confiance que la famille ose prendre dans les bontés du Roy, et de son conseil pour détruire la flétrissure que l'erreur de ses tribunaux a imprimée sur le marquis de Sade par un jugement dont la honte couvre sa femme; interressante par ses malheurs et sa vertu, comme ses enfants par leur innocence; et rejaillit sur toute leur famille [1].

Le bibliophile Jacob, qui a écrit une notice très détaillée sur le « divin marquis », s'étonnait que la famille de Sade « n'eût pas publié bien haut comment les choses s'étaient passées ». On vient de lire la réponse de la famille.

Le marquis, après son exploit, s'était enfui avec le valet, son complice. Le Parlement d'Aix, saisi de l'affaire, les condamnait, tous les deux, le 11 septembre 1772, à la peine de mort [2], par con-

----

[1] ARCHIVES DES AFFAIRES ÉTRANGÈRES, n°s 1741-151.

[2] M. Sardou, après la lecture de ce chapitre, nous faisait observer que de Sade n'aurait pas été condamné à une peine aussi sévère que la peine de mort, si l'affaire n'eût pas été grave et si on n'avait eu de fortes présomptions à l'égard de la culpabilité du marquis; nous n'y contredisons pas, mais

tumace ; tous deux étaient déclarés coupables du crime d'empoisonnement et du crime de sodomie [1].

Le 8 décembre, le comte de Sade était conduit à Miolans. Cette citadelle, qui était, dans le principe, une forteresse militaire, avait perdu peu à peu de son importance stratégique et, vers le milieu du seizième siècle, avait été convertie en lieu de réclusion.

Parmi les prisonniers détenus au château de Miolans, deux fixeront un moment notre attention : l'un se nommait de Songy, l'autre était notre fameux marquis.

De Songy, plus connu sous le nom de baron de l'Allée, avait été enfermé à Miolans le 22 février 1771. On lit ce qui suit dans une note concernant le personnage :

Noble François de Songy, baron de l'Allée, fut accusé de s'être introduit le 4 décembre 1770, sur les 8 heures du soir, avec quatre autres particuliers, dans les prisons royales de Bonneville, dans le dessein de procurer l'évasion de Benoît Baizelon, qui y était détenu pour dettes ; d'avoir à cet effet prétexté de lui rendre visite, et après

notre impartialité nous faisait un devoir de produire la défense après l'attaque, quelque intéressé que paraisse le mémoire apologétique.

[1] Cf. *Bibliographie de Restif de la Bretonne*, par le bibliophile JACOB.

avoir bu et mangé dans lesdites prisons jusque sur les
10 heures et demie du soir, d'avoir fait revêtir ledit Baizelon de l'habit et bourse à cheveux d'un desdits particuliers
pour en imposer par ce déguisement au concierge et de
lui avoir de cette façon procuré le moyen de s'évader,
comme effectivement il s'évada. Ledit baron de l'Allée
fut encore accusé d'être allé la nuit du 26 au 27 dudit
mois de décembre sur les 11 heures et demie enveloppé
d'une redingote, faire du bruit devant le corps de garde
de Chêne, et le soldat de Kalbermaten, Pierre Cône, qui
était de garde, étant sorti dudit corps de garde, et luy
ayant demandé qui il était, d'avoir ledit noble de Songy
sorti une épée de dessous sa redingote, et en avoir porté
un coup audit Cône sous le téton droit, qui perça sa ban-
douillère et son habit, la pointe de l'épée s'étant arrêtée
sur le bouton de cuivre que Cône avait à sa matelotte,
après quoi noble de Songy prit la fuite sur le territoire
de Genève.

Quant au marquis, il ne fut amené dans la prison
où avait été enfermé le baron de Songy que dix
mois plus tard.

Son séjour, bien que de courte durée, ne laissa
pas d'être accidenté. Nous allons produire tout ce
que nous avons pu recueillir sur les incidents de
l'emprisonnement et de la fuite du prisonnier ;
nous nous bornerons le plus souvent à laisser parler les documents, pour la plupart ignorés, qui
vont suivre.

Voici, d'abord, un mémoire, « remis à S. E. le

comte de la Marmora, ambassadeur du Roi à Paris, pour le faire parvenir au comte de la Tour, commandant général du duché de Savoie[1] ».

La famille du comte et de la comtesse de Sade ayant appris la détention du comte de Sade au fort de Miolans, supplie S. E. M. le comte de la Tour de vouloir bien donner des ordres pour que ce gentilhomme y soit traité avec quelques égards, et qu'il lui soit procuré tout le bien-être possible qu'un homme de son état est dans le cas de désirer, en tout ce qui ne pourra porter le moindre préjudice à la sûreté de sa personne, ni faciliter son évasion, s'il voulait la tenter.

On désirerait aussi que son vrai nom ne fût connu de personne, que de S. E. M. le comte de la Tour. La malheureuse affaire, que des circonstances ont aggravée, ayant fait trop de bruit pour n'avoir pas inspiré des préventions fâcheuses qu'il faut le temps d'affaiblir et de détourner, c'est ce qui oblige à désirer qu'on ignore le lieu de sa retraite, et qu'il ne soit connu dans le fort que sous le nom de comte de Mazan qu'il a porté jusqu'ici... L'on prie que les effets qu'il pourrait avoir avec lui, tant pour son utilité que pour son occupation, nécessaire à un esprit aussi vif que le sien, lui soient remis, à l'exception de ses papiers, manuscrits, lettres, etc., de quelque nature qu'ils puissent être, que sa famille demande lui être envoyés avec une petite boîte ou coffret de bois, qu'on

---

[1] La source où nous avons puisé est l'excellent ouvrage, rare et recherché, de MENABREA, *les Origines féodales dans les Alpes Occidentales*; Turin, 1865, in-4, pp. 573 et suivantes.

croit être rouge, garnie de cuivre, qui contient aussi des
papiers. S'il l'a emportée avec lui dans le fort, l'on prie
de tâcher de les ravoir sans qu'il puisse le prévoir et ne
soustraire aucun des papiers qu'elle contient. Quant à la
clef si elle n'y est pas on s'en passera...

Le comte de la Tour s'empressait de répondre
à cette lettre, en exprimant l'intérêt qu'il portait
lui-même à son prisonnier.

Le comte de la Tour a satisfait aux ordres de S. M. le
Roy de Sardaigne, son maître, en faisant arrêter et conduire au château de Miolans M. le comte de Sade. Il est
certainement très empressé de marquer à ses parents
l'envie qu'il a de les obliger, ayant même déjà prévenu
leurs intentions dans la manière dont ils souhaitent que
ce gentilhomme soit traité avec tous les égards dus à
sa naissance et les agréments qui peuvent adoucir l'amer-
tune de sa situation. Il a donc chargé le commandant de
ce château d'engager M. le comte de Sade de déterminer
lui-même la manière dont il désirerait être nourri et en-
tretenu... Le même commandant lui a donné une chambre et un cabinet à portée de son appartement qui a été
réparé contre les intempéries de la saison où nous
sommes, mais en même temps assuré contre toute tentative d'évasion. Un tapissier de Chambéry a fourni des
lits, matelas, linge de table et de lit, des tables, des
chaises et autres commodités qui ont paru nécessaires.
Quoy qu'il ayt établi une sentinelle à sa porte, il lui laisse
la liberté entière de passer quand il souhaite dans son

appartement et de se promener à son gré dans l'enceinte
du donjon, avec la précaution cependant d'avoir toujours
auprès de luy, pour lors, un bas officier qui le garde à
vue. Son domestique est consigné à la garde de ce donjon et ne peut par conséquent sortir ; il est défendu aux
soldats de se charger d'aucune espèce de commission
pour son maître et pour luy, que de l'exprès consente-
ment du commandant qui ne permet pas à son prisonnier de recevoir n'y d'écrire aucune lettre qu'il ne l'aye
auparavant lue et cachetée lui-même.

De son côté, M. de Launay, commandant de
Miolans, mandait au comte de la Tour, le 11 décembre 1772 :

... J'ai donné à ce prisonnier (M. de Sade) la même
chambre à feu qui fut occupée par M. le marquis de la
Chambre et un cabinet y contigu, pour son domestique...
Je fais fermer la première porte de son appartement,
pendant la nuit, de manière qu'il ne pourrait s'évader
que par la fenêtre dont je ne réponds pas.

La précaution n'était pas inutile, comme on le
verra. Le gouverneur ne l'estimait pas, d'ailleurs,
suffisante, car il demanda à son prisonnier une
promesse écrite de ne pas s'évader.

Voici en quels termes était libellé l'engagement
du marquis :

Je promets et donne ma parole d'honneur, qu'ayant
été traduit ce jourd'hui au fort de Miolans pour y être

détenu aux arrêts, promettant d'exécuter tous les ordres qui me seront intimés de la part de M. le commandant dudit fort, et de ne point enfreindre les défenses par lui faites, de ne faire aucune tentative pour m'évader, et de ne point passer la porte du donjon, ni permettre à mon domestique de le faire, à moins que je n'en aye une permission spéciale, en foi de quoi je me suis signé à Miolans, le 9 décembre 1772, le marquis de Sade.

Pendant quelque temps tout alla bien. Mais bientôt le prisonnier donne du souci aux personnes préposées à sa garde.

Le 8 janvier 1773, sa santé se dérange. Il a des insomnies et on fait appeler le médecin.

Sa femme s'alarme : elle écrit lettre sur lettre au gouverneur de Miolans, lui reprochant de ne pas prendre soin de l'être qu'elle affectionne par-dessus tout au monde.

La marquise est l'incarnation de l'amour conjugal[1], le type de la fidélité dont aucune épreuve n'ébranle la foi. Après l'affaire d'Arcueil, après l'histoire des bonbons cantharidés, après, enfin, la séduction et l'enlèvement de sa sœur, cette admirable femme ne cesse d'intercéder en faveur de son époux, du fond de la cellule où elle a enterré sa vie.

[1] Cf. le remarquable article de Paul Ginisty, dans la *Grande Revue*, 1ᵉʳ janvier 1899, publié depuis en volume chez Fasquelle, Paris, 1901, in-12, sous le titre de : *La Marquise de Sade*

Quand elle sait le marquis enfermé à Miolans, elle tente tout, non seulement pour adoucir sa captivité, mais pour faciliter son évasion. Elle se plaint auprès du gouverneur, M. de Launay, dans la lettre qu'elle lui écrit, à la date du 21 janvier 1773, qu'on n'exécute pas les ordres d'adoucissement donnés pour son mari ; qu'on manque aux égards et aux attentions qui lui sont dus. Elle menace le commandant de rendre compte à l'ambassadeur de sa conduite.

De toutes parts sollicité, le brave gouverneur ne sait plus à qui entendre. Il croit couper court aux récriminations, en adoucissant le régime du détenu : c'était se mettre dans le cas de s'attirer de nouveaux reproches.

Sur ces entrefaites, l'ambassadeur du roi de Sardaigne à Paris, Ferrero de la Marmora, écrivait à M. de la Tour :

Paris, 1er mars 1773.

J'ai vu hier le ministre, M. le duc d'Aiguillon, à l'instance de qui M. de Mazan (de Sade) est détenu : je lui ai fait lecture de la lettre que M. de Launay, commandant du fort de Miolans, vous a écrite à l'occasion de celle qu'il a reçue de l'épouse de ce prisonnier... M. de Launay est au-dessus de tout reproche : il doit excuser la vivacité d'une femme, mal informée et abusée par le crédit que son mari, qu'elle aime, conserve malheureusement sur son esprit. Il est nécessaire que l'on resserre plus que jamais M. de Sade; qu'on lui retranche toute douceur, que toute communication au dehors lui soit interdite; qu'on ne laisse pas surtout sa femme approcher de lui...

La marquise n'était pas femme à se laisser décourager : plus les difficultés augmentaient, plus s'entêtait son obstination.

Dans le temps même que je sollicite pour mon mari, écrit-elle le 18 mars 1773, on le resserre davantage; si mon approche est devenue un crime nouveau pour lui, je suis bien à plaindre. Que dois-je penser de tant de rigueurs? qui peut les avoir occasionnées? J'attends, monsieur, que vous me fassiez la grâce de m'en instruire; joignez-y celle d'appuyer auprès de votre Roy la supplique que j'ai l'honneur de vous envoyer; c'est un hommage que vous devez à l'innocence opprimée; je le réclame pour mon mari et je l'attends des sentiments de votre cœur.

La marquise de Sade écrivait d'une autre plume que son triste époux : la supplique au roi[1] dont elle parle était conçue dans les termes les plus dignes et les plus élevés.

SIRE,

Une affaire malheureuse a forcé le marquis de Sade, mon mari, de s'expatrier; il a cherché un asile dans vos états; il y était paisible, lorsque des ordres supérieurs

_____
[1] Le roi de Sardaigne.

l'ont privé de sa liberté, en le faisant enfermer au fort de Miolans, où il est détenu depuis quatre mois. Mon mari n'est donc pas assez malheureux, d'être flétri en France par un arrêt injuste, faut-il encore le punir doublement dans un pays où il a rempli tous les devoirs qu'inspirent les lois divines et humaines ? V. M. a donné l'ordre de l'arrêter parce que le ministre de France requérait sa détention...

Cependant le gouverneur, sans défense contre son rusé prisonnier, se laissait prendre à ses phrases de repentir, à son attitude calculée de désespoir et de mélancolie. Le 1ᵉʳ avril 1773, il écrivait à M. de la Tour :

M. le marquis de Sade me montre tous les jours plus de confiance... il est inquiet et mélancolique de sa détention... le grand repentir qu'il ressent pourrait lui causer plus d'amendement que plusieurs années de détention qui, au lieu de lui faire changer de conduite, pourraient davantage l'irriter...

Dans une autre lettre, écrite quelques jours après, on retrouve la même note attendrie :

Je joins ici une lettre de M. de Sade, qui devient tous les jours plus inquiet de sa détention, n'ayant aucune nouvelle avantageuse, ce qui altère beaucoup sa santé...

Du même au même, 16 avril 1773 :

La nourriture, son domestique et tout ce qui est néces-

saire dans sa chambre, se monte à 5 livres 12 sols par
jour, non compris son linge, ses habillements, ses com-
missions à Chambéry... Je m'aperçois qu'il ne dépense
que très-à-propos... Il s'est réconcilié très généreusement
avec M. de l'Allée, m'ayant prié de ne point l'obliger à
faire des excuses.

Tandis que le gouverneur s'endort dans son
optimisme, la marquise travaille de toute son
activité au sauvetage de son époux. Elle recrute
quinze hommes résolus, elle les équipe, elle les
arme. C'est elle seule qui tient les fils du complot. Elle a gagné quelques soldats invalides de
la petite garnison. Par eux, le marquis est averti,
et le 1er mai 1773, il s'évade, attendu au pied des
remparts par la petite troupe, déterminée à le
défendre, en cas de lutte, jusqu'à la mort. Encore
sous le coup de l'émotion, le gouverneur contait
en ces termes sa déconvenue à son habituel correspondant[1] :

V. E. verra par la ci-jointe que mes craintes n'ont pas
été sans fondement, et que M. le marquis de Sade, avec
son domestique, se sont évadés ce soir avec M. de l'Allée.
Ils ont laissé toute la nuit leur chandelle allumée dans
leur chambre, ce qui a rassuré les sentinelles. J'ay fait
visiter par tout le château, par où ils auraient pu passer,

[1] Lettre de M. de Launay à M. de La Tour, 1er mai 1773
(MENABREA, loc. cit.).

et je n'ay trouvé ni cordes, ni échelles, sinon la redingote
de M. de Sade dans les commodités de la chambre neuve
où ils mangeaient, à portée de la cantine, où il y a une
fenêtre d'un pied et d'un pouce de large et un pied et
demi de hauteur, à la distance de plus de douze pieds ;
et c'est par là que je conjecture qu'ils sont sortis, et que
j'ay encore trouvé le chapeau de M. le marquis dans les
mêmes commodités.

Il pourrait bien se faire qu'il ait été aidé du dehors par
quelqu'un, et peut-être encore pour de l'argent, par
quelque invalide, ou de quelque autre personne du fort.
J'ay fait enfoncer les portes de la chambre, et j'y ay
trouvé les deux lettres ci-jointes ; ainsi V. E. et le ministre verrez qu'il n'est pas possible de tenir des personnes aux arrêts dans ce fort, d'où l'on peut sortir de
toutes parts, comme j'ai eu l'honneur de vous en prévenir
cy-devant, quoique je ne laisserai pas d'en être la victime. Je suis cependant encore heureux qu'ils n'aient pas
pu parvenir à faire sortir les autres prisonniers, comme
il serait facile lorsqu'il y a des prisonniers aux arrêts,
d'où il m'en pourrait coûter la vie, ce qu'ils auraient pu
faire, s'il leur en était venu l'idée.

Avant de partir, le marquis avait eu l'exquise
ironie de s'excuser auprès du gouverneur de lui
avoir faussé compagnie ; il épuisait toutes les for-
mules de politesse pour se faire pardonner l'abus
de confiance qu'il venait de commettre.

Monsieur, lui écrivait-il, si quelque chose peut troubler
la joie que j'ai de m'affranchir de mes chaînes, c'est la

crainte où je suis de vous rendre responsable de mon évasion. Après toutes vos honnêtetés et toutes vos politesses, je ne puis vous cacher que cette pensée me trouble. Si mon attestation peut être cependant de quelque poids vis-à-vis de vos supérieurs, je les prie de la trouver icy dans la parole d'honneur authentique que je leur donne, que, bien loin de favoriser en rien cette fuite, vos soins vigilants l'ont retardée de plusieurs jours, et qu'en un mot je ne l'ai due qu'à mes propres manœuvres.

Il ne me reste plus, mon cher commandant, qu'à vous remercier de toutes vos bontés ; j'y serai toute ma vie sensible ; je ne désire que des occasions de vous en convaincre ; un jour viendra, je l'espère au moins, où il me sera permis de me livrer entièrement aux sentiments de reconnaissance que vous m'avez inspirés, et avec lesquels j'ai l'honneur d'être votre très humble et très obéissant serviteur.

Le marquis de SADE.
Miolans, ce vendredy 30 avril.

M. de l'Allée, qui avait été le complice d'évasion[1] du marquis, écrivait de son côté au comman-

---

[1] On connaît le vrai coupable dans cette affaire d'évasion. Joseph Violon, d'Ermieux (Saint-Gervais en Dauphiné), dans une requête au roi Victor-Amédée, expose, qu'ayant été accusé et *jugé coupable* d'avoir favorisé l'évasion du fort du Miolans de deux prisonniers, le marquis de Sade et le baron de l'Allée de Songy, il a été condamné, après trois mois de prison, à un bannissement perpétuel des Etats de S. M. par sentence économique du 24 juillet 1775... Il doit recueillir les débris d'une succession... Il demande sa grâce. » *Documents tirés des*

dant de Launay, pour s'excuser de s'être évadé et pour témoigner au commandant toute la reconnaissance qu'il lui gardait pour ses bons soins. En dépit ou peut-être à cause de ces protestations de gratitude, le gouverneur perdit sa place : il fut remplacé à Miolans par le Chevalier de la Balme.

Quant aux deux fugitifs, ils s'étaient rendus à Genève. M. de Songy, baron de l'Allée, fut arrêté à Paris et ramené à Miolans, dans l'été de 1774. Il en sortit le 17 mars 1778, à la suite d'un billet royal du roi V. Amédée, adressé à M. de la Tour ; ce billet fut accordé à la sollicitation de noble Louise de Carpinel, veuve de Songy et mère du prisonnier ; ce dernier était natif d'Annecy.

De nouveaux méfaits, de nouvelles folies, le conduisirent une troisième fois à Miolans en 1786 : treize ans s'étaient passés depuis sa première détention ; M. de l'Allée était marié, mais il n'avait pas changé.

Pour ce qui est du marquis, il avait gagné l'Italie, où il devait retrouver la marquise.

Rentré en France, M. de Sade s'installait dans ses terres de Provence, décidé, au moins en apparence, à s'amender. Il est à croire qu'il recommença bientôt son existence de débauches, car nous retrouvons peu après la marquise, de nou-

Archives du château de Chambéry, et rapportés par MENABREA.

veau retirée au monastère des Carmélites de la
rue d'Enfer, à Paris. C'est de ce lieu de retraite
que la noble épouse, toujours prompte au pardon,
implorait la pitié en faveur de son mari; il s'agissait de faire effacer les conséquences de l'arrêt
infamant rendu cinq ans auparavant par le Parlement d'Aix:

MONSIEUR,

L'excès de malheur dont je suis accablée ne me permet
pas de me présenter à vos yeux, c'est de ma retraite profonde que j'ose implorer et attendre avec confiance de
vos bontés et de votre justice la réhabilitation de l'honneur de mon mari et de mes enfants, si injustement
flétri par un jugement dont nous sollicitons aujourd'hui
aux pieds du throsne l'annéantissement.

J'ai l'honneur d'estre très respectueusement, Monsieur,
votre très humble et très obéissante servante.

CORDIER DE MONTREUIL, marquise de SADE.

A Paris, ce 28 septembre 1777.

Au Monastère des Carmellittes, rue d'Enfer [1].

La mère de la marquise, la présidente Cordier
de Montreuil, voulut bien, elle aussi, se relâcher
de sa sévérité à l'égard de son gendre; elle for-
mula de son côté la requête suivante:

---

[1] *Archives des Affaires étrangères*, n°° 1741-147.

24 septembre 1777.

Monsieur,

Sans avoir l'honneur d'être connuë de vous, j'ose espérer de votre justice et de vos bontés, que vous voudrès bien être favorable à la Requête qui doit être présentée au Roy en son Conseil des Depêches vendredy prochain, à ce que M. Amélot m'a fait espérer, au nom du marquis de Sade mon gendre.

Une branche de cette famille ne vous est pas inconüe, et le chef d'Escadre du mênie nom qui a eu l'honneur de vous ramener de Constantinople sur son bord, son frère Prévôt du chapitre de Saint-Victor de Marseille, réclameraient avec moi vos bontés dans une affaire qui les touche infiniment. Absens, ils m'ont remis leurs intérêts comme celui de leur nom qui est celui de ma fille et de mes petits-fils. Qui plus qu'une mère est touché de leur malheur et intéressé de travailler à le terminer autant qu'il est possible. Leur âge, leur innocence, leurs alliances augustes avec les princes du sang, tout parle en leur faveur. Plus encore l'injustice du jugement qui a été porté contre leur père.

Je joints ici Monsieur un précis très abrégé de l'affaire mais de la plus exacte vérité. Je vous supplie de bien vouloir m'accorder un moment d'audience vendredy matin à Versailles. Je suis très empressée d'y réclamer de nouveau toutes vos bontés, et de renouveler les sentiments respectueux que je vous prie d'agréer, et avec lesquels j'ai l'honneur d'être, Monsieur, votre très humble et très obéissante servante.

MASSON CORDIER DE MONTREUIL.

À Paris le 24 septembre,

Rue de la Madeleine, faubg. Saint-Honoré [1].

Au lieu de sa réhabilitation, ce fut un nouveau décret de prise de corps que reçut le marquis de Sade. En vertu d'une lettre de cachet, il était, pour la quatrième fois, arrêté et écroué à Vincennes (1777).

La marquise emploie de nouveau tout son pouvoir à obtenir du roi le droit, pour son époux, de comparaître devant de nouveaux juges. Elle met tout en œuvre pour faire reviser son jugement.

Elle parvint, à force d'insistances, à faire casser la décision du Parlement d'Aix, et le comte de Sade ne fut plus condamné qu'à payer une amende insignifiante à l'œuvre des prisons.

Par une bizarrerie de l'ancienne procédure, le condamné, dûment acquitté, n'était cependant pas libéré ; en août 1778, le marquis était reconduit à Vincennes, où il se rencontrait avec Mirabeau.

Mirabeau et de Sade étaient quelque peu parents, par les femmes. Nous transcrivons ici un passage d'une lettre adressée, le 28 juin 1780, par Mira-

[1] *Archives des Affaires étrangères*, loc. cit.

beau, co-détenu du marquis de Sade, à M. Boucher, premier commis de la police, appelé le *bon ange* par Mirabeau et Sophie, et qu'on voit souvent figurer sous ce surnom dans la *Correspondance du donjon de Vincennes*. Cette lettre a paru originairement dans la *Revue rétrospective*, de Taschereau. Elle témoigne des rapports plutôt aigres-doux qui ont existé entre Mirabeau et le fougueux marquis.

M. de Sade a mis hier en combustion le Donjon, et m'a fait l'honneur, en se nommant, et sans la moindre provocation de ma part, comme vous croyez bien, de me dire les plus infâmes horreurs. J'étais, disait-il moins décemment, le... favori de M. de R. et c'était pour me donner la promenade qu'on la lui ôtait ; enfin il m'a demandé mon nom, afin d'avoir le plaisir *de me couper les oreilles* à sa liberté. La patience m'a échappé, et je lui ai dit : « Mon nom est celui d'un homme d'honneur qui n'a « jamais disséqué ni empoisonné de femmes, qui vous « l'écrira sur le dos à coups de canne, si vous n'êtes roué « auparavant, et qui n'a de crainte que d'être mis par vous « en deuil sur la Grève. » Il s'est tu et n'a pas osé ouvrir la bouche depuis. Si vous me grondez, vous me gronderez ; mais, pardieu, il est aisé de patienter de loin, et assez triste d'habiter la maison qu'un tel monstre habite.

Le marquis n'aimait pas les détentions prolongées ; il parvint une fois de plus à s'évader.

Pendant longtemps, le fugitif réussit à se dérober aux recherches des sbires envoyés à sa poursuite. Enfin repris, il dut réintégrer, tout penaud, le donjon d'où il s'était échappé.

En 1784, nous retrouvons le marquis de Sade entre les murs d'une prison. Une série de notes de police, dans leur sécheresse laconique, nous instruisent du sort du détenu à cette date.

Ces notes ont été publiées par M. Alfred Bégis, dans la *Nouvelle Revue* (novembre-décembre 1880, pp. 528 et suivantes). Elles ont été copiées, par l'auteur de l'article, sur un registre de la Bastille, qui était en la possession de ce passionné bibliophile.

Ce registre, commencé le 5 mai 1782, se termine le 12 juillet 1789. Le volume est de format in-folio; il s'ouvre par ce titre inscrit sur une feuille séparée:

« Répertoire ou Journalier du château de la Bastille à commencer le mercredi 15 mai 1782. »

Il se compose de 183 feuilles numérotées, 366 pages de 40 lignes environ, avec une marge sur laquelle se trouvent indiquées les dates des constatations. Il était tenu jour par jour, par l'un des officiers de la Bastille, sans doute par de Losme-Salbray, major-adjoint; il renfermait les éléments de la correspondance qui devait être adressée quotidiennement au lieutenant de police.

Voici ce qui concerne notre marquis.

Le 29 février 1784. — Le sieur Surbois, inspecteur de police, a amené de Vincennes à sept heures du soir, le sieur marquis de Sade. L'ordre du Roy, contresigné de Breteuil, est daté du 31 janvier ; il est logé à la deuxième Liberté.

Le 1er mars. — Rendu compte au ministre et à M. Lenoir de l'arrivée du prisonnier.

Le 5 mars. — M. Lenoir est venu à midi ; il est resté jusqu'à une heure et demie ; il a vu le sieur comte de Chavaigne et le marquis de Sade.

Le 16 mars. — Mme la marquise de Sade est venue à quatre heures, est restée jusqu'à sept avec le sieur marquis son mari, sur une permission de M. Lenoir, datée de ce jour, pour voir son mari deux fois par mois ; elle doit revenir le 27 ; elle lui a apporté six livres de bougie.

Le 14 avril. — M. le gouverneur a trouvé bon qu'on laissât au sieur marquis de Sade un couteau rond pour dîner, lequel couteau il remettra tous les jours quand on ira le desservir.

Le 20 avril. — Le sieur Girard, notaire, est venu pour faire signer une procuration au sieur marquis de Sade, qui a refusé de donner sa signature.

Le 24 mai 1784. — La dame marquise de Sade est venue à trois heures et demie et est restée jusqu'à six heures avec le sieur marquis de Sade son mari. Elle lui a ap-

porté une paire de draps, dix-neuf cahiers de papier, une
demi-livre de pâte de guimauve, une bouteille d'encre et
une bouteille d'orgeat, et une boîte de pastilles de chocolat.

Le 7 juin. — La marquise est venue à quatre heures
et a été jusqu'à six avec le sieur marquis de Sade, son
mari. Elle lui a apporté six coiffes de bonnets, six grosses
plumes taillées, six de coq et vingt et un cahiers de papier réglé, et aussi elle lui a apporté, mais pour rendre,
deux comédies brochées et trois volumes reliés de relations de voyages à Maroc, et de voyages pour la rédemp-
tion des captifs.

Le 24 septembre. — Donné à monsieur le président de
Montreuil un reçu (toujours motivé pour causes à lui
connues et à M. Lenoir) de 350 livres pour un mois et
vingt-trois jours de la pension du sieur marquis de Sade,
à imputer jusqu'au 1er octobre.

M. le Gouverneur a touché cet argent.

Le 5 octobre 1786. — Les sieurs Gibert l'aîné et Girard
notaires, sont venus pour faire signer une procuration
au sieur de Sade, suivant le désir de sa famille, ce qu'il
a refusé de faire.

Le 20 janvier 1787. — Écrit à Mme la marquise de
Sade pour la prier, de la part de M. le Gouverneur, d'envoyer une pièce de vin, pareil à celui dont elle boit, pour
le sieur marquis de Sade, son mari, sous condition expresse d'en payer le prix, et que cette condescendance
est pour faire chose agréable audit sieur marquis de Sade
et pour satisfaire au désir qu'il a de boire d'un vin auquel
il était accoutumé. M. le lieutenant du Roy était présent

à l'invitation que M. le Gouverneur m'a faite d'écrire cette lettre...

Ce dernier détail vient à l'appui de ce qui a été dit[1], que le régime des prisonniers de la Bastille était des plus supportables. Outre que les détenus pouvaient recevoir du dehors à peu près tout ce qui leur plaisait, ils occupaient leurs loisirs à faire de la chimie culinaire, à fabriquer des parfums pour la toilette, des liqueurs, etc.

Sur un des cahiers du marquis de Sade, ont été retrouvées des indications des plus suggestives, telles que les suivantes :

LIQUEURS DU SIEUR GILET

Eau-de-vie de Bayonne.	Bonne.
Eau des Barbades façon d'Angleterre . .	Mauvaise.
Ratafia de Turquie	Détestable.
Eau d'Angélique de Bohême.	Ne vault rien.
Huile de Vénus	Médiocre.

On a, du même, écrit entièrement de sa main, une sorte d'agenda de ses dépenses journalières :

Du 1ᵉʳ Envoyé chercher une demi-bou-
      teille de fleurs d'oranger . . . .   3 liv. 2 sols.

----

[1] Cf. *Légendes et Archives de la Bastille*, par M. FUNCK-BRENTANO; Paris, Hachette, 1898, in-16.

Du 2	Payé à Jean	1 liv.	6 sols.
Du 3	Une lettre à la petite poste	0 »	2 »
—	Quatre livres de grande bougie et une petite	15 »	15 »
—	Neuf plumes taillées	0 »	9 »
Du 4	Un panier de fraises	2 »	9 »
—	Des fleurs.	1 »	5 »

Cependant les événements se précipitaient. Le temps approchait où la Bastille, cette synthése, plutôt symbolique, de tous les abus, allait crouler, sous la poussée d'un peuple en délire.

Tandis que l'émeute grondait au dehors, les prisonniers s'agitaient à l'intérieur de la forteresse; le marquis était parmi les plus mutins. En juin 1789, le registre porte qu' « il a voulu forcer les sentinelles de sa porte et du pied de la tour », mais qu'on l'a promptement obligé à rentrer dans sa chambre, « en lui montrant le bout d'un fusil *d'un peu près.* »

Quelques jours après, éclatait une nouvelle rébellion.

Le 2 juillet 1789. — Le comte de Sade a crié par sa fenêtre, à diverses reprises, qu'on égorgeait les prisonniers de la Bastille et qu'il fallait venir le délivrer.

Le 4 juillet. — A 1 heure du matin, d'après le compte qui avait été rendu à M. de Villedeuil, de la scène du sieur comte de Sade, du 2, il a été conduit à Charenton par le sieur Quidor, inspecteur de police, et le commissaire Chenon a mis les scellés sur sa chambre [1].

Le marquis de Sade ne dut séjourner cette fois que peu de temps à Charenton. Il en sortit vraisemblablement lorsque l'hôpital fut fermé par ordre du Comité du Salut public [2] ; ou à la suite du décret de l'Assemblée constituante, qui libérait les prisonniers d'État.

Sur le rôle du marquis pendant la Révolution, on ne possède que de vagues indices. Pendant tout le règne de la Terreur, il paraît s'être tenu relativement tranquille. Il envoyait bien de temps à autre des adresses ou des motions à la Convention, mais l'Assemblée, dès que son nom était prononcé, passait à l'ordre du jour, sans vouloir en entendre plus. Il conserva son titre de *marquis*, malgré lui et à son corps défendant, et l'on peut dire que ce fut le seul marquis laissé debout sous le règne de Robespierre et de Fouquier-Tinville [3].

Son superbe château de Lacoste avait été sac-

[1] Le procès-verbal d'apposition des scellés a été publié par M. Bégis.

[2] Lettre du docteur Ritti, médecin de Charenton, à nous adressée le 27 décembre 1899.

[3] Les détails qui suivent sont empruntés à l'*Amateur d'autographes*, 1863, p. 279.

cagé et brûlé par les paysans, dès les premiers mouvements insurrectionnels de 1790 ; il s'était gardé de reparaître dans le pays. Dans le sac du château, on découvrit, dit-on, — mais n'est-ce pas un racontar ? — des instruments de tortures qui servaient à ses débauches. En tout cas, on n'épargna pas même la célèbre *Salle des Clystères*, dans laquelle un peintre de talent avait couvert les murailles des peintures les plus bouffonnes : c'étaient des seringues de toutes grosseurs, à figures humaines, poursuivant, dans une espèce de ronde du sabbat, une foule de... dos, à qui elles rendaient les armes. On ne peut concevoir rien de plus fantastique.

Le marquis de Sade n'avait pas quitté Paris, depuis que la prise de la Bastille l'avait remis en liberté. Il habitait un appartement très somptueux et très confortable, dans la rue du Pot-de-Fer. Il y recevait nombreuse société : des comédiens, des poètes, des inconnus, suspects d'allure et de ton.

Il avait pris, pour tenir sa maison, une jeune femme, plus gracieuse que belle, qu'il nommait sa *Justine* tout bas et son amie tout haut. Cette femme se distinguait par la décence de sa tenue et l'élégance de ses manières aristocratiques. On disait que c'était la fille d'un noble exilé ; mais une tristesse indélébile se peignait sur son visage pâle, lorsqu'elle faisait les honneurs de ces réunions, où l'on parlait de tout, excepté de politique, et toujours avec convenance et réserve. On jouait quelquefois la comédie, et le marquis excellait dans les rôles d'amoureux, qu'il choisissait d'habitude ; il était plein de noblesse dans son maintien et de sensibilité dans son jeu : Molé avait été son maître.

On ne sait à peu près rien de la vie du marquis après le 9 thermidor, époque à laquelle les biographes le perdent de vue, jusqu'au moment où le premier Consul le fit enfermer pour son pamphlet de *Zoloé*.

De 1790 à 1793, de Sade avait écrit une série de lettres à la Comédie-Française, pour faire recevoir des pièces de sa composition : nous ne sachions pas qu'il y en ait, parmi elles, qui soient restées au répertoire, et nous ne songeons pas à le regretter[1].

Après la mort de Marat, de Sade fut un de ceux qui se distinguèrent par leur zèle à glorifier le tribun. On a publié un « Discours prononcé à la fête décernée par la Section des Piques aux mânes de Marat et Le Pelletier (*sic*), par Sade, citoyen de cette section et membre de la Société populaire »,

---

[1] Voir la notice de M. O. Uzanne, en tête de l'opuscule du marquis : *Idée sur les Romans*. Paris, 1878.

qui éclaire singulièrement la psychologie de ce singulier personnage[1].

En décembre 1793, le marquis avait été enfermé, par ordre du Comité de Sûreté générale, à la prison des Madelonnettes, puis à celle des Carmes, enfin à Picpus.

Charles Nodier, dont il ne faut accepter les assertions que sous les plus expresses réserves, prétend qu'ayant été arrêté et enfermé au Temple, le hasard lui donna le marquis pour compagnon de sa première nuit de captivité.

« Je ne remarquai d'abord en lui, écrit-il, qu'une obésité énorme, qui gênait ses mouvements pour l'empêcher de déployer un reste de grâce et assez d'élégance, dont on retrouvait des traces dans l'ensemble de ses manières et de son langage. Ses yeux fatigués conservaient cependant je ne sais quoi de brillant et de fin... Le prisonnier ne fit que passer sous mes yeux. Je me souviens seulement qu'il était poli jusqu'à l'obséquiosité, affable jusqu'à l'onction et qu'il parlait respectueusement de tout ce qu'on respecte... Ce n'était pas un conspirateur, et personne ne pouvait l'accuser d'avoir pris part aux affaires politiques... Ce de Sade est le prototype des victimes

---

[1] Cf. *le Marquis de Sade et le Sadisme*, dans *Vacher l'éventreur et les crimes sadiques*, par LACASSAGNE. Lyon, Storck et Cie, 1899.

extra-judiciaires de la haute police du Consulat et
de l'Empire. »

Ici nous touchons à un épisode de la vie du
marquis qui mérite d'être exposé avec quelque
développement.

Pendant près de quinze années, un homme a
pu être enfermé dans un asile destiné aux dé-
ments, sans qu'il se soit manifesté chez lui une
altération, même partielle, de ses facultés. C'est
un des plus beaux exemples de l'arbitraire d'un
régime.

Quatre personnages, et combien d'autres sans
doute dont le nom est resté obscur, ont été déclarés fous, d'office, parce qu'ils avaient émis des
opinions contraires au gouvernement, représenté
alors par le premier Consul. Voici le nom de ces
quatre personnages et la cause de leur détention[1].

1° Le poète Désorgues. Il était ardent républicain. A
l'époque où Bonaparte se fit empereur, il fut mis à Charenton comme fou pour avoir fait une chanson dont voici
la fin :

> Oui, le grand Napoléon
> Est un grand caméléon.

On a dit que Désorgues était un républicain exagéré;

---

[1] Ce qui suit est extrait des *Notes historiques*, de M.-A. Baudot,
publiées par Mme Edgar Quinet, pp. 62-65.

la preuve que Désorgues savait se contenir dans de justes
bornes se trouve dans l'épigramme qu'il lança contre le
pindarique Le Brun, qui avait osé faire des vers en l'honneur de Marat. Voici l'épigramme pour la justification de
Désorgues :

> Oui, le fléau le plus funeste,
> D'une lyre banale obtiendrait des accords,
> Si la peste avait des trésors,
> Le Brun serait soudain le chantre de la peste.

Désorgues était né à Aix-en-Provence, et il est mort à
Charenton en 1808, après une détention de quatre années.

Je l'ai vu quelques jours avant son arrestation ; il n'y
avait pas chez lui la plus légère apparence d'aliénation
mentale, mais il ne se gênait pas pour déclamer contre
l'usurpateur des libertés publiques, et il lisait ses vers
anticorsiques à qui voulait les entendre. Et il fallait une
raison droite pour les faire.

Bonaparte en finit avec lui en le déclarant fou, *ex offi-
ciis imperatoris*, et le fit enfermer à Charenton. La dé-
portation aux îles Seychelles était un moyen usé, et puis
il ne valait pas la peine d'armer une frégate pour un petit
nombre d'individus ; les tyrans d'ailleurs aiment à varier
les supplices.

2° M. de LAAGE. Avait été maître des eaux et forêts ; il
était né à Morlaix, compatriote de Moreau, et peut-être
son parent.

Il se donna beaucoup de peine pour distribuer le mémoire justificatif du général. Lors de la mise en juge-

ment, il se fit remarquer à l'audience par un grand zèle pour la défense de l'accusé. Quelques jours après la sentence rendue contre Moreau, M. de Laage fut mis à Bicêtre comme fou; il y est resté deux ans.

3° M. l'abbé FOURNIER. M. Du Bois, préfet de police, le fit arrêter en 1801 *par ordre*; il fut enfermé à Bicêtre, tondu et confiné dans un cabanon parmi les fous les plus maniaques.

Il y resta jusqu'en 1804. Son crime était d'avoir prêché des maximes qui n'étaient point dans le goût de Bonaparte. Il rentra depuis en grâce par l'intermédiaire du cardinal Fesch, fut nommé chapelain de l'Empereur et enfin évêque de Montpellier en 1806, où il siège encore aujourd'hui (1829). Cette élévation aux honneurs par celui qui l'avait persécuté prouve assez qu'il n'a jamais été fou.

4° M. de SADE. Celui-ci est l'auteur de plusieurs ouvrages d'une monstrueuse obscénité et d'une morale diabolique. C'était, sans contredit, un homme pervers en théorie, mais enfin il n'était pas fou, il fallait le faire juger sur ses œuvres.

Il y avait là germes de dépravation, mais pas de folie; un pareil travail supposait une cervelle bien ordonnée, mais la composition même de ses ouvrages exigeait beaucoup de recherches dans la littérature ancienne et moderne, et avait pour but de démontrer que les plus grandes dépravations avaient été autorisées par les Grecs et les Romains. Ce genre d'investigations n'était pas moral, sans doute, mais il fallait une raison et du raisonnement pour l'exécuter, il fallait une raison droite pour faire ces

recherches qu'il mit en action sous forme de romans et
qui établit sur des faits une sorte de doctrine et de système.

Quoi qu'il en soit, on le mit d'abord en prison à Sainte-
Pélagie le 5 mars 1801, on trouva ensuite plus simple de
le déclarer fou, et il fut transféré le 9 mars 1803 à Charenton ; il y est mort le 2 mars 1814, après une détention
de quatorze ans, déclaré fou *more imperatoris…*

La véritable cause de l'arrestation du marquis
est bien celle qu'on vient de dire. En thermidor
de l'an VIII, avait paru, sans nom d'auteur —
mais tout le monde l'avait deviné — un pamphlet
d'une rare violence, dirigé contre l'épouse du
premier Consul, Joséphine de Beauharnais.

Dans *Zoloé et ses deux acolytes*, étaient mis en
scène, outre Mme Bonaparte (*Zoloé*), Mmes Tallien (*Laureda*) [1] et Visconti (*Volsange*) ; Bonaparte

[1] Mme Tallien était du dernier bien avec Joséphine. Un catalogue de Charavay, analysé par la *Petite Revue* (4 novembre
1865), contient ce passage significatif : 344. NAPOLÉON Ier, Empereur des Français. L. aut. sign. N. avec paraphe, à l'impéra-
trice Joséphine, lundi à midi, 2 p. pt. in-8. Lettre fort curieuse,
relative à Mme Tallien, qu'il défend à sa femme de voir sous
aucun prétexte. « Si tu tiens à mon estime et si tu veux me
plaire, ne transgresse jamais le présent ordre… Un misérable
l'a épousée avec huit bâtards. Je la méprise elle-même plus
qu'avant. Elle était une fille aimable, elle est devenue une femme
d'horreur et infâme. Je serai à Malmaison bientôt, je t'en préviens pour qu'il n'y ait point d'amoureux la nuit ; je serais
fâché de les déranger… » Cette lettre ne figure pas, est-il
besoin de l'ajouter, dans la Correspondance officielle de Napoléon.

d'Orsec), Barras (*Sabar*), etc., se livrant de compagnie, à d'infâmes débauches.

Dès l'avant-propos, il n'y a pas à se méprendre sur l'identité de l'héroïne du prétendu roman.

Qu'avez-vous, ma chère *Zoloé*? votre front sourcilleux n'annonce que la triste mélancolie. La fortune n'a-t-elle pas assez souri à vos vœux? Que manque-t-il à votre gloire, à votre puissance? Votre immortel époux n'est-il pas le soleil de la patrie?

Vient ensuite un portrait dans lequel tous les voiles sont déchirés : l'âge, la patrie, la famille, tout s'accorde, point pour point, avec la personne, alors au comble de la puissance, que le libelliste attaquait si effrontément[1].

Zoloé a l'Amérique pour origine. Sur les limites de la quarantaine, elle n'en a pas moins la prétention de plaire comme à vingt-cinq. A un ton très insinuant, une dissimulation hypocrite consommée, à tout ce qui peut séduire et captiver, elle joint l'ardeur la plus vive pour les plaisirs, une avidité d'usurier pour l'argent, qu'elle dissipe avec la promptitude d'un joueur, un luxe effréné, qui engloutirait le revenu de dix provinces.

Elle n'a jamais été belle, mais à quinze ans sa coquetterie déjà raffinée avait attaché à son char un essaim d'adorateurs.

Loin de se disperser par son mariage avec le comte de

_____
[1] Cf. *Journal de l'Amateur de Livres*, t. III, 1849, pp. 3-6.

Barmont [1], ils jurèrent tous de ne pas être malheureux, et Zoloé, la sensible Zoloé, ne put consentir à leur faire violer leur serment. De cette union sont nés un fils et une fille, aujourd'hui attachés à la fortune de leur illustre beau-père.

Laureda [2] justifie l'opinion que l'on a conçue de la nation espagnole ; elle est tout feu et tout amour. Fille d'un comte de nouvelle date, mais extrêmement riche, sa fortune lui permet de satisfaire tous ses goûts.

L'auteur décrit ensuite les orgies auxquelles prennent part les trois dames que nous avons nommées, avec *Fessinol*, époux de Laureda, l'ex-domestique *Parmesan* et le capucin *Pacôme*.

Nous croyons superflu de rechercher quels personnages l'auteur désigne sous ces noms d'emprunt. Évidemment, l'écrivain prend à partie des gens occupant alors de hautes situations et dont l'inconduite était notoire. Les mésaventures du sénateur D..., libertin perdu de vices, l'ardeur de S... pour le jeu, sont l'objet des critiques les plus violentes. L'intempérance d'un représentant du peuple lui fournit le sujet d'un croquis joliment troussé. C'est un des passages les mieux écrits de ce livre, au style diffus et tourmenté.

En traversant le Carrousel je rencontre deux forts qui portaient sur un brancard une espèce d'homme couché

[1] Comte de Beauharnais.
[2] Mme Tallien.

et enveloppé de la tête aux pieds dans un manteau bleu.
Je m'imagine d'abord que quelque affaire d'honneur avait
envoyé le personnage dans l'autre monde et qu'on allait
le remettre à sa famille pour en disposer. Je demande à
l'un des porteurs, avec un air d'intérêt de quoi il s'agissait : Suivez-nous, me répondit-il, vous en jugerez. Le
brancard s'arrête à la maison du citoyen C..., car c'était
lui-même qu'on promenait dans cet équipage. Sa figure
couperosée, des yeux qu'il roulait pleins de vin, des paroles sans suite, des gestes d'insensé, des restes impurs
qui sortaient de sa bouche, et dont ses habits étaient tout
dégoûtants, me firent bientôt connaître la cause de l'état
où je trouvais un des représentants de la France.

Comme ce spectacle paraissait m'affecter, l'un des porteurs me dit : Vous êtes bien bon de plaindre le citoyen C... Cinq fois par décade, notre ministère lui est
nécessaire. Que diable voulez-vous qu'il fasse ? C'est aujourd'hui un entrepreneur, demain un fournisseur, une
autre fois un chef de bureau ou tel autre avec lequel il a
quelque intérêt à démêler, qui l'entraîne chez un traiteur.
Ce n'est que là, en vérité, qu'on peut parler affaire.

Il n'y a que la première bouteille qui coûte à avaler.
Trente et quarante la suivent, et il n'en faut pas moins
du tiers pour mettre l'officieux C... en belle humeur.

On comprend d'après cette brève analyse,
qu'aucun libraire n'ait voulu courir le risque d'encourir la colère du premier Consul, si fortement
malmené dans ce libelle. Pour qu'on ne conser-
vât, d'ailleurs, aucun doute sur ses intentions,

l'auteur avait eu soin de déclarer que c'était une histoire *vécue* qu'il avait voulu écrire.

Qu'on se rappelle, écrit-il, que nous parlons en historien. Ce n'est pas notre faute si nos tableaux sont chargés des couleurs de l'immoralité, de la perfidie et de l'intrigue. Nous avons peint les hommes d'un siècle qui n'est plus. Puisse celui-ci en produire de meilleurs et prêter à nos pinceaux les charmes de la vertu !

Ce mot de vertu, qui revient si souvent sous la plume du marquis de Sade, ce mot qu'il a fait entrer dans le titre d'un de ses livres, *les Malheurs de la vertu*, ce mot seul aurait suffi à dévoiler le nom de l'auteur de *Zoloé*.

On a cru longtemps que c'était pour son livre de *Juliette* que de Sade fut enfermé à Charenton : un rapport du Conseiller d'Etat, préfet de police, Dubois[1], a consacré ce mensonge. Une simple confrontation de dates suffira pour le faire écrouler.

[1] Ce rapport a été reproduit d'abord dans la *Revue rétrospective*, 1re série (1833), pp. 258 et suiv., et réédité dans le travail du docteur MARCIAT, *le Marquis de Sade et le Sadisme*, inséré dans l'ouvrage de A. LACASSAGNE, *Vacher l'éventreur et les crimes sadiques*; Lyon, 1899. Pour cette double raison, nous nous contenterons de l'analyser en quelques lignes. Le préfet de police Dubois, informé que le marquis allait publier un ouvrage, « plus affreux encore que l'infâme roman de *Justine* », en fit arrêter l'auteur, chez son libraire-éditeur, où il savait qu'il devait se trouver, muni de son manuscrit. Sade reconnut celui-ci, mais déclara qu'il n'en était que le copiste, moyennant une

Le marquis ne pouvait se proposer « de publier bientôt (en 1800) un ouvrage sous le titre de *Juliette*, puisque la première édition de cet ouvrage avait paru en 1791, en 2 volumes ; en 1796, en 4 volumes in-4°; en 1797 (6 volumes, avec 60 gravures), sans qu'on ait songé un instant à en inquiéter l'auteur.

On ne l'avait pas poursuivi davantage pour *Justine*, « ce récit d'atrocités et de folies sanguinaires, beaucoup plus qu'érotiques..., qui a fait quelquefois supposer la folie chez son auteur » ; *Justine*, dont il se défendit toujours avec véhémence d'être le père, en dépit de tous les témoignages qui l'accablent[1].

somme qu'il prétendait avoir reçue. On ne pouvait douter cependant, ajoute Dubois, qu'il en fût l'auteur, « lui dont le cabinet était tapissé de grands tableaux, représentant les principales obscénités du roman de *Justine* ». Pour éviter le scandale qu'aurait pu causer une poursuite judiciaire, il fut décidé que le marquis serait enfermé à Sainte-Pélagie, où on devait « l'oublier pour longtemps », selon la formule administrative. Sade employa « tous les moyens que lui suggérait son imagination dépravée, pour séduire et corrompre les jeunes gens que de malheureuses circonstances faisaient enfermer à Sainte-Pélagie, et que le hasard faisait placer dans le même corridor que lui ». C'est alors qu'il fut transféré à Bicêtre, enfin à Charenton.

[1] Dans un opuscule intitulé, L'*Auteur des crimes de l'Amour à Villeterque folliculaire*, il écrit à ce dernier, qui lui avait reproché d'avoir écrit *Justine* : «... Je le somme de prouver que je suis l'auteur de ce livre plus horrible encore. Il n'y a qu'un

Il est hors de conteste que le marquis de Sade a été une victime *politique*, et c'est pour un motif *politique* qu'il a été retenu pendant de longues années dans un asile de fous.

Convaincu que les peines qui pouvaient lui être appliquées par un tribunal « seraient insuffisantes et nullement proportionnées à son délit », le mi-calomniateur qui jette ainsi, sans preuve aucune, des soupçons sur la probité d'un individu... Quoi qu'il en soit, j'ai dit et affirmé que je n'avais point fait de livres immoraux et que je n'en ferais jamais... » Dans une autre lettre, passée en vente en 1861, le marquis dit : « Il circule dans Paris un ouvrage *infâme* ayant pour titre *Justine ou les malheurs de la vertu*... Malheureusement pour moi, il a plu à l'exécrable auteur de *Justine* de me voler une situation, mais qu'il a obscénisée, luxuriosée de la plus dégoûtante manière... » Le 5 nivôse an X (vente Charron, février 1839), de Sade écrit au ministre : « Détenu depuis neuf mois à Pélagie comme prévenu d'avoir fait le livre de *Justine*, qui pourtant n'émana jamais de moi, je souffre et ne dis mot, comptant chaque jour sur la justice du gouvernement ; mais lorsque les méchants, désespérés de mon silence et de ma résignation, cherchent à me nuire par tous les moyens possibles, je les démasque. » « On m'accuse d'être l'auteur du livre infâme de *Justine*, écrit le marquis, le 30 floréal an X, au ministre de la justice ; l'accusation est fausse, je vous le jure au nom de tout ce que j'ai de plus sacré !... Je suis ou non l'auteur du livre qu'on m'impute. Si l'on peut me convaincre, je veux subir mon jugement ; dans le cas contraire, je veux être libre. Quelle est donc cette arbitraire partialité, qui brise les fers du coupable et qui en écrase l'innocent ? Est-ce pour en arriver là que nous venons de sacrifier pendant douze ans nos vies et nos fortunes ?... Je veux être libre ou jugé, j'ai le droit de parler ainsi, mes malheurs et les lois me le donnent... » En toute bonne foi, est-ce là le langage d'un fou ?

nistre de la justice avait donné l'ordre « d'oublier pour longtemps » le prisonnier dans la maison de Sainte-Pélagie [1].

Peu après on le transférait à Bicêtre, puis à Charenton[2] : il entra dans cet hospice le 26 avril 1803[3].

[1] 14 mars 1803.

23 Ventôse an II.

M. Boucheseche donne à M. Parizot récépissé des papiers sortis de la chambre de Desade, au moment de sa translation à Sainte-Pélagie. Ce qui prouve que M. Boucheseche a une liasse des papiers de cette affaire. (*Archives de la Maison nationale de Charenton.*)

[2] Paris, le 30 floréal an II.

Sur la demande de la famille de Sade, le conseiller d'État préfet de police a consenti à ce que de Sade fut transféré à Charenton, et il a écrit en marge d'une pièce déposée à la cinquième division : « La famille se concertera *avec le citoyen Coulmier et le citoyen Boucheseche* dira au citoyen Coulmier qu'il ne faut pas qu'il s'évade et qu'il puisse communiquer avec personne. » La famille est d'accord sur le prix de la pension avec le citoyen Coulmier, et celui-ci qui a eu une longue conférence avec le chef de la cinquième division lui a assuré qu'il avait une chambre tellement disposée qu'il n'y avait rien à craindre pour l'évasion de son pensionnaire, il a d'ailleurs demandé un prix proportionné aux soins que l'on doit donner et à la vigilence (*sic*) qu'il faut exercer. D'après cela le chef de la cinquième division invite son collègue Parizot à proposer au conseiller d'État Préfet l'ordre de transférement.

Signé : J.-B. Boucheseche.

Pour copie conforme,

Le Secrétaire général de la Préfecture de police,

F. Maleval.

(*Archives de la Maison nationale de Charenton.*)

[3] Préfecture de Police. Paris, le 6 floréal an II.

Le citoyen Directeur de l'hospice et Maison de santé établie

Pendant les premiers temps de son séjour à la maison de fous, le marquis de Sade ne donna pas lieu à des plaintes trop vives[1] ; mais cela ne pouvait durer.

En 1808, le médecin en chef de l'hospice adres-

à Charenton recevra du citoyen Bouchon officier de Paix, et gardera jusqu'à nouvel ordre, à titre de pensionnaire, le ci-après nommé venant de Bicêtre

SADE, Donatien-Alphonse-François.

Sa pension sera acquittée par sa famille.

Le Conseil d'État préfet de police.
Signé : DUBOIS.
(*Archives de la Maison nationale de Charenton.*)

[1] 17 mai 1805.

Le conseiller d'État préfet de police, chargé du 1er arrondissement de la police générale de l'Empire.

À M. de Coulmier, directeur de l'hospice de Charenton.

Paris, le 27 floréal an XIII.

Je suis informé, Monsieur, que vous avez permis au sieur Desade, détenu par ordre du Gouvernement dans votre Maison, de rendre le pain béni et de faire la quête dans l'Église paroissiale de Charenton le jour de Pâques dernier.

Cet individu n'a été transféré de Bicêtre où il devait rester toute sa vie, que pour donner à sa famille la facilité de régler ses affaires. Il est prisonnier chez vous et vous ne devez ni ne pouvez, en aucun cas, ni sous quelque prétexte que ce soit, lui permettre de sortir, sans une autorisation expresse et formelle de ma part, et, comment encore, n'avez-vous pas pensé que la présence d'un pareil homme ne pouvait inspirer que de l'horreur et exciter des troubles en public ?

Votre extrême complaisance pour le sieur Desade a d'autant

sait à l'autorité supérieure, c'est-à-dire au ministère de la police, un rapport circonstancié, où la
conduite du marquis était sévèrement jugée. Le
document est de trop d'importance pour que nous
nous contentions de l'analyser [1].

Paris, 2 août 1808.

*Le Médecin en chef de l'hospice de Charenton à Son
Excellence Monseigneur le sénateur, Ministre de la police générale de l'Empire.*

MONSEIGNEUR,

J'ai l'honneur de recourir à l'autorité de votre Excellence pour un objet qui intéresse essentiellement mes
fonctions, ainsi que le bon ordre de la maison dont le
service médical m'est confié.

Il existe à Charenton un homme que son audacieuse
immoralité a malheureusement rendu trop célèbre, et
dont la présence dans cet hospice entraîne les inconvé-
nients les plus graves : je veux parler de l'auteur de l'in-

plus droit de me surprendre que, plus d'une fois, vous vous
êtes plaint vivement de sa conduite et surtout de son insubor-
dination.

Je vous rappelle, Monsieur, les ordres donnés à son égard et
je vous invite à les exécuter désormais à la lettre.

J'ai l'honneur de vous saluer.

Signé : DUBOIS.

(*Archives de la Maison nationale de Charenton.*)

[1] Bien qu'il ait été publié par la *Revue rétrospective*, 1re série),
1893, pp. 255 et suivantes.

fâme roman de *Justine*. Cet homme n'est pas aliéné. Son seul délire est celui du vice, et ce n'est point dans une maison consacrée au traitement médical de l'aliénation que cette espèce de délire peut être réprimé. Il faut que l'individu qui en est atteint soit soumis à la séquestration la plus sévère, soit pour mettre les autres à l'abri de ses fureurs, soit pour l'isoler lui-même de tous les objets qui pourraient exalter ou entretenir sa hideuse passion. Or, la maison de Charenton, dans le cas dont il s'agit, ne remplit ni l'une ni l'autre de ces deux conditions. M. de Sade y jouit d'une liberté trop grande. Il peut communiquer avec un assez grand nombre de personnes des deux sexes encore malades ou à peine convalescentes, les recevoir chez lui, ou aller les visiter dans leurs chambres respectives. Il a la faculté de se promener dans le parc et il y rencontre souvent des malades auxquels on accorde la même faveur. Il prêche son horrible doctrine à quelques-uns ; il prête des livres à d'autres. Enfin, le bruit général dans la maison est qu'il vit avec une femme qui passe pour sa fille.

Ce n'est pas tout encore. On a eu l'imprudence de former un théâtre dans cette maison, sous prétexte de faire jouer la comédie[1] aux aliénés et sans réfléchir aux funestes effets qu'un appareil aussi tumultueux devait nécessairement produire sur leur imagination. M. de Sade

[1] Le dossier Vattemare, dont un certain nombre de pièces ont été publiées par M. Charavay, dans l'*Amateur d'autographes*, contenait une lettre d'un certain Thierry, employé ou peut-être pensionnaire de Charenton, et renfermant certains détails, assez piquants, sur le marquis et sur le théâtre qu'il avait organisé.

est le directeur de ce théâtre. C'est lui qui indique les
pièces, distribue les rôles et préside aux répétitions. Il
est le maître de déclamation des acteurs et des actrices,
et les forme au grand art de la scène. Le jour des représentations publiques, il a toujours un certain nombre de
billets d'entrée à sa disposition, et placé au milieu des
assistans, il fait en partie les honneurs de la salle. Il est
même auteur dans les grandes occasions : à la fête de
M. le directeur, par exemple, il a toujours soin de composer ou une pièce allégorique en son honneur, ou au
moins quelques couplets à sa louange[1].

Il n'est pas nécessaire, je pense, de faire sentir à Votre
Excellence le scandale d'une pareille existence et de lui
représenter les dangers de toute espèce qui y sont attachés. Si ces détails étaient connus du public, quelle idée
se formerait-on d'un établissement où l'on tolère d'aussi
étranges abus ? Comment veut-on d'ailleurs que la partie
morale du traitement de l'aliénation puisse se concilier
avec eux ? Les malades qui sont en communication jour-
nalière avec cet homme abominable ne reçoivent-ils pas
l'impression de sa profonde corruption ; et la seule idée
de sa présence dans la maison n'est-elle pas suffisante
pour ébranler l'imagination de ceux même qui ne le voient
pas ?

J'espère que Votre Excellence trouvera ces motifs assez

[1] L'auteur de *Justine* obéissait à sa vocation pour le théâtre
en donnant ces représentations, qui étaient d'ailleurs fort suivies et auxquelles les dames du meilleur monde ne rougis-
saient pas d'assister. (Cf. *Revue anecdotique*, nouvelle série, t. I,
1er semestre 1860, pp. 103-106.)

puissants pour ordonner qu'il soit assigné à M. de Sade
un autre lieu de réclusion que l'hospice de Charenton.
En vain renouvellerait-elle la défense de le laisser communiquer en aucune manière avec les personnes de la
maison ; cette défense ne serait pas mieux exécutée que
par le passé et les mêmes abus auraient toujours lieu. Je
ne demande point qu'on le renvoie à Bicêtre, où il avait
été précédemment placé, mais je ne puis m'empêcher de
représenter à Votre Excellence qu'une maison de sûreté
ou un château fort lui conviendrait beaucoup mieux
qu'un établissement consacré au traitement des malades,
qui exige la surveillance la plus assidue et les précautions
morales les plus délicates [1].

J'ai l'honneur d'être, avec un profond respect, Monseigneur, de Votre Excellence, le très humble et très obéissant serviteur.

ROYER-COLLARD.

On a pu s'étonner que la police pût ainsi pénétrer dans un établissement destiné au traitement
des affections mentales ; et, à ce propos, il ne sera
pas inutile de rechercher quelle était, au moment
où le marquis y subit sa détention, la destination

[1] C'est probablement à la suite de la plainte adressée par le
docteur Royer-Collard au Ministre de la Police, que celui-ci
décida de transférer le marquis au château de Ham ; mais,
grâce à l'intervention du directeur de Charenton, le marquis ne
quitta pas cet établissement, ainsi que l'attestent les pièces
extraites des Archives de Charenton, publiées aux Pièces justificatives de ce chapitre.

réelle de la maison de Charenton. Nous ne saurions mieux faire, pour nous renseigner, que de nous adresser à l'homme qui peut être considéré comme le meilleur guide dans ce domaine, l'aliéniste Esquirol.

Esquirol, dans un ouvrage resté classique, a donné l'historique très complet de l'établissement où avait été enfermé, par mesure d'ordre public, le marquis de Sade. Nous allons lui emprunter les éléments principaux de son lumineux travail [1].

Deux ans après la suppression de l'établissement, le 15 juin 1797, le Directoire exécutif avait ordonné que l'hôpital de la Charité de Charenton serait rendu à sa première destination ; qu'il serait pris dans l'ancien local des frères de la Charité, toutes les dispositions nécessaires pour établir des moyens de traitement complet pour la guérison de la folie ; que les aliénés des deux sexes y seraient admis ; enfin, que l'établissement serait sous la surveillance immédiate du ministère de l'intérieur, autorisé à faire le règlement qu'il jugerait convenable pour l'organisation du nouvel établissement de Charenton.

La gestion de l'établissement fut confiée, sous le titre de régisseur général, à M. de Coulmier, ancien religieux prémontré, membre de l'Assemblée Constituante et Législative. M. Gastaldi, ancien médecin de la maison des insensés d'Avignon, dite de la Providence, fut nommé médecin de Charenton, M. Dumoutier eut la place d'économe-surveillant et feu M. Deguise remplit les fonctions de

[1] Esquirol, *Des maladies mentales*, t. II, pp. 561 et suivantes.

chirurgien. Ces nominations sont du 21 septembre 1798.

. . . .

L'article 4 de l'arrêté du 5 juin 1797 disait bien que le régisseur de Charenton rendrait immédiatement, au ministre de l'intérieur, compte de l'administration économique de cet établissement. Ce compte ne fut jamais rendu et ne put jamais l'être. L'article 5 du même arrêté porte que l'école de médecine de Paris rédigera un règlement propre à régulariser les divers services de Charenton; ce règlement ne fut point fait, et M. de Coulmier resta indépendant, maître absolu, surveillant suprême de l'administration et du service médical.

Aussi, lorsque M. Gastaldi fut mort, au commencement de 1805, M. de Coulmier ne voulait point qu'on donnât un successeur à ce médecin; il fallut que l'École de médecine intervînt pour faire nommer M. Royer-Collard médecin en chef de la maison de Charenton.

Dans l'absence de tout règlement, le médecin en chef fut sans autorité réelle, à cause de la suprématie que le directeur s'était arrogée. Regardant l'application des moyens moraux comme l'une de ses attributions les plus importantes, le directeur crut avoir trouvé, dans les représentations théâtrales et dans la danse, un remède souverain contre la folie. Il établit, dans la maison, les bals et les spectacles. On disposa, au-dessus de l'ancienne salle de l'hôpital du canton, devenue une salle pour les femmes aliénées, un théâtre, un orchestre, un parterre, et en face de la scène une loge réservée pour le directeur et ses amies. En face du théâtre et de chaque côté de cette loge, qui faisait saillie sur le parterre s'élevaient des gra-

dins destinés pour recevoir à droite quinze à vingt femmes
et à gauche autant d'hommes, privés plus ou moins de la
raison, presque tous dans la démence et habituellement
tranquilles. Le reste de la salle ou parterre était rempli
d'étrangers et d'un très petit nombre de convalescents.
Le trop fameux de Sade était l'ordonnateur de ces fêtes,
de ces représentations, de ces danses auxquelles on ne
rougissait pas d'appeler des danseuses et des actrices des
petits théâtres de Paris [1].

Protégé par le directeur, le marquis put, quelque temps encore, se livrer à ses goûts de metteur en scène. Mais le terrible Royer-Collard veillait : il se plaignit de nouveau, et les spectacles
furent supprimés, par un arrêté ministériel du
6 mai 1813.

Si l'on s'en rapporte aux biographes, le marquis
de Sade mourut à Charenton le 2 décembre 1814,
âgé de soixante-quinze ans, à la suite d'une courte
maladie [2]. D'après une note, qui nous a été com-

[1] Sur ces spectacles et les pièces composées par le marquis,
M. A. Bey, dans un récit donné au *Temps*, du 4 janvier 1912,
a fourni quelques renseignements intéressants.

[2] Charenton, le 3 décembre 1814.

A. S. E. LE DIRECTEUR GÉNÉRAL DE LA POLICE DU ROYAUME.

Monseigneur,

Hier soir sur les 10 heures, est décédé dans la maison Royale
de Charenton, M. le marquis de Sade que le ministre de la

muniquée par M. Bégis, note écrite par le docteur
Ramon, le marquis aurait succombé à un engoue-
ment pulmonaire, à forme d'asthme[1]. Le docteur

Police générale y avait fait transférer de Bicêtre en floréal
an II.

Sa santé dépérissoit sensiblement depuis quelque temps ;
mais il n'a cessé de marcher que deux jours avant sa fin qui
a été prompte et au commencement d'une fièvre adinamique
et gangréneuse.

M. Armand de Sade son fils étant présent, je pense qu'il n'y
a point de nécessité, d'après la loi civile, de faire apposer les
scellés. Quant aux mesures et à l'ordre public, V. E. jugera si
elle a des précautions à prendre, et elle daignera me donner
ses ordres, je présume assez de l'honnêteté de M. de Sade fils
pour croire que de lui-même il supprimerait des papiers dangereux s'il en existe chez son père.

J'ai l'honneur d'être, avec respect, Mgr. de V. E. le très humble et obéissant serviteur.

(*Archives de la Maison nationale de Charenton.*)

[1] Cela s'accorde assez avec l'état de santé qui nous est
révélé par la pièce suivante, inédite, que nous devons à l'obligeance de M. Noël Charavay : c'est une lettre adressée, par le
marquis, « A Sa Majesté l'Empereur et roi, Protecteur de la
Confédération du Rhin, en sa commission des pétitions au Conseil d'État ».

« Sire,

« Le sieur de Sade père de famille dans le sein de laquelle il
voit pour sa consolation un fils qui se distingue aux armées,
traîne depuis près de vingt ans dans trois différentes prisons
consécutives, la vie du monde la plus malheureuse ; il est
septuagénaire, presque aveugle, accablé de gouttes et de rhumatismes dans la poitrine et dans l'estomac qui lui font souffrir d'horribles douleurs ; des certificats de médecins de la
maison de Charenton où il est maintenant attestent la vérité

Ramon est le médecin appelé à donner les derniers soins au marquis; le même médecin fut chargé de faire son autopsie.

Nous avons trouvé, dans le dossier conservé à Charenton, la note des *frais funéraires*, s'élevant à la somme de 65 livres, se décomposant ainsi : Cercueil 10 livres, Fosse 6 livres, Porteurs 8 livres, Aumônier 6 livres, Cierges 9 livres, pour la chapelle 6 livres, pour la croix de pierre posée sur sa tombe 20 livres. Le marquis fit, comme on voit, une fin édifiante.

S'il faut en croire Jules Janin [1], qui a écrit sur le marquis de Sade le plus extraordinaire des romans, les disciples de Gall se seraient emparés de son crâne, le cadavre étant à peine refroidi. La vérité est tout autre.

Ce n'est qu'au moment de l'exhumation [2], un

de ces faits et l'autorisent à réclamer enfin sa liberté, en protestant qu'on n'aura jamais lieu de se repentir de la lui avoir donnée. Il ose se dire de sa Majesté,

« Sire,
« Avec le plus profond respect, le très humble, très obéissant serviteur et sujet.

« DE SADE. »

Charenton ce 17 juin 1808.

[1] *Le marquis de Sade*, par J. JANIN. Paris, chez les marchands de nouveautés, 1834.

[2] « Cette exhumation, nous écrivait naguère M. V. Sardou, eut lieu la nuit, clandestinement, par trois personnes, dont une était (elle me l'a, du moins, assuré) mon vieil ami le docteur

certain temps après la mort, que les phrénologistes se livrèrent à leurs expériences. Ils ne se jetèrent donc pas sur son crâne « comme sur une admirable proie, qui devait à coup sûr leur donner le secret de la plus étrange organisation humaine ».

Ce crâne ressemblait à tous les crânes de vieillards. J. Janin, qui prétend l'avoir eu sous les yeux, assure que cette tête était « petite, bien conformée »; qu'on l'eût prise pour une tête de femme

Londe, disciple de Gall ; il resta détenteur du crâne, qui lui fut dérobé, en sorte que je n'ai pas eu la satisfaction d'interpeller le marquis à la façon d'Hamlet, pour lui dire à quel point j'approuvais la monarchie et l'empire de l'avoir coffré comme malfaiteur et comme fou ; et trouvé plaisant que la Révolution eût récompensé ses vertus civiques, en le faisant secrétaire de la Société populaire de la section des Piques!... Je veux aussi vous citer un trait de son caractère qui est bien dans la psychologie du personnage.

« En 1885, j'allais quelquefois à l'hôpital de Bicêtre, où deux de mes amis étaient internes, et je me promenais avec eux dans l'établissement. Un vieux jardinier, qui avait connu le marquis lors de sa détention, nous contait que l'une de ses distractions était de se faire apporter de pleines corbeilles de roses, les plus belles et les plus chères que l'on pût découvrir dans les environs. — Assis sur un tabouret, près d'un ruisseau fangeux qui traversait la cour, il prenait chaque rose l'une après l'autre, la contemplait, la flairait voluptueusement..., puis la trempait dans la bourbe du ruisseau et la jetait au loin, souillée et puante, en éclatant de rire! Ne voilà-t-il pas tout le marquis ? » (Cf. *Chronique médicale*, 15 décembre 1902, p. 807-8.)

au premier abord ; d'autant plus que *les organes
de la tendresse maternelle et que l'amour des enfants y étaient aussi saillants que sur la tête d'Héloïse, ce modèle de tendresse et d'amour !*

Janin, qui en sentait tout le ridicule, a soin
d'ajouter bien vite que ces réflexions émanent d'un
phrénologiste, bien étonné quand on lui eut appris à quel personnage appartenait ce crâne.

On l'eût été à moins !

PIÈCES JUSTIFICATIVES

Dans le dossier de pièces réunies sur le marquis de
Sade, par les soins de M. le Directeur de la maison de
Charenton [1], nous avons trouvé un mémoire d'une certaine étendue, rédigé par M. Maurice Palluy, Directeur
de la maison royale de Charenton, etc., contre le sieur
Donatien-Claude-Armand de Sade, propriétaire [2], etc.,
fils du marquis, mémoire dont nous allons faire connaître seulement les grandes lignes.

Il y est dit que la maison avait traité avec la famille et
plus particulièrement avec le sieur de Sade-fils, et non
avec le marquis, pour le service de sa pension.

Le mémoire contient, entre autres détails intéressants,

[1] Nous tenons à profiter de l'occasion qui s'offre à nous de
remercier MM. Strauss, Directeur de la Maison nationale de
Charenton, et le docteur Ligier, sous-directeur, du gracieux
empressement qu'ils ont mis à nous communiquer les pièces
concernant le marquis de Sade, et du très courtois accueil que
nous avons rencontré auprès de tout le personnel de l'établissement placé sous les ordres de ces aimables administrateurs.

[2] Dans une pièce, il est désigné sous le nom d'Armand de
Sade-Mazau, propriétaire, habitant à Valery, commune dépen-
dant du canton de Cheroy, arrondissement de Sens.

les suivants : le marquis avait été d'abord enfermé à Sainte-
Pélagie, puis dans les prisons de Bicêtre. « Sa famille,
afin d'atténuer, s'il était possible, la honte de ses écrits,
chercha à faire passer pour de la folie la perversité du
marquis ; dès lors, elle fit tous ses efforts pour obtenir la
translation du détenu dans la maison de santé de Charenton. » La pension du marquis fut fixée, de concert avec
la famille, à la somme annuelle de 3.000 francs, en considération des dispositions toutes spéciales que la police
avait exigées dans le but de prévenir l'évasion de ce détenu.

C'est alors que fut donné l'ordre de transport du marquis, de Bicêtre à Charenton. Cet ordre fut obtenu le
6 floréal an II (29 août 1803) de M. Dubois, préfet de police; il énonce formellement la condition que la pension
sera acquittée par la famille. L'ordre fut exécuté le lendemain 7 floréal.

D'après l'auteur du mémoire que nous analysons, la
conduite du marquis à Charenton fut si scandaleuse (*sic*),
que l'inspecteur général du 4ᵉ arrondissement de la Police de l'Empire crut devoir ordonner, par arrêté du
17 août 1809, la translation du marquis au château de
Ham [1], conformément à une décision prise par le ministre
de la police générale (le 11 novembre 1808).

Paris, 17 avril 1809.

M. l'Inspecteur Général à M. Parisot.

L'Inspecteur général du 4ᵉ arrondissement de la police générale de l'Empire prévient M. Parisot que M. le Préfet de police
vient de donner l'ordre pour que le sieur de Sade, présentement détenu à Charenton, soit transféré le plus promptement

Aussitôt cet ordre connu, la famille fit les démarches les plus actives pour en arrêter l'exécution. Elle parvint à obtenir du directeur, M. de Coulmier, qu'il adresserait une requête au ministre, pour qu'il ne donnât pas suite à sa décision. L'ordre fut, en effet, suspendu, et le marquis resta dans l'établissement de Charenton [1].

possible au château de Ham, conformément à la décision de son Excellence le Ministre de la police générale en date du 11 novembre 1808.

L'Inspecteur, etc. *Signé* : Neyret.

[1]   ORDRE DE SUSPENDRE LE TRANSFÈREMENT

21 avril.

Ordre ajourné, le détenu continuera de rester jusqu'à nouvel ordre à Charenton.

Voir lettre de M. de Coulmier du 12 septembre 1809, il demande que l'on ne donne pas lieu à l'ordre du 17 avril 1809 afin d'être payé de l'énorme arriéré dû à la maison de Charenton.

NOTE DE M. DUBOIS SUR LA LETTRE DE M. DE COULMIER.

Lui dire de s'adresser directement au Ministre, mais certes ce n'est pas en restant qu'il s'acquittera, la dette ne fera qu'augmenter.

LETTRE DE M. DE COULMIER, DIRECTEUR, A M. LE MINISTRE
DE LA POLICE.

Charenton, le 12 septembre 1809.

A Son Excellence le Ministre de la Police.

Monseigneur,

Je suis prévenu que votre Excellence avait décidé, dans sa sagesse, de faire transférer M. de Sade, envoyé par le gouvernement à Charenton le 7 floréal an II, au château de Ham. Je vous prie, Monseigneur, d'accorder, avant la translation de ce

C'est seulement après la mort du marquis de Sade que l'établissement de Charenton réclama des héritiers le paiement d'un reliquat de dettes contractées par le marquis.

L'auteur du mémoire en faveur de l'administration faisait valoir surtout, pour obtenir le paiement de la somme réclamée au fils du marquis, que le marquis était frappé de mort civile par suite des lois sur l'émigration et que dans cette qualité il était incapable de contracter aucune

prisonnier dans sa nouvelle destination, le temps de recevoir des nouvelles d'Arles où sont situés ses biens, et de faire des arrangements avec sa famille pour que les arrérages dus à la maison, qui montent à environ 5.170 francs, soient payés ou assurés, autrement la Maison, qui a besoin de toutes ses ressources, serait exposée à perdre cette créance sacrée, puisqu'elle est pour pension, bois et lumière.

Désirant faire de la maison de Charenton un établissement qui annonce les bontés paternelles du Gouvernement pour les infortunés en démence et ménager en même temps les charges du trésor public, j'ai consacré, pour des constructions indispensables pour le traitement des malades, les arrérages des pensions dues dont je connaissais à peu près le montant, pour faire ces dépenses extraordinaires. Les bâtiments sont faits et parfaits. Si l'arriéré de M. de Sade restait en souffrance, la perte pourrait tomber sur les entrepreneurs, gens parfaitement honnêtes, dont les bénéfices sont très minces, pour la sévérité de la surveillance qu'on y a mise. Je ne m'appesantirai pas davantage, Monseigneur, sur cet objet qui ne peut échapper à la sagacité de Votre Excellence. J'ajouterai seulement que je serais bien malheureux d'avoir compromis mon crédit pour des objets dont l'avantage est au profit des infortunés, et pour honorer le gouvernement par un établissement utile.

J'ai l'honneur d'être avec respect,

Signé : DE COULMIER.

(Archives de la Maison nationale de Charenton.)

obligation. Si la famille lui avait persuadé qu'il avait la
libre gestion de ses biens, si on lui laissait acquitter lui-
même sa pension, si le Directeur de l'établissement de
Charenton réglait directement avec le marquis les comptes
de cette pension, c'était « pour ne point blesser l'amour-
propre » du marquis. Au reste, l'incapacité civile du
marquis avait été reconnue par son fils, dans une lettre
adressée au préfet de police et qui figure dans les premières éditions de notre ouvrage.

Au résumé, la pension du marquis ayant été payée régulièrement, on exigeait du fils qu'il acquittât la dette
contractée par son père. En conséquence, le fils de Sade
fut assigné, le 14 mai 1831, devant le tribunal de la
Seine, en paiement d'une somme de 7.334 livres [1].

Un jugement du 24 juillet 1832 débouta de sa demande la maison royale de Charenton. La maison de
Charenton interjeta appel, perdit de nouveau son procès
et fut condamnée aux dépens.

Le fils du marquis triomphait, en droit.

---

[1] Le détail en est donné dans un document publié dans nos
premiers tirages; nous n'avons pas cru devoir reproduire à
nouveau la pièce, d'ailleurs sans grand intérêt. Nous avons
également supprimé deux pièces, tirées du même dossier d'archives, qui montrent aux prises l'administration de la maison de
Charenton et la Préfecture de police avec le fils du marquis de
Sade, dont on dénonce l'indignité, parce qu'il se refuse à payer
les dettes contractées par son père. Nous ne pouvons qu'y
renvoyer ceux qu'intéresse cette procédure. (Cf. le *Cabinet
secret de l'Histoire*, édition de 1900, 1ᵉ série, pp. 317-320.)

LE MAL SECRET DE SOPHIE ARNOULD

Ah ! les amusantes trouvailles que l'on fait dans les catalogues d'autographes, quand le hasard ou la chance s'en mêle ! C'est de l'histoire en raccourci que ces catalogues, et de l'histoire sincère, puisque les personnages s'y présentent dans le déshabillé de leur existence, et sans le moindre soupçon de fard.

Sans doute, les documents sont parfois secs dans leur laconisme ; mais pour peu qu'on sache lire entre les lignes, on les anime et on en tire les conséquences les plus inattendues.

Jadis nous tombait sous les yeux un de ces catalogues ; on y annonçait, en deux lignes, une lettre de Sophie Arnould, l'artiste adorable et tant adorée, à l'architecte Belanger, son « Bel-Ange », comme elle le nommait dans l'intimité [1].

[1] Comme on reprochait à Sophie d'avoir fait choix d'un architecte pour amant, après avoir eu les plus grands seigneurs à

Belanger était autre chose qu'un architecte, c'était un homme d'esprit, et pour tenir tête, sur ce terrain, à Sophie Arnould, il fallait en avoir, et du plus fin.

Les mots d'esprit de Sophie Arnould ne se comptent plus. En voici quelques-uns, entre cent.

Un jour qu'une danseuse, fort maigre, mais maigre à ce point qu'on l'appelait le « squelette des grâces », dansait avec son soupirant, Gardel, et Dauberval, son favori, Sophie s'écria : *Je crois voir deux chiens qui se disputent un os !*

— « Ton amant te mine, comment peux-tu rester avec lui ? », disait l'intraitable actrice à une de ses amies ; celle-ci lui fit cette réponse naïve : — « Cela est vrai, mais c'est un si bon diable ! »

— « *Je ne m'étonne plus*, lui répliqua Sophie, *si cela l'amuse de tirer le diable par la queue.* »

Rappelons encore le mot cruel qu'elle fit sur La Harpe, atteint d'une lèpre (?) honteuse (syphilis ou eczéma) : « c'est tout ce qu'il a des anciens », dit assez méchamment Sophie.

Mais elle n'était pas toujours d'humeur à plaisanter, la pauvre Sophie, et, malgré sa folle insouciance, elle versa souvent des larmes amères.

Quand la maladie la visitait et la clouait dans son

ses pieds, elle répliqua finement : « Je n'avais rien de mieux à faire pour employer les pierres qu'on jette de tous côtés dans mon jardin. » *Arnoldiana*, Paris, 1813, p. 72.

lit, elle songeait à son ami, au confident de ses peines, et le réclamait à son chevet.

Comment, il est Dieu possible, mon bel ange, vous le meilleur, comme le plus ancien de mes amis, que je sois malade comme je l'ai été, aussi gravement, aussi dangereusement, depuis quatre mois et plus, sans avoir entendu parler de vous, sans en recevoir la plus petite marque d'intérêt, d'amitié! Je ne l'eusse jamais cru, si je ne venais de l'éprouver.

Son fils aîné lui avait amené un médecin de Paris, mais elle préférait « le médecin de son village, un vrai Sganarelle, chantant toujours *bouteille ma mie*, et ne la quittant que rarement... »

Un peu plus tard, Sophie écrit à son Bel-Ange qu'elle vient d'être de nouveau malade. Oui, pendant cinquante-trois jours, elle a été *très mal...*, « mais surtout pendant *trente-cinq* à l'agonie... enfin *petit bonhomme* vit encore ».

Ce sera le châtiment de cette pécheresse de souffrir mille morts, avant que la hideuse Parque ne tranche le fil de ses beaux jours.

De trente-trois ans à quarante ans elle a dû avoir recours aux eaux de Barèges, de Bagnères, qu'il lui a fallu aller chercher par delà les monts, et excepté les eaux de Barèges, les bains, mais bien modérément encore, cela ne fait que relâcher la fibre et gonfler les vaisseaux de *certaine partie*, qui ne doit être tourmentée par aucun excès.

Éviter les ragoûts, les choses fortes et beaucoup d'exercice à pied. Jamais de saignée que par les sangsues, quand elle est indispensable.

Malgré cette hygiène sévère, qu'elle conseillait mais se gardait d'observer, Sophie est sans cesse tourmentée par la douleur. Comme elle le dit si joliment, sa santé est toujours bien *dolorée*. Les savants Esculapes, Pelletan de l'Hôtel-Dieu et Boyer de la Charité, l'ont visitée et ne sont que médiocrement rassurés.

Sophie était, en réalité, atteinte d'un *cancer du rectum*, qui lui était survenu à la suite d'une chute, et depuis, les symptômes n'avaient fait que s'aggraver.

Un jour, une consultation de docteurs avait été provoquée ; chacun fut appelé à examiner le siège secret du mal. C'est alors, dit-on, que l'actrice aurait tristement murmuré : « Faut-il que je paye maintenant pour faire voir cette chose-là, tandis qu'autrefois !... »

Autrefois elle se souciait si peu de le montrer, qu'elle ne trouvait rien de mieux (pour dissiper les soupçons injurieux de son amant, qui l'accusait de l'avoir contaminé), que de se faire délivrer par le chirurgien Morand ce certificat, indiscrètement explicite :

Je certifie avoir visité Mlle Arnould avec la plus grande

exactitude, et ne lui avoir trouvé nulle marque, ni symptôme de maladie vénérienne d'aucune espèce.

A Paris, ce dix décembre mil sept cent soixante-deux.

MORAND.

Où était le temps ou elle n'avait d'autre souci que
de répondre à la calomnie? Aujourd'hui, sa santé
est la seule chose qui la préoccupe ; elle est si fortement ébranlée, que c'est à peine si elle trouve
le temps de plaisanter sur son sort. Qu'une éclaircie paraisse, que son « squirrhe se dégage de
l'humeur dont il était enveloppé », et elle rede-
viendra la Sophie rieuse dont tout Paris applaudit
les mots.

Mais le sourire se fige bientôt sur ses lèvres
décolorées, et les souffrances la torturent de nouveau.

Elle a confiance, néanmoins, dans un avenir
meilleur. « Ce brave Esculape Boyer, qui visite
cela du doigt et de l'œil, est assez content, ainsi
que le docteur Michel. » Quand elle dit à ce dernier qu'elle a encore des douleurs assez cuisantes,
il répond : « qu'il faut que cela soit comme ça... »
Bene sit, donc...

Cependant une amélioration passagère survient.
« La tumeur diminue sensiblement ; quoiqu'il
s'en faut encore qu'elle soit à la fin. » Elle était si
considérable, qu'elle regardait comme un miracle

« l'opération avantageuse qu'auraient produite les remèdes ».

Présentement, elle était à 72 grains (ou 2 gros) d'extrait de ciguë, sans compter « les lotions, fumigations, injections, trois et quatre fois par jour », selon que les douleurs l'exigeaient. Ajoutez « les médecines de traverse qu'il faut prendre pour servir de balais aux ordures que l'on veut chasser du corps ».

Comme elle devait être attristée, quand elle remontait par la pensée à l'époque où elle était choyée, adulée, au moment où les beaux-esprits et les plus savants se la disputaient à l'envi !

Son petit chien tombait-il malade, c'était un événement. Et elle se gardait bien de confier la santé du toutou à Lionnois, le vétérinaire à la mode, mais bien à l'illustre magnétiseur Mesmer qui, en deux ou trois passes, l'expédiait *ad patres*. Aussitôt ce couplet courait la capitale :

> Le magnétisme est aux abois,
> La Faculté, l'Académie
> L'ont condamné tout d'une voix,
> Et même couvert d'infamie.
> Après ce jugement, bien sage et bien légal,
> Si quelque esprit original
> Persiste encore dans son délire,
> Il sera permis de lui dire :
> Crois au magnétisme... animal !

Malgré ses accointances avec le charlatan Mesmer, cela n'empêchait point Sophie d'être au mieux avec la Faculté et avec l'Académie royale de chirurgie.

On se la dispute, on se l'arrache et, dans ce dîner connu sous le nom de la *Dominicale*, dans ce dîner, où se réunissent tous les dimanches, chez le célèbre chirurgien Louis, les membres de la seconde Société du Caveau dispersé, en ce cénacle de la chanson, au milieu de Vadé, de Crébillon fils, de Barré, de Coqueley de Chaussepierre, il n'y a qu'une femme d'admise, il n'y a que Sophie Arnould [1].

Mais les mauvais jours sont venus, la malade est condamnée à s'immobiliser une partie de la journée sur une chaise, encore quand ce n'est pas la chaise percée !

Il faut rester là sur son cul comme un vieux singe, on cheminer avec l'élégance et la vitesse d'une tortue ; de sorte qu'on en est réduit à regarder les passants et à s'ennuyer de son oisiveté... Qu'y faire ? souffrir et puis mourir. La belle chute !...

Si elle est « trop vieille pour l'amour », n'est-elle pas « trop jeune pour la mort » ? Encore si elle pouvait se sauver à la campagne ! Mais les Esculapes en ont autrement ordonné. Ils disent

[1] GONCOURT, *Sophie Arnould.*

qu'elle n'est pas encore en état de supporter la
voiture, et surtout la voiture publique, sans grand
dommage.

Et puis, son fils Constant, « notre hussard », a
annoncé son arrivée à Paris; ne faut-il pas lui faire
bonne mine ? Mais où va-t-elle le loger ? Elle ne
sait vraiment où le coucher, car il n'est pas assez
petit pour qu'elle puisse le mettre dans son lit,
« non pas qu'il en adviendrait ni pis, ni mieux, *mais
le monde, chère Agnès, est une si étrange chose !...* »

Le mal poursuivait, malgré tout, son œuvre.
Sophie souffre comme une damnée, quoique ses
médecins soient enchantés des résultats du traitement. Mais « ils chantent leur victoire, alors
qu'elle crie ses maux ».

La malheureuse est mourante et n'a plus que
deux mois à vivre. Cette femme meurt privée des
secours que son état de détresse ne lui permet
pas de se procurer. Cette femme meurt faute de
pouvoir se procurer des remèdes contre les maux
qu'elle souffre !

Le 22 octobre 1802, le talent, les charmes, l'esprit, la séduction, tout cela n'était plus!... En
quelques lignes sèches, les gazettes mentionnaient
le décès de cette Madeleine, à qui le représentant
de Dieu sur cette terre avait pardonné, parce
qu'elle avait beaucoup aimé.

LE COEUR DE TALMA

Sophie Arnould !... Talma ! Après l'étoile de
l'Opéra, le tragédien incomparable du Théâtre-
Français. La maladie les rapproche, plus encore
que le talent. La spirituelle cantatrice a succombé
à une tumeur maligne du rectum ; il y a toute apparence que le Roscius des temps modernes,
comme on se plut à le nommer, fut la victime
d'un mal analogue.

Il faut se reporter aux journaux de l'époque,
c'est-à-dire aux feuilles scientifiques de 1826, pour
être renseigné, jour par jour, heure par heure, sur
la maladie qui allait emporter prématurément l'artiste dont le jeu avait transporté toute une génération.

C'est pendant une représentation, un jour qu'il
jouait *Oreste*, un des rôles les plus écrasants du
répertoire, que Talma ressentit les premières
atteintes de la maladie dont il devait mourir.

Dès le matin, il avait éprouvé une sorte de malaise, comme un sentiment de plénitude et d'embarras intestinal ; grâce à quelques remèdes émollients, il avait pu rester en scène jusqu'au bout.

En 1802, les mêmes phénomènes ayant reparu, Talma avait pris avis de Corvisart, qui avait conseillé une médication anodine.

Une accalmie survint, jusqu'au moment où l'acteur, fatigué par un travail au-dessus de ses forces, présenta tous les symptômes d'une dépression nerveuse, compliquée d'un état obsessif et hypocondriaque.

Tantôt c'étaient des terreurs dont il ne savait se défendre. Un autre jour, il redoutait la mort subite ; ou il se croyait au bord d'un fossé, se gardant, avec une appréhension maladive, d'approcher de ce trou imaginaire. En jouant *Cinna*, racontait-il à son ami Audibert, il lui avait semblé voir autour de lui des abîmes sans fond.

Ayant lu dans un journal l'affreux récit d'un crime, il croit avoir devant les yeux la tête coupée de la victime, il marche droit devant lui, à l'aventure ; il entre dans une église, en ressort, va sans savoir où et se rappelle enfin qu'il doit jouer *Hamlet*. « Ce soir-là, s'écriait-il, quand je levai le poignard sur ma mère, *je me fis peur à moi-même*[1] ! »

<hr>

[1] ALF. COPIN, *Talma et l'Empire*. Paris, 1887.

Cet état nerveux n'était pas sans dérouter la science, pourtant perspicace, de Corvisart et Alibert, qui donnaient leurs soins à l'artiste. Ils observaient la nature et les progrès de son mal comme un phénomène.

Les effets de cette maladie étaient tellement extraordinaires que, lorsque Talma était en scène, les émotions qui s'emparaient de lui devenaient si violentes que, pour ne pas être entraîné par elles, il avait besoin de rappeler à soi sa raison, de s'examiner lui-même et de se convaincre qu'il n'y avait rien de réel dans tout ce qui se passait autour de lui[1].

Sa constitution robuste avait repris peu à peu le dessus, et jusqu'en 1825, son médecin ne trouve rien à mentionner[2].

Tout l'hiver qui suivit, le malade vécut dans un continuel malaise. A la suite d'une imprudence, une aggravation se produisit, qui dura peu.

Dans les premiers jours de la semaine sainte, Talma se rend au Havre, où le surprend un deuil aussi cruel qu'imprévu : la mort d'une fille qu'il adorait. Il rentre à Paris, où il est repris de son mal d'entrailles.

[1] *Mémoires sur Le Kain.*

[2] Nous nous sommes guidé, en grande partie, pour le récit de la maladie de Talma, sur l'étude du docteur Biett, son médecin traitant, article qui figure dans le *Répertoire d'anatomie,* 1827, t. III, pp. 99-117.

Le 10 mai, il consulte Biett. Du repos, un régime sévère lui redonnent un peu de calme. Deux fois dans le même mois, il demande conseil à Biett, mais ne suit qu'en partie ses prescriptions.

Le 2 juin, il joue *Charles VI*. Un médecin étranger, qui était venu le féliciter dans sa loge, lui conseille une application de sangsues ; alors que les piqûres donnaient encore, il absorbe de la nourriture, ce qui provoque une indigestion.

Biett, qui le voit le même soir, constate tous les symptômes d'une gastrite aiguë. Un médecin ami de la famille laisse au domicile de Talma une note écrite où il formule le diagnostic : *duodénite*, et conseille l'usage des sangsues. Pour rassurer l'imagination alarmée de Talma, on les applique à l'épigastre, tout en faisant une révulsion aux pieds, le malade ayant eu, quelques jours auparavant, un léger accès de goutte, tout à coup interrompu.

Le 10 juin, Talma quitte Paris pour la campagne de Brunoy, d'où il revient au bout d'une semaine, sensiblement amélioré. Après une promenade à Montmorency, et à la suite d'un écart de régime, les accidents reparaissent. On essaie les douches ascendantes : ces douches n'ayant pas produit l'effet attendu, Biett, pour la première fois découragé, demande qu'on lui adjoigne trois de ses collègues : Marc, Breschet et Lebreton.

Le 5 juillet, a lieu la première consultation à laquelle assistent seulement deux des praticiens, Marc n'ayant pu se rendre à l'appel de ses collègues.

Lebreton penchait pour un obstacle mécanique et proposait d'explorer l'intestin. Breschet partageait l'opinion de Lebreton.

La médication ordonnée n'ayant pas amené de modification, les consultants se réunissent à nouveau. Ils prononcent le mot de *péritonite* et prescrivent des bains.

Nous passons sur la consultation des docteurs Marc et Husson, qui conseillent une saignée générale. Enfin, on décide de faire appel à Dupuytren. L'éminent chirurgien reconnaît l'existence « d'une tumeur molle, simulant assez bien une anse intestinale distendue par des matières, remplissant en grande partie la cavité du petit bassin ».

Biett continue seul à voir Talma. Celui-ci se lève bientôt, reprend ses occupations. Tout danger paraît conjuré.

Il est soumis à une alimentation modérée, composée de lait coupé, de fécule au maigre, de fruits cuits, etc. On l'autorise, le premier jour du mois, à quitter Paris pour la campagne.

Durant les premiers temps de son séjour à Brunoy, l'amélioration était manifeste. Les forces revenaient, le convalescent faisait un exercice modéré. Plusieurs fois par jour, il avait plaisir à faire le tour de son parc, d'une étendue assez considérable.

On l'avait mis au lait d'ânesse, qu'il supportait mal, mais qu'il prenait régulièrement. A la suite d'une imprudence, les accidents reparurent. Les évacuations devinrent plus difficiles, les membres inférieurs s'infiltrèrent.

Le 26 août, Talma faisait un voyage à Paris. Il était, à ce moment, très amaigri. L'infiltration avait gagné l'abdomen, les mains et une partie de la face.

La respiration était très gênée. Le lendemain, après un déjeuner copieux, il éprouvait dans la journée quelques pesanteurs d'estomac. Le soir, il dînait chez un ami et, oubliant toutes les prescriptions de son médecin traitant, il se laissa aller à goûter de plusieurs mets, plus ou moins indigestes, dont le fumet savoureux avait excité son appétit. Deux heures après, il accusait une violente douleur à l'épigastre; des vomissements survenaient, une angoisse des plus pénibles l'étreignait: en un mot, il présentait tous les symptômes d'une indigestion.

Le 28, le mal s'était aggravé. Le pouls était à peine perceptible; la voix était tellement faible qu'il fallait s'approcher très près du malade pour l'entendre.

Les nausées étaient bientôt suivies de vomissements de matières, d'un noir violacé, qui teignaient fortement les vases dans lesquels on les recevait. Des boissons acidulées et l'usage de la glace à l'intérieur enrayèrent les accidents. Trois jours plus tard, le malade était debout et demandait avec insistance qu'on le laissât repartir pour Brunoy. « Brunoy ! s'écriait-il avec force, c'est ma vie ! »

Le 2 septembre, on consent à céder à ses instances. Il repart pour la campagne, où il passe une quinzaine de jours. Il avait été trop puni de ses imprudences, pour ne pas observer un régime sévère. Il se contentait de quelques tasses d'eau de poulet ou de lait coupé, rejetant tout aliment solide, et même les fécules, pour lesquelles il avait un dégoût marqué.

Le 20 septembre, deux jours après son retour à Paris, on provoquait une consultation, rendue nécessaire par une aggravation dans l'état de santé de Talma.

Dupuytren, d'accord avec Breschet, Lebreton et Biett, se prononça pour un *rétrécissement organique de l'intestin*. Il dessina la lésion organique et proposa, comme traitement, des bains sulfureux, des douches en arrosoir sur l'abdomen et quelques douches ascendantes simples dans le rectum.

Il fut décidé que Talma se rendrait à Enghien,

pour se soumettre à un traitement hydrothéra-
pique.

A la fin de septembre, l'état restait station-
naire : la saison d'Enghien n'avait produit aucune
amélioration.

Dupuytren, appelé le 3 octobre à Enghien par
les amis et la famille, qui ne dissimulaient plus
leur inquiétude, ne fit que conseiller la continuation des bains et des douches.

L'espoir renaissait. Talma fut autorisé à retourner à Paris.

Le 12, sur l'avis exprimé par le neveu de Talma,
le docteur Amédée Talma, arrivé la veille de
Bruxelles, on appelait en consultation, outre les
consultants habituels, MM. Bourdois, Chaussier,
Ferrus et Bégin. Il fut décidé que les bains seraient continués et qu'on essaierait du galvanisme,
proposé par Biett.

Le galvanisme n'était pas un procédé thérapeutique nouveau. Depuis dix à douze ans, on l'avait
fréquemment mis en usage à l'hôpital Saint-
Louis, où il avait donné des résultats inespérés,
dans le traitement des obstructions de l'intestin.

Le 13 octobre, on commença l'application du
galvanisme. Un mieux sembla se produire. Le
malade reprenait espoir ; mais cette accalmie ne
persista pas.

Les derniers jours, comme les médecins essayaient de le rassurer sur son état : — « Je ferai tout ce que vous voudrez, leur disait-il avec résignation, je m'en rapporte à vous ; me voilà, du reste, j'ai pris mon parti ; je doute que vous puissiez jamais me sortir de là ; mes yeux me chagrinent, j'ai peur de perdre la vue ».

Le 16, nouvelle réunion des médecins. Le docteur Talma, rentrant dans la chambre de son oncle, aperçoit Dupuytren, Biett et Bégin, qui causent à voix basse près de la cheminée. Le malade leur demande ce qu'ils disaient. « M. Dupuytren, sans répondre, s'avance vers moi, dit le docteur Talma, et me dit à voix basse qu'il demandait à ces messieurs si mon oncle était instruit des visites de l'archevêque. Comme mon oncle était mieux ce jour-là, je crus l'instant favorable ; je pris la parole et dis avec intention au malade : M. Dupuytren disait à ces Messieurs que M. l'Archevêque leur demandait tous les jours de tes nouvelles.

— Qui ? répondit-il ; M. l'Archevêque de Paris ? Oh ! que je suis touché de son souvenir, je l'ai connu autrefois chez la princesse de Wagram, c'est un bien digne homme. »

M. de Quélen était venu le voir, mais Talma n'avait pas consenti à le recevoir.

— Le bon archevêque ! je suis bien fâché de ne

pouvoir l'accueillir; dès que je me porterai mieux, ma première visite sera pour lui[1].

Talma se dissimulait à lui-même la gravité de son état. Le 17, la situation du malade était désespérée, les forces diminuaient visiblement. Le dénouement était proche.

Le 19, à neuf heures du matin, Talma cessait de parler; à onze heures et demie, il cessait de vivre. Il mourut en prononçant ces mots, qu'on parvint à distinguer au milieu de phrases incohérentes: « Voltaire! comme Voltaire!...[2] »

L'autopsie fit découvrir « un rétrécissement cellulo-fibreux, avec oblitération complète du calibre de l'intestin, à la partie supérieure du rectum[3] ».

La lésion organique avait dû commencer à se former longtemps avant la maladie (de quelques mois de durée) qui avait amené la mort; car, depuis un assez grand nombre d'années, Talma, bien que paraissant jouir d'une assez bonne santé avait beaucoup de peine à satisfaire aux nécessités naturelles.

L'ouverture du corps fit reconnaître l'existence

[1] MOREAU, *Mémoires historiques et littéraires sur Talma*, p. 77.

[2] P.-F. TISSOT, *Souvenirs historiques sur la vie et la mort de Talma*. Paris, Baudouin frères, 1826, in-8.

[3] On peut voir, pour plus de détails techniques, le *Répertoire d'anatomie*, loc. cit., pp. 115-117.

d'une *tumeur anévrysmale à la pointe du cœur*.

Cette tumeur avait environ le volume d'un œuf de pigeon. Elle ne s'était révélée, pendant la vie, par aucun symptôme qui pût la laisser soupçonner. Tout ce qu'on apprit, par une enquête menée avec soin, c'est qu'un soir, après avoir joué dans *Andromaque* le rôle d'Oreste, Talma s'était senti oppressé, pris d'anxiété précordiale, mais que cette anxiéte s'était peu à peu dissipée.

On a dit[1] que Talma était mort de la rupture de ce kyste anévrysmal du cœur; on peut affirmer aujourd'hui, après lecture de l'observation que nous avons résumée, que c'est bien à une oblitération ou un rétrécissement, probablement de nature cancéreuse (?), de l'intestin rectum, que le grand tragédien a succombé[2].

Le cœur de Talma a eu une destinée assez singulière. Après avoir été conservé un certain temps dans un bocal d'alcool[3], il fut entouré de plantes aromatiques, puis enfermé dans une boîte en acajou, recouverte d'une planche de même essence, et surmonté d'une pyramide quadrangulaire tronquée, également en acajou.

[1] BROUARDEL, *la Mort et la Mort subite*, p. 121.

[2] *Chronique médicale*, 15 octobre 1904, p. 665 et 15 novembre, p. 764.

[3] Cf. la *Chronique médicale*, 15 février 1900, p. 108.

Sur la face supérieure, on incrusta une plaque de cuivre cordiforme, avec ces mots gravés : *Celle boîte contient le cœur de Talma*[1].

Comment un fragment de ce cœur, conservé dans son intégrité grâce aux procédés que nous venons d'indiquer, a-t-il pu échouer au musée du Théâtre-Français[2], c'est un de ces petits mystères que nous ne nous chargeons pas d'éclaircir ; des recherches plus sérieuses nous sollicitent.

[1] *Chronique*, 15 mars 1906, p. 190.
[2] *Chronique*, 15 février 1900, p. 108, note.

LE MYSTÈRE DE MADAME RÉCAMIER

C'est un étonnement pour tous les écrivains qui se sont occupés de Mme Récamier, que le spectacle de cette reine de beauté, gouvernant les cœurs et les intelligences par le seul empire de son charme.

Ce don si rare, Mme Récamier le possédait à un degré éminent : d'autres furent plus belles, nulle ne fut plus séduisante, et cette puissance de séduction ne servit pas seulement à lui conquérir nombre d'adorateurs, mais aussi à les retenir, comme autant de dévots, agenouillés aux pieds de leur divinité.

Auprès d'elle, l'amour se muait en amitié, sans laisser dans les âmes déçues place à l'aigreur, place à la plainte ; il semblait qu'on eût souhaité un prix trop haut, et que le peu qu'elle voulait bien donner fût encore un bien préférable à l'amour des autres femmes [1].

[1] *Correspondance littéraire*, 25 décembre 1859 (article de M. Vatrien).

Serait-il vrai que « son cœur ne fut accessible qu'aux sentiments tempérés, » et que, telle une salamandre, elle avait le privilège de traverser les flammes sans se brûler ? Doit-on lui faire un mérite de cette vertu que ses historiens se sont plu à lui reconnaître ? Serait-on trop osé de l'attribuer à un vice d'organisation physique, qui suffirait à expliquer ce qu'on a pu prendre pour des réticences plus ou moins calculées ?

Quand on suppute le nombre de ceux qui subirent la fascination de cette incomparable coquette, sans qu'aucun pût se flatter de l'avoir subjuguée ; quand on voit l'art avec lequel elle sut ménager tant de susceptibilités, « prêtes à s'insurger pour un sourire, un mot, une prévenance de moins ou de trop », faut-il croire à une délicatesse, à un tact exquis, plutôt qu'à une absence complète de sensations physiques ?

C'est dans les *Souvenirs* qui nous retracent la vie de Mme Récamier, qu'on est tenté d'aller chercher tout d'abord l'explication de cet étrange mystère ; cette tentation, d'autres l'ont eue avant nous, et leur espoir n'a pas été complètement déçu : à peine ouvre-t-on ce mémorial, que l'énigme devient presque déchiffrable.

« Lorsque M. Récamier demanda, en 1793, la main de Juliette, il avait lui-même quarante-deux ans et elle n'en avait que quinze. Ce fut pourtant très volontairement, sans effroi, ni répugnance, qu'elle agréa sa recherche... M. Récamier n'eut jamais que des rapports paternels avec sa femme ; il ne traita jamais la jeune et innocente enfant que comme une fille, dont la beauté charmait ses yeux et dont la célébrité flattait sa vanité ».

On est un amant un peu mûr à quarante-deux ans ; on n'est cependant pas encore réduit aux emplois de père noble.

On a prétendu que Mme Récamier était la propre fille de son mari. M. Récamier en était, dit-on, si persuadé que, s'il épousa cette enfant de quinze ans, c'est qu'il était bien décidé à n'être pour elle qu'un père et jamais autre chose. A lire l'ouvrage de M. Turquan (*Mme Récamier, avec des documents nouveaux et inédits ;* Paris, Mongrédien, s. d. mais vers 1902), on serait tenté de le croire, mais, comme l'auteur ne base ses affirmations que sur des bruits contemporains du ménage Récamier, on est en droit de garder quelque méfiance. Nous retrouvons un écho de ces bruits dans les *Mémoires d'une inconnue*, attribués à Mme Cavaignac, et dans les *Souvenirs* de Mme Mohl (O' Meara, *Un Salon à Paris*, pp. 145 et suiv.).

Mais, a-t-on fait remarquer[1], entre l'amant et le

____

[1] *Correspondance littéraire*, loc. cit.

père restait une place : celle du mari ; pourquoi ne fut-elle pas occupée ? De quel côté vint la résistance ?

De l'époux ? mais il était très épris[1] ; et, d'autre part, il n'était pas arrivé à l'âge des abdications volontaires[2].

C'est donc que les torts seraient imputables à l'épouse ? Là encore on ne saurait formuler une opinion bien précise, à ne s'en rapporter, du moins, qu'aux confidences de l'intéressée, ou plutôt à celles des plus proches témoins de sa vie.

Si nous interrogeons ces derniers, c'est-à-dire Mme Lenormand, l'auteur de l'ouvrage le mieux renseigné sur Mme Récamier dont elle était la propre nièce, ils nous renvoient cette réponse, qui ne fait qu'augmenter notre embarras : « Mme Récamier ne reçut de son mari que son nom...

[1] On n'a pour s'en convaincre, qu'à lire la lettre qu'il adressait à son parent Delphin, et où il lui détaillait toutes les qualités de sa future femme (*Mme Récamier et ses amis*, thèse de doctorat ès-lettres, par Édouard Herriot; Paris, 1904, pp. 12 et suiv.)

[2] La preuve qu'il s'attendait bien à trouver une femme et non une enfant, en épousant Mlle Bernard, c'est le passage même de la lettre à Delphin, précitée : « Il est question à présent de déterminer l'époque à laquelle se fera le mariage; pour la demoiselle comme pour moi, il vaut mieux que ce soit plus tôt que plus tard; nous voyant journellement, *ce demi-bonheur ne nous suffira pas.* »

M. Récamier n'eut jamais que des rapports *paternels* avec sa femme ». Et parlant de Juliette, Mme Lenormand dit encore : « Elle pourvut aux besoins de M. Récamier avec une prévoyante et *filiale* affection. »

Un autre passage trahit la pensée intime de celle dont nous invoquons le témoignage :

« Les affections qui sont la véritable félicité et la vraie dignité de la femme lui manquaient : *elle n'était ni épouse ni mère*, et son cœur désert, avide de tendresse et de dévouement, cherchait un aliment à ce besoin d'aimer, dans les hommages d'une admiration passionnée, dont le langage plaisait à ses oreilles. »

Ce « *besoin d'aimer* », il semble qu'elle ait eu, dans une circonstance, au moins, l'occasion de le satisfaire : ce fut à Coppet, en écoutant les déclarations sentimentales du prince Auguste de Prusse. La créature angélique consentit à prendre, pour une fois, l'enveloppe terrestre. Mme Récamier avait été « émue, ébranlée » par les protestations affectueuses du prince de Prusse.

Elle accueillit un moment la proposition d'un mariage, preuve insigne non seulement de la passion, mais de l'estime d'un prince de maison royale, fortement pénétré des prérogatives et de l'élévation de son rang. Une promesse fut échangée. La sorte de lien qui avait uni la belle Juliette à M. Récamier était de ceux que la religion

catholique elle-même proclame nuls. Cédant à l'émotion
du sentiment qu'elle inspirait au prince Auguste, Juliette
écrivit à M. Récamier, pour lui demander la rupture de
leur union. Il lui répondit qu'il consentirait à l'annula-
tion de leur mariage, si telle était sa volonté, mais faisant appel à tous les sentiments du noble cœur auquel
il s'adressait, il rappelait l'affection qu'il lui avait portée
dès son enfance, *il exprimait même le regret d'avoir res-
pecté des susceptibilités et des répugnances sans lesquelles un lien plus étroit n'eût pas permis cette pensée de séparation*; enfin il demandait que cette rupture
de leur lien, si Mme Récamier persistait dans un tel
projet, n'eût pas lieu à Paris, mais hors de France, où il
se rendrait pour se concerter avec elle.

L'appel fait à d'aussi nobles sentiments fut entendu et M. Récamier resta le mari « honoraire »
de la belle Juliette.

Le prince Auguste ne remplit pas à lui seul
les *Souvenirs* de Mme Récamier. On voit encore
figurer dans ce long martyrologe Ballanche, « âme
innocente et tendre, pour qui l'abnégation ne fut
jamais un sacrifice[1] »; le duc Mathieu de Mont-

[1] Alphonse Karr a rapporté, sur Ballanche, une bien jolie
anecdote, peut-être forgée de toutes pièces, mais si amusante
que nous ne résistons pas au plaisir de la reproduire :
« Mme Récamier était de passage à Lyon. Mme Récamier, c'était
la merveille du temps. Ballanche séchait sur pied de ne l'avoir
pas encore vue. Enfin il est invité à une de ses soirées. Le
moment venu, il court, il vole... Le voilà dans le salon, caché

morency, « cœur ardent, tempéré par la foi »; enfin, Chateaubriand!

En est-il un qui ait pu se vanter d'une prise de possession? Pas un seul[1]; pas même Chateaubriand?

On conte qu'un jour Mme Hortense Allard, le bas-bleu qui a écrit ses impressions vécues sous ce titre bizarre : *les Enchantements de Prudence*, avait reproché à l'auteur des *Mémoires d'outre-tombe*, son chevalier servant du quart d'heure, ses infidélités avec la déesse de l'Abbaye-aux-Bois :

dans la foule des visiteurs. Un de ses amis l'aborde, et, après quelques instants : — Mais, qu'avez-vous donc, Ballanche, vous exhalez une odeur détestable! Ballanche rougit, s'interroge, pense à ses souliers, incline la tête, et reconnaît... que le petit décrotteur par qui il s'est fait cirer sur le quai du Rhône a mis des *œufs pourris* dans son cirage. Qu'auriez-vous fait? Rester était impossible, il y aurait eu une émeute. Vous seriez sans doute allé vous coucher. Tout au plus, avant de vous dérober par la fuite, auriez-vous essayé de jeter un coup d'œil sur la divinité du lieu. Ballanche fut plus malin que vous. Il alla, sans rien dire, déposer ses souliers sur l'escalier, et il revint bien vite contempler nu-pieds, tant que dura la soirée, celle... qui *abaissa pour lui les gloires célestes* (Voyez la *Dédicace* de sa *Palingénésie*)... « *Notes de voyage d'un casanier*, par Alph. KARR, p. 374.

[1] Dans une lettre de Mme de Staël à Mme Récamier, communiquée à M. Herriot, par M. Ch. de Loménie, l'auteur de *Corinne* parle à son amie de la « couronne blanche » qu'elle peut encore porter. Mais cette lettre est de 1812.

— Ma chère Hortense, lui répondit, pour la rassurer, Chateaubriand, vous me faites rire avec vos jalousies ; Mme Récamier n'est pour moi ni un amour ni une amitié : *ce n'est qu'une habitude.*

En y réfléchissant, ces mots en disent plus long qu'ils n'en ont l'air ; en tout cas, l'habitude devait être un peu perdue. Chateaubriand eût été mal venu, à son âge, de s'essayer au rôle de Chérubin.

Selon M. Rémy de Gourmont, la célèbre coquette aurait fini par trouver son vainqueur, et ce vainqueur aurait été Chateaubriand ! M. de Gourmont arrive à cette conclusion, après lecture de l'ouvrage de M. Herriot sur *Madame Récamier et ses amis.*

M. Herriot produit des documents, des lettres intimes, mais sans presque jamais les accompagner d'un commentaire personnel ; il laisse au lecteur le soin de se prononcer. Or, malgré sa réserve, M. Herriot ne peut s'empêcher de citer, en l'approuvant, ce passage de Schérer : « René, en vrai conquérant qu'il était, n'eut qu'à se montrer pour vaincre. La pauvre Juliette avait enfin rencontré l'arbitre de sa destinée... Sa froideur ou son orgueil, fondait au feu d'une passion dont elle s'était crue elle-même incapable. » M. de Gourmont, qui cite à son tour le passage, ajoute : « Ils s'aimèrent pendant trente ans, c'est-à-dire jusqu'à leur mort, qui arriva en 1848 pour Chateaubriand et l'année suivante pour Juliette.

En 1847, Chateaubriand, étant devenu veuf, offrit son nom à Mme Récamier. Il était bien tard. L'un était presque éteint, sourd, impotent ; l'autre était aveugle, toute tremblante. Cette idée, cependant, leur agréait. On ne sait trop ce qui les en détourna ; Louis de Loménie rapporte plusieurs motifs qui ne semblent pas péremptoires. Les véritables furent assurément leur extrême vieillesse et leurs infirmités[1]. »

Cette opinion est, en somme, très vraisemblable, comme on le verra par la suite. On prétend, d'ailleurs, que M. Herriot possède les preuves des relations intimes de Juliette et de René, mais qu'il a des motifs pour en différer la production.

Le mystère commence à s'éclaircir, et nous sommes bien près de l'avoir pénétré. Les artifices de langage ont beau dissimuler la vérité, elle ne s'en fait pas moins jour.

Guizot,[2] a eu l'habileté de dire la chose, sans prononcer le mot ; mais sa périphrase laisse voir si clairement les sous-entendus, qu'on se demande s'il est possible d'y rien ajouter.

[1] *Mercure de France*, t. IV (1er mai), 1905, p. 436.
[2] *Revue des Deux Mondes*, 1er décembre 1859.

« Il a manqué à Mme Récamier, écrit ce subtil diplomate, deux choses qui, seules, peuvent remplir le cœur et la joie d'une femme : les joies de la famille et les transports de la passion. En faut-il chercher la cause dans les accidents de sa destinée ou *dans le fond même de sa nature?* »

Mérimée, d'ordinaire peu tendre pour les femmes, et en particulier pour Mme Récamier[1], disait un jour à un de ses interlocuteurs, qui paraissait mettre en doute la vertu bruyamment célébrée de Mme Récamier : « Ne la jugez pas défavorablement... Elle est plus à plaindre qu'à blâmer ; c'était un *cas de force majeure*[2]. »

Un écrivain qui y mettait moins de forme, bien qu'il fût l'élève d'un maître en l'art de tout dire sans violer les règles de la bienséance, un ancien secrétaire de Sainte-Beuve[3], a dit, plus explicitement que Mérimée et Guizot : « la nature lui avait refusé de se donner tout entière, et aucun de ses adorateurs ne put franchir la *barre* qui défendait sa vertu ».

Un poétereau badin, encore plus osé, a écrit que la belle Juliette ne pouvait pas aller au bon-

---

[1] Voir ce qu'il en dit à Mme de la Rochejacquelein (*Une Correspondance inédite*, p. 93) et à Mme de Beaulaincourt (Cte d'HAUSSONVILLE, *Prosper Mérimée, Hugh Elliot*, p. 120).

[2] *Souvenirs littéraires*, de M. DU CAMP, t. I, p. 158-159.

[3] A.-J. PONS, *Sainte-Beuve et ses inconnues*, 1879.

heur, pas plus qu'elle n'y pouvait mener, parce que, dit notre quidam,

Le ruisseau des amours se trouvait endigué.

Pour un homme qui n'y était pas allé voir, l'affirmation était bien téméraire.

Nous ne voudrions pas franchir le champ des hypothèses permises. Il en est une, toutefois, que nous hasarderons en rapprochant le *cas* de Mme Récamier du *cas* de la reine Élisabeth d'Angleterre [1],

[1] La reine Élisabeth d'Angleterre avait présenté une anomalie à peu près analogue. Voici ce que nous lisons à son sujet, dans les *Curiosités de la littérature* (t. II, p. 502) : « Personne ne doute que la reine Élisabeth d'Angleterre n'ait éprouvé la passion de l'amour au plus haut degré, surtout pour son favori le comte d'Essex ; mais tous les lecteurs ne savent pas que cette passion ne put jamais être satisfaite : des raisons physiques s'y opposaient ; *ses amours lui eussent coûté la vie* (c'est peut-être un peu exagéré). Elle était si fortement persuadée de cette vérité, qu'un jour, lorsqu'elle fut vivement pressée par le duc d'Alençon de l'épouser, elle répondit qu'elle ne se croyait pas assez peu aimée de ses sujets, pour qu'ils voulussent la voir périr d'une mort prématurée. » La curiosité du lecteur trouvera des anecdotes fort étranges sur la reine vierge, dans *Marie, reine d'Écosse, vengée*, de M. Witake. « Elle ne pouvait, dit-il, d'un ton beaucoup trop emphatique, ni remplir les devoirs d'une épouse, ni goûter les plaisirs d'une prostituée ; elle s'efforçait perpétuellement d'éteindre un feu qui la dévorait. » N'est-ce point parce qu'elle connaissait son état, qu'elle avait refusé, successivement, d'épouser les trois fils de Catherine de Médicis ? Quelles conséquences en auraient pu résulter, si cette union s'était accomplie !

et aussi de celui qu'un de nos confrères[1] a tout au long décrit, dans un roman qui eut son heure de vogue ; ce qui a fait nommer, depuis lors, toutes les femmes affligées de l'infirmité de Mme Récamier, des *éternelles blessées*.

Que si l'on nous pressait de formuler un diagnostic plus précis, n'ayant pas le sujet sous les yeux, nous ne pourrions que renvoyer au savant *Traité de gynécologie* de notre maître, le professeur Pozzi[2], qui a fait, sur des « cas » analogues à celui de Mme Récamier, de remarquables leçons.

Au résumé, de toutes les hypothèses, discutées par l'éminent clinicien, nous accepterions de préférence celle du *vaginisme*, qui explique le *mariage blanc* de Juliette avec son époux de par la loi,

[1] Le docteur Vigné d'Octon.

[2] Nous engageons ceux de nos lecteurs que la question intéresse, à consulter le savant *Traité de gynécologie* (3e édition) du professeur S. Pozzi, aux chapitres : *Sténoses et atrésies de la vulve et du vagin*, p. 1165 ; *Vaginisme*, pp. 1072-1077 ; *Malformations du vagin*, p. 1217 ; *Absence de la vulve*, p. 1182 ; et *Malformations de la vulve*, p. 1178. Le docteur Ricard, le sympathique professeur agrégé de la Faculté de médecine de Paris, a fait connaître de curieux détails sur quelques malformations des organes génitaux, dans son cours de pathologie chirurgicale de 1896. Cf. également, sur le même sujet, les observations rapportées dans la *Chronique médicale* (1er décembre 1895, p. 227 et 1er juillet 1897, p. 445).

mais qui n'en fait pas, du moins, une irrémédiable
« asexuée[1] ».

[1] M. Herriot ne tient pas pour bonne l'explication que nous
avons donnée du cas de Mme Récamier pour les raisons suivantes : « Mme Récamier vivra jusqu'en 1849; nous la verrons plus
d'une fois malade ou simplement souffrante ; mais, aux périodes
les plus critiques de cette longue existence, nous ne relèverons
jamais un de ces troubles profonds qui sont la conséquence,
pour une femme, d'une fâcheuse disposition physiologique. Ce
sont des médecins aussi qui en ont fait la remarque. » Et
M. Herriot ajoute qu'il doit cette remarque à M. le professeur
Poncet, de Lyon. Si Mme Récamier fut atteinte d'une malfor-
mation, les observations du chirurgien lyonnais auraient, certes,
leur valeur; mais s'il s'agissait d'une contracture purement
spasmodique, comme l'est le vaginisme, il n'en pouvait résulter aucun de ces « troubles profonds » dont fait argument le
dernier biographe de Mme Récamier. Le vaginisme est un état
purement nerveux (on l'a appelé *névralgie, névrose* de la vulve,
hyperesthésie vulvaire), susceptible, par conséquent, de disparaître sous l'influence ou d'un traitement approprié, ou même
d'une modification générale du tempérament, de l'âge, etc.
Certaines appréhensions peuvent le faire naître ; celles-ci dis-
paraissant, l'obstacle tombe de lui-même. Ainsi se justifie-
rait, en fin de compte, l'hypothèse émise par M. Rémy de
Gourmont, et que M. Herriot a laissé, lui-même, deviner entre
les lignes. Celui-ci convient, en effet, que Mme Récamier
n'avait pas un obstacle définitif, puisqu'il cite, en s'y ralliant,
cette opinion de Cuvillier-Fleury : « Si Mme Récamier avait
été aussi impuissante pour la maternité que la chronique l'a
rapporté, aurait-elle jamais songé au divorce en vue d'un nouveau mariage? Comment aurait-elle songé à une telle alliance,
si elle se fût défiée d'elle-même? » Rien de plus juste. » L'irritation des organes génitaux, comme l'a écrit le professeur
Pozzi, a le plus souvent son point de départ *au début de la vie*

conjugale, dans les tentatives de défloration. » De cette première expérience — n'est-ce pas Balzac qui l'a dit ? — dépend souvent tout l'avenir du mariage.

FIN DE LA TROISIÈME SÉRIE

TABLE DES GRAVURES ET PORTRAITS

TABLE DES MATIÈRES